TRANSTORNOS RELACIONADOS AO USO DE SUBSTÂNCIAS

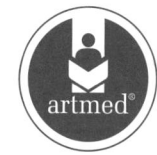
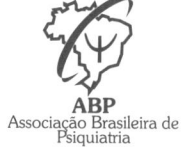

A Artmed é a editora oficial da ABP

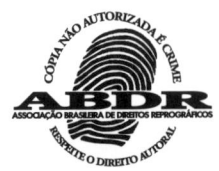

G536   Gitlow, Stuart.
         Transtornos relacionados ao uso de substâncias / Stuart Gitlow; tradução Magda França Lopes. – 2. ed. – Porto Alegre : Artmed, 2008.
         366 p.; 21 cm.

         ISBN 978-85-363-1439-6

         1. Psiquiatria. 2. Abuso de substâncias. I. Título.

                                                    CDU 616.89

Catalogação na publicação: Júlia Angst Coelho – CRB 10/1712

TRANSTORNOS RELACIONADOS AO USO DE SUBSTÂNCIAS

2ª Edição

Stuart Gitlow M.D., M.P.H., M.B.A.
Director, Annenberg Physician Training
Program in Addictive Disease
Assistant Clinical Professor of Psychiatry
Mount Sinai School of Medicine
New York, New York

Tradução:
Magda França Lopes

Consultoria, supervisão e revisão técnica desta edição:
Flavio Pechansky
Especialista, Mestre e Doutor em Psiquiatria (UFRGS).
Professor Adjunto do Departamento de Psiquiatria
e Medicina Legal da UFRGS.
Coordenador do Programa de Álcool e Drogas do Serviço
de Psiquiatria do Hospital de Clínicas de Porto Alegre.

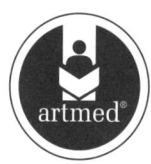

2008

Obra originalmente publicada sob o título *Substance Use Disorders:
Practical Guides in Psychiatry*, 2nd Edition
ISBN 978-0-7817-6998-3

© 2007 by LIPPINCOTT WILLIAMS & WILKINS, a Wolters Kluwer business

Published by arrangement with Lippincott Williams & Wilkins/Wolters Kluwer
Health Inc. USA

Indicações, reações colaterais e programação de dosagens estão precisas
nesta obra mas poderão sofrer mudanças com o tempo. Recomenda-se ao leitor
sempre consultar a bula da medicação antes de sua administração. Os autores
e as editoras não se responsabilizam por erros ou omissões ou quaisquer
conseqüências advindas da aplicação de informação contida nesta obra.

Capa
Henrique Chaves Caravantes

Preparação do original
Cristiane Marques Machado

Leitura final
Luana Diehl Severo

Supervisão editorial
Cláudia Bittencourt

Projeto gráfico e editoração eletrônica
Armazém Digital Editoração Eletrônica – Roberto Vieira

Reservados todos os direitos de publicação, em língua portuguesa, à
ARTMED® EDITORA S.A.
Av. Jerônimo de Ornelas, 670 – Santana
90040-340 Porto Alegre RS
Fone: (51) 3027-7000 Fax: (51) 3027-7070

É proibida a duplicação ou reprodução deste volume, no todo
ou em parte, sob quaisquer formas ou por quaisquer meios
(eletrônico, mecânico, gravação, fotocópia, distribuição na Web
e outros), sem permissão expressa da Editora.

SÃO PAULO
Av. Angélica, 1091 – Higienópolis
01227-100 São Paulo SP
Fone: (11) 3665-1100 Fax: (11) 3667-1333

SAC 0800 703-3444

IMPRESSO NO BRASIL
PRINTED IN BRAZIL

A meu pai, que juntamente com os drs. Marvin Block, Max Weisman, LeClair-Bissell e muitos outros especialistas no campo, ajudaram a formar minhas impressões e opiniões iniciais sobre o uso de substâncias.

A minha esposa, Heather, que esteve mais uma vez disposta a me ver sentado diante do meu Macintosh nas primeiras horas da manhã, durante tantos meses. A meu filho Jaden, que, apesar dos repetidos esforços de seus dois anos de idade para pressionar firme e simultaneamente todas as teclas do teclado do computador, conseguiu fracassar em suas tentativas de deletar todo este livro.

E a Bill e Cathy, obrigado por me ensinarem tanto sobre os sucessos e os fracassos, que são ambos possíveis, quando se trata qualquer transtorno relacionado ao uso de substância.

Apresentação

O uso de álcool na América do Norte teve início com a colonização européia. Devido à importação de álcool, à presença de fábricas de bebida destilada e cerveja por toda parte e a um comércio ativo de rum, cidras, bebidas contrabandeadas, etc., os colonizadores bebiam regularmente em excesso. Já na década de 1760, John Adams expressou sua preocupação com o consumo abusivo de álcool pela população, mas foi o dr. Benjamin Rush – republicano entusiasmado, revolucionário, signatário da Declaração da Independência, delegado da Pensilvânia e médico-chefe do exército continental – quem definiu o problema. Suas publicações deram-lhe o título de "Pai da Psiquiatria", no entanto, ele se tornou mais conhecido pelo ensaio "Investigação",* no qual abordava o consumo de álcool. Nessa obra radical, o dr. Rush não pregava a abstinência total, mas a moderação, relatando claramente que o abuso de álcool podia destruir a saúde e causar a morte. Além disso, descreveu a adição e identificou o álcool como uma substância aditiva, considerando que essa substância proporcionava um apetite adquirido, com persistente anseio e preocupação. Enfim, declarou que a adição era como uma doença, e que a vítima do álcool era incapaz de resistir devido à perda do controle sobre a substância. Rush fez uma associação clara entre a substância e a doença aditiva. Ele a descreveu com precisão, antecipando a descrição de dependência de álcool do DSM-IV.

Atualmente, a American Psychiatric Association e a American Medical Association reconhecem a dependência de álcool como uma doença crônica e progressiva que, quando não tratada, freqüentemente resulta em morte. Os médicos estão na posição ideal para identificar e diagnosticar o transtorno ou os transtornos resultantes do uso de substâncias, bem como para facilitar o processo de tratamento, incluindo intervenção, terapia de grupo, outros tipos de terapia e uso de estratégias e medicamentos para prevenir a recaída. O fracasso em diagnosticar e oferecer uma resposta clínica apropriada para o paciente em geral é atribuído à falta de tempo ou ao interesse do médico. No entanto, nos últimos tempos temos apresentado dados que demonstram que os médicos estão interessados em fazer um diagnóstico precoce, mas carecem de competência nas questões relacionadas ao álcool. O The National Center on

Addiction and Substance Abuse (CASA), da Columbia University, relatou recentemente que os médicos não conseguem identificar os quadros mais simples de abuso e dependência de substâncias. Estudos atuais sugerem que os clínicos gerais não percebem os bebedores problemáticos e, em 98% dos casos, tratam as principais queixas e sintomas. O dr. Gitlow compôs um guia prático dirigido a esses profissionais, com linguagem fácil e compreensível. Com um estilo acessível e com base em anos de experiência, desde as conversas no jantar em sua infância até os dias de hoje, Gitlow desenvolveu um entendimento visceral instigante do abuso e da adição, o que lhe permite explicá-los aos colegas sem usar jargões. Este livro deve ser mantido à mão e consultado com freqüência. Cada capítulo pode ser lido como uma sinopse do pensamento atual e de sugestões práticas para avaliação, tratamento ou manejo. O abuso de álcool é claramente a doença aditiva-modelo e serve de âncora para grande parte deste livro excepcional. Mas a desintoxicação de sedativos, cigarro, estimulantes, opiáceos, maconha, LSD e *club drugs* também é facilmente resumida por ele, partindo de um entendimento consistente da literatura e das experiências práticas com cada uma delas. A dependência do álcool, ou adição ao álcool, como outras dependências de substâncias, é uma doença importante e crônica. Da mesma forma que a primeira edição, esta não superestima os efeitos dos medicamentos no tratamento da dependência de álcool ou de outras adições. A dependência de álcool não é um sintoma de outra condição física ou mental, mas uma doença em si, como o câncer ou a doença cardíaca, com um conjunto bastante reconhecível de sintomas compartilhados por pessoas com alcoolismo e que as diferenciam de outras sem a doença e as colocam em grande desvantagem na vida diária. Neste livro, as características comuns das doenças aditivas são enfatizadas de uma maneira que torna suas descrições de tratamentos médicos, locais de tratamento, alocação do paciente, recaída, questões legais e espiritualidade aplicáveis a todos os aditos e àqueles que tentam ajudá-los.

O psiquiatra especializado em adição tem um papel especial na avaliação dos transtornos relacionados ao uso de substâncias e dos transtornos do humor independentes. A depressão pode resultar do alcoolismo, exacerbá-lo ou não estar relacionada a ele. Ela também pode aumentar os problemas com o álcool, assim como o uso deste pode piorá-la e provocar uma recaída em pacientes deprimidos que vêm sendo tratados com sucesso. Os sintomas psiquiátricos de pacientes alcoolistas podem ser temporal ou medicamente relacionados com intoxicação aguda, doença ativa, síndrome de abstinência, desintoxicação e recuperação. Já os sintomas depressivos podem ser causados ou exacerbados pelo alcoolismo ou pela adição a substâncias. A maioria dos alcoolistas que entram em tratamento manifesta sintomas desse tipo. O conceito de depressão como causa importante para o alcoolismo não é novo. Entretanto, nenhum estudo demonstrou que os transtornos depressivos realmente causam esse mal. Os clínicos sugerem que ambos estão entre as doenças psiquiátricas mais comuns e mais comumente vistas nos mesmos pacientes ao mesmo tempo. A depressão maior e o alcoolismo são os transtornos psiquiátricos diagnosticados com mais freqüência em pacientes que cometem suicídio.

O sucesso do tratamento está diretamente relacionado à precisão do diagnóstico. Descobrindo o que há de errado com o paciente, o médico pode escolher o tratamento com maior probabilidade de êxito. Um diagnóstico errado conduz a um tratamento errado. Um alto índice de diagnósticos errados produzirá um índice mais baixo de resposta ao tratamento. Em medicina, se os resultados laboratoriais mostram que o paciente tem uma faringite por estreptococo, ele vai receber uma prescrição para um antibiótico, em geral penicilina VK. Muitas inflamações de garganta parecem estreptococo, mas, na cultura, não mostram estreptococo beta-hemolítico. Nesses casos, a causa em geral é viral, e os antibióticos são desnecessários. Embora um diagnóstico possa ser feito após o exame de garganta e a coleta da história, se ele não for confirmado por exames de laboratório, será descartado ou reconsiderado. Segundo o dr. Gitlow, "Os testes de droga são testes médicos... [que]... podem ajudar na determinação do uso atual e recente de substância... embora sejam uma parte importante..., os resultados não são diagnósticos de dependência de substância".

O entendimento contemporâneo sobre a adição concentra-se na recompensa ou no reforço, pois está claro que sua característica essencial está relacionada aos aspectos positivos da experiência com substâncias, aspectos estes que corroboram a auto-administração. A perda de controle tende a seguir a ligação patológica com a substância, de modo que esta não é mais vista como uma folha de planta ou um drinque, mas como uma espécie de relacionamento do tipo atração fatal. Os animais dependentes de drogas, ou *drug-naive*, quer criados em Florença, na Itália, quer em Miami, na Flórida, auto-administram-se substâncias de abuso. As propriedades de reforço dessas substâncias podem ser entendidas como forças motivacionais poderosas e preferidas pelo indivíduo em relação a reforçadores naturais. Tanto os animais como os homens, nos paradigmas de auto-administração, vão desempenhar muitas tarefas difíceis e até mesmo demoradas a fim de utilizar a droga.

As substâncias que estimulam sua própria aplicação e são positivamente reforçadoras em animais têm o mesmo efeito sobre o homem. Isso de modo algum minimiza as mudanças no humor, na motivação e nas atividades relacionadas à síndrome de abstinência ou à abstinência que seguem a dependência e que persistem durante meses e até anos. Gitlow sugere que a variedade das substâncias ou a propensão à adição está relacionada a diferenças em determinados pontos do sistema cerebral.

Esta segunda edição de *Transtornos relacionados ao uso de substâncias* é muito diferente dos textos que se concentram apenas nos mecanismos cerebrais, nas desintoxicações e nos protocolos médicos. A antiga visão da adição equiparava a doença aditiva com a dependência física. Os textos mais recentes têm sugerido que a naltrexona, o acamprosato, a naltrexona injetável e outros medicamentos são tratamentos para essa doença. Gitlow considera esses fármacos importantes avanços, confirmando o que já sabemos há décadas, ou seja, que a adição é uma doença do cérebro. No entanto, ele se concentra também na pessoa, na família e no lado espiritual da doença e da recuperação. Os médicos com freqüência identificam pacientes que são psicologicamente dependentes em relação a um medicamento prescrito e os consideram "aditos" a tal medicamento. Um considerável número de pacientes clínicos é confundido com aditos, e muito poucos aditos são tratados além da abstinência inicial. Gerações de pacientes norte-americanos têm sido subprescritas de medicamentos potencialmente benéficos. Ao mesmo tempo, os tratamentos de adição em geral são encurtados sem razão, e os dados demonstram que o cérebro do adito lentamente retorna a uma normalidade após longos períodos de tempo gasto em atividades e tarefas normais (ou triviais). O tratamento deve durar de meses a anos após a desintoxicação estar em uma dose e duração suficientes para corresponder a substâncias de efeitos do abuso no cérebro, no corpo e no espírito. A desintoxicação pode ser o tratamento de adição de menor custo-efetivo, e Gitlow enfatiza que qualquer um que acredite que ela é mais importante pode tentar sugerir que os benzodiazepínicos "tratam" a dependência de álcool ou que a nicotina "trata" os fumantes. Esse autor entende fundamentalmente que o tratamento é difícil e, na verdade, começa após a desintoxicação e que o uso médico de esteróides não é um modelo muito bom para a adição, pois, como a administração de opiáceos para a dor, produz uma hiperatividade neuronal. Assim como muitos pacientes dependentes de nicotina não precisam de reposição de nicotina, muitos alcoolistas podem ser tratados com sucesso com determinada intervenção, outros com terapia breve, e outros ainda com uma freqüência prolongada no AA e tomando benzodiazepínicos segundo a necessidade. É evidente que isso não quer dizer que a síndrome de abstinência em geral não seja um componente importante da adição. Aliás, essa síndrome continua sendo um dos aspectos mais característicos da adição ao álcool e a outras substâncias. Mas o tratamento bem-sucedido da síndrome não está relacionado a resultados de sobriedade em um mês, seis meses ou um ano. Aqui Gitlow enfoca o tratamento de 12 passos, mas não exclui outras opções. O programa de 12 passos usa uma abordagem unitária para a doença aditiva, desconsiderando em grande parte as substâncias específicas que estão sendo usadas. A exceção a isso é o AA, que desde seu início adotou o princípio de singularidade de propósito e se concentrou apenas no uso de álcool. Apesar disso, o autor esclarece que permanecer sóbrio significa não apenas não ingerir álcool, mas também não usar qualquer outra substância de gratificação cerebral e, é claro, mudar o estilo de vida para viver melhor e de forma menos autocentrada. O capítulo de Gitlow sobre os 12 passos começa com "Você não precisa ser religioso para ser espiritual" ou "Envolva-se nas decisões de seu paciente de freqüentar o AA ou outros grupos de auto-ajuda. Essa decisão é uma das mais importantes tomada por ele com respeito à sua recuperação e ao seu resultado de longo prazo. Seu envolvimento e seu interesse são fundamentais."

Mark S. Gold, M.D.
Distinguished Professor & Chief McKnight Brain Institute
Departments of Psychiatry, Neuroscience, Anesthesiology, Community
Health & Family Medicine Division of Addiction Medicine

Prefácio

Quando cheguei a Boston após minha residência em psiquiatria, pendurei minha tabuleta no Massachusetts General's West End Group Practice, um grupo especializado em adição com um nome suavizado. Logo depois, conheci Renee. Ela havia feito o Ensino Médio em uma escola da Ivy League e, em seguida, passou a estudar em uma faculdade de Direito de grande prestígio. No final de seu primeiro ano, ela abandonou a faculdade, em parte devido ao uso pesado de cocaína e álcool que havia começado alguns anos antes. Quando a conheci, Renee era uma mulher exuberante e hipomaníaca de 20 e poucos anos, ainda tomando o lítio prescrito em sua sessão de tratamento mais recente. Ela me contou rapidamente sua história e me pediu ajuda. Renee tinha ido parar várias vezes na emergência com níveis de álcool no sangue superiores a quatro vezes o limite legal. Chegou, inclusive, a ser ressuscitada pelo menos duas vezes após sofrer parada cardíaca. Foi internada na maioria das instituições da cidade. Tendo sido "dispensada" por seu último psiquiatra, ela agora era minha responsabilidade.

Nos três anos seguintes, eu a tratei, mediquei, tentei persuadi-la e, por fim, supliquei que fizesse algo muito simples: "Não pegue a garrafa; não compre droga", pedi-lhe humildemente. Continuaram as passagens por vários hospitais no meio da noite. Nessa época, outro médico estava tratando seu companheiro. Abordávamos diversos tipos de tratamento possíveis. Renee não ficava em pensões protegidas, e seguia usando drogas, apesar de participar de programas parciais ou tratamento ambulatorial intensivo; de algum modo jamais conseguia satisfazer os critérios para o tratamento em regime de internação. No quarto ano de nosso relacionamento, ela foi mais uma vez admitida no Mass. Gen. Hospital após uma *overdose*. Meu colega e eu fomos até um tribunal próximo e preenchemos uma petição para interná-la involuntariamente, durante 30 dias, no que era, essencialmente, uma instituição de detenção. Como ela nunca havia conseguido ficar tanto tempo sóbria desde que iniciara o uso de drogas, esperávamos que isso pudesse ajudá-la. O juiz ouviu o caso e, enquanto continuávamos lá, examinou o estatuto legal no qual estávamos baseando nossa solicitação. Finalmente, ele aprovou a petição. Renee ficou bem por pelo menos três anos depois disso. Casou-se e voltou a trabalhar. Durante muitos anos ela me telefonou no aniversário de sua sobriedade para dizer alô. Para Renee, o ponto crítico não foi ter ficado presa durante um mês, mas o fato de seu médico e de seu companheiro terem se importado com ela a ponto de fazer o que ela sabia ser necessário: iniciar e acompanhar o processo judicial. Renee sabia que alguém se importava muito. Foi isso que contou.

Nem todos os pacientes com transtornos relacionados ao uso de substâncias requerem tanta energia por parte de seus médicos. Alguns têm um resultado menos auspicioso. O alcoolismo é muito parecido com qualquer outra doença crônica. Os pacientes às vezes melhoram e se estabilizam. Outras vezes pioram e morrem. Suas ações e, também, suas inações no tratamento do alcoolismo e de outras dependências de substâncias são ainda mais fundamentais do que aquelas para muitas outras doenças. O relacionamento que você mantém com seu paciente é uma das chaves para sua recuperação. O modo como esse relacionamento se desenvolve e como é mantido será um espelho de sua própria personalidade. Você deve, de algum modo, articular as preocupações com as probabilidades, as demandas do cuidado e a ética médica com o conhecimento de que estar realmente disponível para seu paciente, profissional e até certo ponto pessoalmente, é a chave para o tratamento bem-sucedido da doença como uma equipe médico-paciente.

Stuart Gitlow, M.D., M.P.H., M.B.A.
drgitlow@aol.com

Agradecimentos

Agradeço ao dr. Mark Gold por sua revisão rápida da segunda edição antes de sua submissão para a impressão; aos drs. Erica Frank e Ray Cooney, por suas úteis contribuições durante esta reescrita da primeira edição; a Charley Mitchell, da Lippincott, por seu contínuo apoio a este projeto no decorrer dos anos; e ao dr. Daniel Carlat, cuja inspiração conduziu à criação original deste texto.

Leia primeiro

Este é um livro de orientação, não um livro didático. Cada capítulo tem um estilo e um objetivo diferente e visa servir de ferramenta para se ter à mão ao trabalhar com pacientes que usam substâncias. Algumas vezes não há certo ou errado; muitos capítulos representam exercícios de pensamento destinados a guiá-lo para a abordagem que será usada com indivíduos dependentes de substâncias. Grande parte dos meus comentários é o que você ouviria de mim caso estivesse trabalhando como membro da minha equipe clínica. Eles se baseiam, em parte, na literatura e no meu treinamento, mas muito mais nos milhares de pacientes com transtornos relacionados ao uso de substâncias que me treinaram enquanto pioravam ou melhoravam. Em vez de colocar as referências citadas dentro do texto, usei os nomes dos autores nas sentenças; então, você vai encontrar a referência nas "Sugestões de Leitura e Referências" no final do livro. Há pelo menos 12 bons textos disponíveis que vão instruí-lo sobre a farmacologia relacionada à cocaína ou sobre o protocolo correto a ser usado ao desintoxicar-se um paciente de heroína. Aí você vai ler sobre os receptores GABA e o álcool, a epidemiologia do uso de cocaína e o manejo médico da intoxicação aguda. Esforcei-me para não apresentar mais outra fonte dessa informação. Daniel Carlat, autor de *Entrevista Psiquiátrica*,* escreveu com competência sobre as técnicas de entrevista. Apresentei algumas emendas e modificações à sua abordagem quando necessárias para o paciente que usa substâncias, mas sugiro ao leitor o seu livro para instruções sobre as bases da entrevista.

No início de sua carreira profissional, você sem dúvida aprendeu o truísmo sobre o álcool ou outros problemas com substâncias, ou seja, que um paciente tem um problema quando o uso que faz das substâncias é maior do que o seu próprio uso. Provavelmente logo deve ter percebido que essa era uma abordagem um tanto simplista; entretanto, nunca lhe ensinaram um método melhor. Se você não faz uso de qualquer substância, isso faz com que quase todo mundo seja matéria-prima para um transtorno relacionado ao uso de substâncias. Talvez você tenha construído seu conhecimento por meio da experiência, apesar de várias acu-

---

*N. de T.: Publicado no Brasil pela Artmed Editora.

sações de "dirigir sob o efeito de álcool" ou "embriagado e desordeiro", e tenha até mesmo passado algum tempo no centro de reabilitação local, o que faz com que quase ninguém que você vê pareça problemático. Espero, no entanto, que tenha percebido que a doença de um paciente não tem nada a ver com você. Então, sobra muito pouco em que basear seu diagnóstico, pelo menos é o que parece.

Usuários de drogas são, em geral, considerados pacientes difíceis. Você diz para o paciente não usar substâncias; ele diz "Está bem", e então falta à consulta seguinte porque está drogado. Na terceira consulta marcada, você está furioso; e o paciente se sente envergonhado e culpado. E assim começa o relacionamento. Os transtornos relacionados ao uso de substâncias são um conjunto de diagnósticos bastante previsíveis, com uma esperada progressão da doença, seqüelas psicossociais e resultados incompletos. Diabéticos jovens em geral deixam de checar com a freqüência necessária seu nível de glicose no sangue. Hipertensos recém-diagnosticados deixam de tomar sua medicação. Pacientes de todos os tipos negam sua doença durante o máximo de tempo possível. Então, você pondera se o alcoolismo é como qualquer outra doença.

Uma citação atribuída a Yogi Berra é "Eu não teria visto se não tivesse acreditado". Caso você não acredite nos transtornos relacionados ao uso de substâncias, jamais os verá, apesar das consultas freqüentes. Se você atua em um hospital, deve estar lidando em problemas com uso de substâncias em pelo menos 25% de seus pacientes. Se está trabalhando em uma unidade ambulatorial, cerca de 35% deles têm um uso de substância secundário, e um número ainda maior apresenta sintomas diagnósticos de uso de substâncias. Meu objetivo não é dar respostas a perguntas para provas de admissão em sua especialidade, mas apresentar uma apreciação dos transtornos relacionados ao uso de substâncias e daqueles que sofrem com eles. Com essa apreciação, seus diagnósticos serão úteis e valiosos, e você vai se perceber desfrutando de seu trabalho cotidiano com essa população. E, mais importante ainda, seus pacientes vão melhorar!

Sumário

SEÇÃO I
Princípios gerais dos transtornos relacionados ao uso de substâncias

1. Uma abordagem inicial 23
2. Tipos de uso 32
3. Transtornos relacionados ao uso de substâncias 41
4. Técnicas de avaliação 65
5. A primeira entrevista 72
6. Logística ambulatorial 88
7. Estudos laboratoriais 97

SEÇÃO II
Exame das substâncias

8. Álcool 113
9. Outros sedativos 128
10. Desintoxicação de sedativos 141
11. Medicamentos durante a recuperação de sedativos 153
12. Nicotina 172
13. Estimulantes 182
14. Opiáceos/opióides 195
15. Desintoxicação de opióides 205
16. Programas de manutenção de opióides 210
17. Maconha 218
18. LSD 227
19. Outras drogas 232
20. Transtornos induzidos por substâncias 239

SEÇÃO III
Tratamento do uso de substâncias

21. Locais de tratamento 251
22. Programas de doze passos 259
23. Prevenção da recaída 269
24. Quem trata o uso de substâncias? 280
25. Dilemas do tratamento 284
26. Critérios de alocação de pacientes 297
27. Espiritualidade 309

NOTA FINAL 318

APÊNDICES

A. Avaliações padronizadas 323
    CAGE 323
    AUDIT 323
    MAST 325
    CIWA-Ar 327
    CIWA-B 328
    CINA 330
    CRAFFT 332
    Teste de dependência de nicotina de Fagerstrom 332
    CAST 333

B. Recursos publicados 335
C. Conselhos estaduais norte-americanos de certificação e licença para conselheiro de alcoolismo e abuso de substância 337
D. Ato de substâncias controladas 346
E. *Web sites* úteis 349

Sugestões de leitura e referências 350
Índice 355

SEÇÃO I
Princípios gerais dos transtornos relacionados ao uso de substâncias

 # Uma abordagem inicial

> **Duas regras...**
> – Os transtornos relacionados ao uso de substâncias são independentes da quantidade usada.
> – Os transtornos relacionados ao uso de substâncias são independentes da freqüência de uso.
>
> **... e um pensamento**
> – Os transtornos relacionados ao uso de substâncias podem representar a presença de um distúrbio focal cerebral.

UM EXERCÍCIO DE IMAGINAÇÃO

Imagine que você tenha sido proibido de comer durante vários dias e que está com fome, ansiado por comida e com sonhos em que consome um banquete. Agora, imagine que está entrando em uma sala com uma mesa de festa posta. À sua frente está uma grande mostra de pratos aparentemente saborosos. Então, aparece alguém que lhe diz para não comer nada, pois qualquer coisa que você coma vai lhe causar muito mal, talvez a morte. Você está convencido da veracidade do que diz tal aparição. Está certo de que a comida vai lhe fazer mal. Apesar disso, sua boca está cheia d'água. A aparição vai embora. Nesse momento, você percebe que não está sozinho. A sala está cheia de gente, todos comendo sem efeito nocivo aparente. Os outros não viram qualquer aparição, ou, se viram alguma, a ignoraram. Você come?

É isso que um alcoolista sente quando está na presença de álcool. Essa sensação está no cerne da doença. É uma sensação poderosa, decisiva, que sobrepuja outros pensamentos e idéias. É insistente e onipresente. Em nosso exemplo, você está prestes a usar uma substância disponível apesar de saber quais são as conseqüências adversas. Você de algum modo se convence de que, sejam quais forem as conseqüências adversas, valerá a pena a gratificação efêmera de comer. Vai se sentir melhor depois de comer o primeiro antepasto. Sabe que precisa desse antepasto. Além disso, após apenas algumas garfadas, vai se sentir melhor e vai parar de comer. Talvez a aparição estivesse errada.

Quando você se depara com um alcoolista em qualquer estágio da doença, por um momento, questiona a inteligência do seu paciente enquanto examina sua história. Eis um indivíduo que parece brilhante e racional, mas aparentemente tem tomado decisões freqüentes que indicam o contrário. Vai ouvir e interpretar a decisão das pessoas de fazerem algo que já provaram a si mesmas que só as conduz ao abismo. Esses indivíduos perdem tudo o que tanto prezam por uma sensação fugaz. Como deve ser forte o seu anseio!

Quando você estiver com esses indivíduos, pense na sala cheia de comida depois de ter sido proibido de comer durante uma semana. Se ninguém o estivesse vendo, você conseguiria resistir à comida? Mesmo sabendo que o resultado seria danoso, durante quanto tempo conseguiria resistir se soubesse que, pelo menos durante algumas horas, você se sentiria muito melhor? Conseguiria explicar a fraqueza, durante os momentos de estresse ou após anos, causada por lembranças momentâneas de épocas desconfortáveis do passado?

O céu está muito brilhante

Vamos abordar isso a partir de outra perspectiva. Suponha que você e eu temos uma visão normal e que sua audição está perfeita. Andamos ao ar livre em um dia claro e ensolarado. Olhamos para o céu. O céu está brilhante? De que cor ele está? Ambos percebemos da mesma maneira a intensidade e as nuanças? Eu protejo meus olhos e coloco óculos escuros, mas você parece bastante confortável sem essa proteção. Mais tarde entramos juntos em um cinema. Você se senta atrás e assiste ao filme. Eu me queixo de o volume estar muito alto. Por que nós dois percebemos estímulos idênticos de maneira diferente? Uma pergunta mais razoável é: por que nós os perceberíamos da mesma forma? Somos indivíduos distintos. Nossos cérebros são diferentes e comandam nossos corpos de forma diferente. Nossos corações não batem em freqüências iguais. Nossa pressão arterial não se estabiliza no mesmo ponto. Nossas temperaturas corporais são levemente desiguais. Um de nós é mais alto, pesa mais, tem um QI mais alto. Na verdade, parecemos ter pouco em comum. Se fôssemos representar graficamente a população em termos desses "padrões", teríamos uma curva com uma média e uma extensão em torno dessa média que definimos como normal. Há também um grupo de pessoas fora da média que podem experimentar vantagens ou dificuldades. O indivíduo com um QI um desvio padrão acima da média experimenta a vida de maneira diferente de um indivíduo idêntico em todos os outros aspectos, mas com um QI um desvio padrão abaixo da média.

Imagine que estamos fazendo uma representação gráfica das experiências perceptuais subjetivas de estímulos visuais ou auditivos ou que representamos a nossa própria sensação de irritabilidade com base em algumas condições. Não faria sentido que, para um certo grupo de pessoas de fora da mídia, uma substância sedativa ou estimulante pudesse conduzir à normalização de uma condição preexistente? Se essa condição fosse a entidade que chamamos de alcoolismo, então o álcool poderia fazer aqueles indivíduos se sentirem melhor, porque alteraria sua percepção, retornando-a à faixa da normalidade. Se assim fosse, o alcoolismo seria uma anormalidade mensurável do cérebro mesmo antes de se tomar o primeiro drinque.

Os alcoolistas com freqüência têm o que chamo de um momento "ahhh". É o momento logo após tomarem seu primeiro drinque, quando dizem para si mesmos: "Era assim que eu queria me sentir. É assim que todo mundo deve se sentir o tempo todo". Muitas vezes digo aos pacientes alcoolistas que sua doença não depende da existência do álcool nem de seu uso – não está relacionada a como se sentem quando estão bebendo, mas a como se sentem quando não estão bebendo. Para eles, a bebida os ajuda a se sentirem subjetivamente "melhor". Leva embora o seu sofrimento. Faz com que se sintam bem. Suponho que por isso se sintam desconfortáveis quando não estão bebendo. Do contrário, por que eles beberiam de uma maneira que objetivamente lhes causa tantos problemas em longo prazo?

AS REGRAS

- O alcoolismo tem pouco ou nada a ver com a quantidade de álcool que uma pessoa bebe.
- O alcoolismo tem pouco ou nada a ver com a freqüência com que uma pessoa bebe.

Vamos lá. Tire da prateleira sua quarta edição do *Manual diagnóstico e estatístico de transtornos mentais* (DSM-IV-TR). Olhe os critérios estabelecidos para Dependência de Álcool.

EXEMPLO CLÍNICO

Sua paciente é Jill, uma universitária de 19 anos de idade. Ela às vezes sai com seus amigos e bebe mais do que pretendia. Tenta controlar o consumo, mas, quando consome a segunda cerveja, percebe que isso já não importa tanto para ela. Quando vai embora, não sabe o quanto bebeu. Seu aproveitamento escolar é prejudicado, pois ela é incapaz de estudar porque se sente nauseada e desconfortável. Faltou vários dias ao seu trabalho de tempo parcial. Tem tido vários encontros sexuais sobre os quais se sente envergonhada; eles sempre ocorrem quando está intoxicada. Você não sabe com que freqüência ela bebe nem o quanto bebe.

Jill corresponde aos critérios para a Dependência de Álcool. A substância é tomada em quantidades maiores do que as pretendidas; há um esforço malsucedido para controlar a ingestão; e atividades importantes, nesse caso educacionais, são abandonadas ou reduzidas devido ao uso do álcool. A real quantidade ingerida, assim como a freqüência real, não é importante, contanto que o uso aconteça "freqüentemente", como está estabelecido no Critério 3, e que os critérios sejam satisfeitos em um período de 12 meses.

EXEMPLO CLÍNICO

Bonnie às vezes sai para beber com Jill. Ela planeja tomar álcool exatamente com a intenção divulgada pelo fabricante: quer se "sentir bem". Em uma noite típica, Bonnie pode consumir três cervejas e duas doses de tequila. Ela sempre sai do bar em segurança, pegando um táxi até o dormitório com suas amigas. Nunca observa qualquer sensação ruim no dia seguinte e consegue terminar seu trabalho sem dificuldade. Bonnie não tem experimentado circunstâncias constrangedoras como resultado do uso de álcool. Ela aproveita suas saídas com Jill e, na verdade, relata que, quando as duas saem juntas, bebe mais do que Jill, a quem ela sabe que você tem visto na clínica.

Ainda que beba mais do que Jill, Bonnie não satisfaz os critérios para Dependência de Álcool. Na verdade, mesmo que toda uma história revelasse que Bonnie bebe mais e com maior freqüência do que a amiga, nossos dois diagnósticos permanecem inalterados. Devemos observar, de passagem, que Jill é menor e, por isso, está infringindo a lei. Essa questão legal não tem um efeito direto em nosso diagnóstico, embora, se ela tivesse sido várias vezes presa por beber sendo menor de idade ou por usar uma identidade falsa, isso facilitasse nosso diagnóstico.

Observe que a quantidade e a freqüência de uso não foram mensuravelmente relacionadas ao diagnóstico.

Demais, muito freqüentemente ou não o bastante

EXEMPLO CLÍNICO

Anos se passaram. Bonnie está agora com 35 anos. Ela bebe mais ou menos da mesma maneira que bebia na faculdade. Certa manhã, depois de uma saída à noite com amigos, a qual envolveu muito uso de álcool, ela se sentiu trêmula e desconfortável. Tomou um Bloody Mary e achou ter-se sentido melhor. Esse comportamento continuou durante vários meses até que sua irmã foi visitá-la e a confrontou em voz alta com a possibilidade de ela ter um problema com álcool. Bonnie agora volta para vê-lo pela primeira vez em 16 anos. Ela o atualiza: seu casamento é agradável e interessante; ela se dá bem com os filhos; sua carreira superou suas expectativas. No geral, goza de boa saúde. "Estou bebendo demais?" – pergunta ela.

Bonnie ainda não satisfaz os critérios do DSM-IV para Dependência de Álcool. Ela tem a síndrome da abstinência, mas não satisfaz nenhum dos demais critérios necessários para se fazer o diagnóstico. Também não satisfaz os critérios do DSM-IV para o Abuso de Álcool. Você está preocupado com Bonnie, apesar de seus sintomas não satisfazerem nenhum desses conjuntos de critérios? O que Bonnie quer dizer com "demais"? Você acha que ela está bebendo em excesso?

EXEMPLO CLÍNICO

Jill também envelheceu, mas sua vida seguiu um caminho completamente diferente do da vida de Bonnie. Ela parece ter mais do que 35 anos. Sua pele envelheceu perceptivelmente. Ela tem aquele cheiro de Eau de Marlboro quando se apresenta em seu consultório, o que acontece após retornar para a cidade. Ela abandonou a faculdade logo depois que você parou de atendê-la, saindo da cidade com a esperança de que um novo local lhe permitisse recomeçar sua vida. Jill passou muitos anos afundando seus problemas em um copo de bebida antes de, aos 30 anos, iniciar sua recuperação. Desde então, está sóbria, freqüenta regularmente as reuniões dos Alcoólicos Anônimos (AA) e se estabeleceu como uma artista razoavelmente bem-sucedida. "Posso tomar um copo de vinho de vez em quando?" – pensa ela em voz alta. "Soube que isso faria bem para o meu coração."

Jill era alcoolista quando você a conheceu.
Ainda é?
Quanto seria demais para Jill?
Se ela tomasse uma taça de vinho depois do jantar, uma vez por semana, você acharia "demais"?
Minhas respostas são *sim, qualquer quantidade* e *sim*. Para tratar essa doença com sucesso, suas respostas devem ser as mesmas. Embora haja sempre espaço para argumentos semânticos, seu paciente deve perceber que você acredita firmemente na veracidade de sua afirmação – que qualquer quantidade de bebida lhe seria perigosa.

Os estudos revelam que a resposta ao placebo para doença depressiva está diretamente relacionada à crença aparente do clínico na eficácia da medicação. Os pacientes com transtornos por uso de substâncias talvez sejam mais dependentes de seus médicos do que aqueles com outras doenças clínicas ou psiquiátricas. Eles vão olhar dentro de seus olhos e detectar seus verdadeiros sentimentos, e então, extrair inteligentemente de você uma verbalização de tais sentimentos.

Não dê meias respostas:

> Jill: *Posso tomar uma taça de vinho de vez em quando? Soube que isso faria bem para o meu coração.*
> Médico: *Uma taça só estaria ótimo. Mas você já mostrou no passado que não consegue ficar em uma só. Sempre termina bebendo mais do que queria.*

Tudo o que Jill escuta é sua primeira frase. Uma resposta bem melhor seria:

> Médico: *Você já mostrou, no passado, que não consegue beber só uma taça. Termina tendo problemas. Você tem estado bem sem tomar essa taça de vinho. Não vamos mudar isso agora.*

EXEMPLO CLÍNICO

O tempo passa. Você vê Bonnie de novo pouco depois de ela ter completado 50 anos. Ela foi procurá-lo para lhe fazer perguntas sobre o transtorno de déficit de atenção de um sobrinho. Ri quando você se refere às experiências dela com o álcool. "Eu mal tenho tomado mais de uma ou duas taças de vinho por mês há anos", diz ela. "Depois da última vez que estive aqui, percebi que estava ficando velha demais para esse tipo de comportamento. Resolvi não agir mais como criança, e assim foi. Não se pode ficar para sempre na faculdade, sabe?"

Tão importante quanto a capacidade para diagnosticar os transtornos por uso de substâncias é a capacidade para identificar adequadamente a sua ausência. Bonnie podia ter bebido mais do que outros com o passar dos anos, mas nunca teve qualquer dificuldade como conseqüência disso. Ela bebeu com mais freqüência do que outros em algumas épocas de sua vida, mas isso nunca a prejudicou, apesar daquele período em que, na verdade, estava bebendo demais. Ela não teve, em momento algum, um transtorno resultante do uso de substâncias.

Esse é um bom momento para refletir sobre seus pensamentos com relação aos transtornos relacionados ao uso de substâncias. Se fôssemos substituir a palavra "álcool" nos parágrafos anteriores pelo nome de uma substância ilegal, seu diagnóstico mudaria como resultado direto das características letais dessas substâncias? Retornaremos a esse ponto e à questão do diagnóstico nos próximos capítulos.

Um ponto adicional, entretanto, porque a vida raramente é linear: vamos voltar a Bonnie por um momento e sugerir que, quando ela foi vista aos 35 anos e perguntando sobre sua ingestão de álcool, seu exame clínico indicasse alguns sinais iniciais de anormalidades hepáticas. Apesar de ela não ser alcoolista, sua ingestão de álcool causou um dano físico do qual, antes de sua consulta, ela não tinha conhecimento. Nesse ponto, você lhe descreveu seus achados, indicando que o uso de álcool deveria acabar. Bonnie tinha uma escolha: sua decisão sobre que caminho seguir poderia ter conduzido a uma alteração em seu diagnóstico.

Assim como acontece com toda doença, há uma amplitude de gravidade possível para os transtornos relacionados ao uso de substâncias. Eu não iria tão longe a ponto de sugerir que podemos anexar a um diagnóstico de dependência de álcool as palavras *leve*, *moderada* ou *grave*, porque alguns podem inferir que diferentes estratégias de tratamento são justificadas dependendo da gravidade. Estou simplesmente apontando que nem todos os alcoolistas têm idêntica gravidade de sintomas ou extensão de complicações.

EXEMPLO DE PESQUISA

Em 1990, Block e Shedler publicaram um estudo fundamental no campo das doenças aditivas. Durante os anos desse estudo longitudinal, crianças foram acompanhadas dos 5 aos 18 anos. Foram-lhes aplicados testes de personalidade aos 7, 11 e 18 anos. No final do estudo, a maior parte dos participantes havia usado substâncias. Os participantes foram, então, divididos em três grupos: abstêmios, experimentadores e usuários freqüentes. Havia diferenças de personalidade notáveis entre os três grupos muito antes de qualquer uso de substância. É interessante notar que os mais equilibrados eram aqueles que se tornaram experimentadores. Entretanto, o que me despertou maior interesse foi o achado de que havia diferenças importantes no comportamento dos pais entre os três grupos.

Essa pesquisa, que vale a pena ser lida integralmente, sugere muita coisa:

- O comportamento dos pais pode ser fundamental para o desenvolvimento da doença aditiva.
- A doença aditiva pode estar presente, sem o uso de substâncias, desde muito cedo na vida.
- Os preditores de doença aditiva podem não apenas estar presentes, mas também ser fáceis de avaliar.
- Os experimentadores, o grupo com maior probabilidade de finalmente beber álcool com moderação, também podem ser mais equilibrados psicologicamente. Isso conduz a explicações mais prováveis para algumas das correlações entre álcool e morbidade encontradas na pesquisa recente.
- É extremamente improvável que apenas a medicação resolva uma doença que tem uma forte base nas características da personalidade e em outras características psicológicas.

Como escreveram os autores desse estudo, "As diferenças psicológicas entre os usuários freqüentes de droga, os experimentadores e os abstêmios poderiam remontar aos primeiros anos da infância e estar relacionadas à qualidade dos pais que tiveram. Os achados indicam que (a) o uso de substância problemático é um sintoma, não uma causa, de desajuste pessoal e social, e (b) o significado de seu consumo só pode ser entendido no contexto da estrutura da personalidade e da história desenvolvimental do indivíduo. Sugere-se que os esforços atuais para a prevenção do uso de drogas são mal-orientados, na medida em que se concentram no sintoma, em vez de na síndrome psicológica subjacente ao abuso de substâncias".

Por favor, volte ao parágrafo anterior e o leia novamente, prestando uma atenção particular à última frase. Esta é fundamental para o entendimento dos transtornos relacionados ao uso de substâncias. Embora possa ser bom conhecer a dopamina e os receptores GABA, a farmacologia de uma substância específica ou as medidas apropriadas de desintoxicação, a doença não responderá ao tratamento enquanto o indivíduo afetado não encontrar um clínico que entenda e abrace o conceito recém-descrito.

O dr. Block, agora aposentado mas ainda ativo no campo, foi bastante amável ao compartilhar comigo um artigo que descreve os resultados de um estudo longitudinal de 30 anos, que se esperava ser publicado em 2006 na *American Psichologist*. Os achados confirmam evidências de antigas observações casuais de que os preditores do uso de substâncias já estão presentes aos 3 a 4 anos de idade. Conforme declarado no artigo, "Esses antecedentes muito precoces do uso de substâncias têm grande importância para as visões contemporâneas com relação ao seu uso na adolescência e, conseqüentemente, para a política social. Parece que as raízes do abuso de substâncias na adolescência são discerníveis e talvez modificáveis no início da infância".

2 Tipos de uso

> **Uma espécie de provérbio**
> Se a sua língua tem muitas palavras para neve, então a neve deve ser muito importante para você.

USO

O uso de substâncias, isolado, não implica a presença de doença, independentemente da substância que está sendo usada. Um paciente que usou heroína duas vezes não deve receber um diagnóstico de Abuso de Heroína, assim como você não daria um diagnóstico de Abuso de Álcool para um paciente que usou álcool duas vezes. Antes de se estabelecer um diagnóstico, é preciso ter mais evidências da doença, em oposição ao comportamento. Isso não significa sugerir que não há necessidade de uma intervenção na ausência desse diagnóstico, nem que os riscos potenciais envolvidos no uso até mesmo raro de algumas substâncias estão minimizados. Há muitas seqüelas do uso contínuo, intermitente, ocasional ou mesmo único de todas as substâncias aditivas, quer ou não usadas em um quadro de transtorno relacionado ao uso de substâncias. O uso não-patológico de substâncias pode conduzir a significativas taxas de morbidade e mortalidade, mas essa abordagem está fora dos limites deste livro.

EXEMPLO CLÍNICO
Carey tem 17 anos e está no Ensino Médio. Fuma cigarros sempre que sai com os amigos. Experimentou cocaína uma vez no ano anterior, mas disse que não gostou. Ela fala com você sobre o uso dessa substância por seus amigos; eles lhe dizem que a qualidade da droga é melhor agora do que era antes. Há uma sugestão implícita de que ela pode experimentá-la em algum momento no futuro. Na semana seguinte, Carey experimenta essa nova cocaína melhorada e, em seguida, tem uma arritmia cardíaca fatal.

EXEMPLO CLÍNICO

Marvin é um metalúrgico aposentado de 72 anos. Durante décadas, parou todos os dias após o trabalho no *pub* local e tomou um drinque ou dois com seus amigos antes de ir para casa. De vez em quando, confessadamente, tomou mais do que "alguns". Segundo sua esposa, ele sempre teve uma "saúde perfeita" e, na verdade, não via um médico há décadas. Agora se apresenta a você com a memória falhando e um exame clínico sugestivo da presença de demência.

Nesses dois casos, temos pacientes que não sofriam de transtorno relacionado ao uso de substâncias até o momento do diagnóstico. Carey teve uma arritmia induzida pela cocaína. Marvin pode ter uma demência secundária ao uso de álcool, que se apresenta anos antes do que teria aparecido sem o uso de álcool. Ou poderia ter desenvolvido a demência nessa época, mesmo sendo um abstêmio. Apesar dessa dúvida, podemos razoavelmente suspeitar que seus sintomas surgiram mais cedo devido ao impacto do álcool.

As substâncias aditivas podem causar dificuldades – às vezes imediatas, às vezes após a passagem de um tempo considerável – mesmo na ausência de qualquer diagnóstico relacionado em andamento. No âmbito da saúde pública e da política, há freqüentes referências à prevenção do uso de substâncias, ao crime relacionado a este, e assim por diante. Deve-se ter o cuidado de não confundir essas questões importantes com as doenças clínicas que constituem os transtornos relacionados ao uso de substâncias. Por exemplo, um esforço para impedir que os adolescentes usem álcool deve ser diferenciado de medidas para trabalhar com adolescentes que sofrem de alcoolismo.

Informações sobre o uso real são por vezes difíceis de obter, em particular de pacientes mais jovens. Quais são seus próprios sentimentos? O que constitui o uso? Você tem idéias consistentes sobre cada substância potencialmente aditiva? Suas respostas para si mesmo são as mesmas que seriam para um amigo, para um familiar ou para o médico?

Você também pode refletir sobre os comentários freqüentemente ouvidos de pacientes:

"Experimentei o LSD no Ensino Médio." Por uso experimental, o paciente quer dizer que usou uma vez ou que usou diariamente durante um ano, e depois determinou que não queria continuar utilizando?

"Fumo baseado, mas só como recreação." Qual a diferença entre o uso recreacional e o uso não-recreacional?

Muitos pacientes definem o "uso" de uma forma tão criativa, que a conversa a seguir poderia ocorrer no meio de uma avaliação para depressão:

> Médico: Você já usou outras substâncias além do álcool?
> Paciente: Não, realmente, não.
> Médico: Não realmente?
> Paciente: O de sempre, quando eu estava no Ensino Médio. Só isso.
> Médico: Fale-me sobre isso. Nós freqüentamos escolas diferentes.
> Paciente: Bem, sabe, alguma maconha em festas, cogumelos nos jogos, essas coisas.

A primeira resposta que o paciente deu à questão do uso foi "não", mas a resposta correta parece ser um muito firme "sim".

EXEMPLO DE PESQUISA
Snyder e colaboradores (2006) publicaram um estudo acerca dos efeitos da propaganda do álcool sobre a taxa de consumo dessa substância entre os jovens. O estudo usou um delineamento longitudinal, analisando a ingestão auto-relatada *versus* o grau de exposição à propaganda de álcool. Os autores concluíram que a propaganda contribui para o aumento do consumo de bebida entre os jovens.

Esse estudo é apenas sobre o uso de álcool e proporciona uma boa visão geral das conseqüências negativas de seu uso, em oposição aos resultados negativos de doenças relacionadas ao álcool.

USO PESADO E USO INADEQUADO

Um elemento adicional freqüente da descrição de "uso" é a designação "pesado". Bebedores pesados, por exemplo, são comumente definidos nos protocolos de pesquisa como aqueles que bebem cinco ou mais drinques por dia. Evite essa nomenclatura na prática. Embora possa ser útil como parte de um protocolo de pesquisa, é muito freqüentemente mal-interpretado por aqueles que escrevem ou examinam registros médicos. Acima de tudo, é um constructo social baseado em um comportamento normativo, e não na interpretação estrita da morbidade e da mortalidade conforme observado em outras literaturas médicas.

O "uso inadequado" também é discutido com freqüência na literatura, pois sugere, por definição, que uma substância está sendo usada de outra maneira além daquela para a qual foi desenvolvida. Por exemplo, podemos usar inadequadamente uma chave de fenda segurando-a pela parte de ferro e batendo a cabeça de um prego por não termos um martelo à mão. O único indivíduo que eu já vi usar álcool de forma inadequada é o personagem do filme *Airplane,* conhecido por ter um problema com a bebida porque toda vez que leva o copo à boca, erra o alvo. Meus pacientes, ao contrário, usam o álcool para sentir ou para não sentir algo ou para conseguir algum efeito temporário, para o que o álcool é o produto adequado. Isso é uso, não uso inadequado.

Às vezes, os médicos utilizam "uso inadequado" para indicar a ausência do direito legal de usar uma substância; por exemplo, o álcool usado por um menor de idade. Nesse contexto, qualquer uso da cocaína é inadequado. Tal definição legal é inconsistente entre os estados ou países e, por isso, é pouco aplicável em ambientes clínicos ou de pesquisa. É também inconsistente entre grupos de substâncias, o que provoca os problemas resultantes em relação às definições diagnósticas.

CENÁRIOS DIAGNÓSTICOS

Sob uma perspectiva clínica, é importante que não se permita aplicação estrita da terminologia devido ao desvio das normas culturais. Do mesmo modo que ocorre com as outras doenças, concentre-se nas conseqüências da enfermidade. Vamos olhar a hipertensão da mesma maneira que olhamos o uso de álcool no último capítulo. A hipertensão é uma doença que causa morbidade e mortalidade aumentadas. Não a definimos segundo as normas culturais. Na verdade, a maior parte das pessoas, em algum ponto de suas vidas, desenvolve hipertensão. Como escolhemos o ponto exato para determinar quando alguém cruza o limite entre a pressão arterial normal e a alta? Não fazemos a escolha comparando o paciente com outros pacientes. Se o fizéssemos, deixaríamos passar uma percentagem substancial daqueles que iriam se beneficiar de tratamento. Em vez disso, fazemos o julgamento com base nos resultados de longo prazo esperados da pressão arterial específica do paciente. Se eles exibirem conseqüências e for requerido tratamento, informamos ao paciente que ele tem hipertensão. Conforme declarou Norman Kaplan em seu livro *Clinical Hypertension*, "considerar uma pressão arterial de 138/88 normal e uma de 140/90 alta é obviamente arbitrário". Isso é típico de muitos estados de doença em que podem ser obtidos dados objetivos mensuráveis. Com que nível de hormônio de estimulação da tireóide (THS) devemos nos preocupar? Em que volume pulmonar devemos solicitar um exame adicional?

Com relação ao alcoolista, é bastante tentador, na ausência desses dados, simplesmente confiar em uma norma cultural que possa ou não ser aplicável e que possa não ter nada ou ter pouco a ver com morbidade ou mortalidade. Por exemplo, se toda uma cultura usa cocaína com freqüência, o que resulta em uma expectativa de vida bem abaixo daquela que seria atingida sem esse uso, dizemos que toda a cultura abusa da cocaína ou é dependente dela? Ou dizemos que não há abuso de cocaína na cultura, exceto no caso daqueles poucos que usam o dobro ou o triplo da quantidade geralmente utilizada?

EXEMPLO CLÍNICO

Robert é um homem divorciado de 45 anos de idade que nunca foi tratado quanto a qualquer condição psiquiátrica ou relacionada ao uso de substâncias. Ele teve alguma dificuldade com o álcool quando estava no Ensino Médio e, após uma experiência particularmente preocupante, prometeu a si mesmo que não voltaria a beber. Permaneceu leal à sua promessa, exceto em cada véspera de ano-novo, quando se permitia beber em casa, sozinho, enquanto assistia aos festejos pela televisão. Praticamente todos os anos, Robert terminava no pronto-socorro pelo fato de ter bebido. Certo ano, ele caiu da escada de seu porão. Em outro, terminou trancado fora de seu apartamento, onde foi encontrado enregelado na manhã seguinte. Em outra véspera de ano-novo, foi encontrado em seu automóvel após ter caído em uma vala na beira da estrada. Dessa vez, ele não se lembrava para onde estava indo nem sequer de ter entrado no carro. Ao ser questionado sobre esses eventos, ele tem pouca ou nenhuma lembrança dos fatos reais, apenas da história que lhe foi contada. Ele relata como se tivessem acontecido com outra pessoa. Na verdade, ele "apagou" durante cada episódio e, por isso, lhe restava pouca ou nenhuma lembrança real.

Durante um período de 12 meses, Robert não exibe tolerância nem síndrome de abstinência. Não passa grande parte do tempo tomando álcool nem abandona suas atividades regulares. Ele não parece, contudo, se encaixar nos critérios diagnósticos para dependência. É muito questionável se poderíamos manipular os critérios diagnósticos para o abuso de álcool para Robert poder satisfazê-los. Em qualquer um dos casos, ele não exibe "freqüentemente" sinais ou sintomas de um transtorno relacionado ao álcool. Não obstante, Robert é alcoolista. Eu lhe daria um diagnóstico de Dependência de Álcool e lhe prescreveria tratamento. Sem tratamento, ele provavelmente morreria devido a essa doença.

À medida que formos adiante no próximo capítulo, em que são discutidos os critérios diagnósticos, devemos manter em mente esse tipo de cenário, em que os critérios não se aplicam especificamente. Reconheça que quase todas as doenças podem ter apresentações atípicas. Os critérios diagnósticos não são uma estrutura rígida a ser ignorada apenas diante de seu risco ou do risco do seu paciente, são diretrizes e sugestões que exigem consideração adicional de sua parte.

EXEMPLO CLÍNICO

Ben é um engenheiro químico de 26 anos de idade. Tem sido bem-sucedido desde a universidade, ascendendo rapidamente na companhia farmacêutica em que trabalha. Recentemente, foram-lhe dadas responsabilidades de gerência. Ele chega até você com algumas queixas de dificuldades de sono. O questionamento revela que Ben bebe toda noite. Quando chega em casa do trabalho, abre a primeira cerveja; e termina a sexta pouco antes de tentar dormir. Bebe um pouco mais nos fins de semana. Ele não apresenta história clínica ou psiquiátrica importante. Revela que a ingestão de cerveja não mudou em cinco anos. Nunca teve qualquer dificuldade legal, educacional ou ocupacional relacionada ao uso de álcool. Nunca lhe foi dito que reduzisse a ingestão de cerveja, mas ele parece aberto ao fato de esta ser uma possível fonte de dificuldade de seu sono.

Ben mostra evidências de tolerância e síndrome de abstinência, esta última resultando em dificuldades de sono. Isso lhe insere em dois dos três critérios para dependência de substâncias. Seria fácil determinar que o terceiro poderia ser satisfeito por ele deixar de realizar outras atividades e preferir ficar em casa bebendo. Na verdade, em um questionamento posterior, você descobre que esse jovem não participa de qualquer atividade recreativa importante. Ele trabalha e vai para casa. Sua recreação se limita a beber cerveja.

Ben satisfaz os critérios do DSM-IV para Dependência de Álcool, mas eu esperaria para fazer esse diagnóstico. Antes, preferiria lhe pedir que reduzisse o uso de álcool durante várias semanas e lhe daria um programa adequado para seguir. Somente se ele não conseguisse seguir essa recomendação, eu o consideraria um alcoolista.

EXEMPLO CLÍNICO

Rhonda, uma estudante de 15 anos de idade, é encaminhada ao seu consultório pela ginecologista, que percebeu marcas que ela conseguiu esconder do pediatra. Rhonda admite o uso de heroína, assegurando-lhe que poderia parar facilmente se desejasse. Ela não usa outras substâncias, nem mesmo nicotina. Usa uma "bucha" de heroína de vez em quando depois da escola. Não tem qualquer dificuldade em decorrência do consumo. Como usa irregularmente, não observou qualquer sinal de tolerância. Relata, com um sorriso, que consegue seringas de sua prima diabética e, por isso, não corre o risco de ser infectada com HIV. Não são identificados problemas interpessoais.

EXEMPLO CLÍNICO

Mary é outra estudante de 15 anos de idade. Ela é levada ao seu consultório pelo pai após ele ter descoberto maconha em seu quarto. A adolescente admite o uso dessa substância, garantindo-lhe que poderia parar facilmente se desejasse. Nunca tentou parar, nem pensou em tentar. Não usa outra substância, nem nicotina. Fuma maconha todos os dias depois da escola. Não tem qualquer dificuldade relacionada com seu consumo. Nunca percebeu sintomas de tolerância ou de síndrome de abstinência.

Dados ambos os casos, não há diferença na categoria diagnóstica simplesmente com base no fato de uma paciente usar maconha e a outra, heroína. Na verdade, nenhuma das duas satisfaz os critérios do DSM-IV para abuso ou dependência (ainda). Você observa que ambas estão infringindo a lei diariamente. Observa também que estão colocando sua saúde em risco com o uso dessas substâncias. Você aceitaria tratar uma ou outra? Que diagnóstico lhes daria? Essas pacientes requerem tratamento? Qual é o resultado provável se elas não receberem tratamento? Se os pais de cada menina lhe pedirem que coloque sua filha em uma instituição de reabilitação, você consideraria essa abordagem razoável?

Trate os pacientes nos primeiros estágios da doença. Quanto mais cedo um paciente for identificado como portador de um transtorno relacionado ao uso de substâncias, mais cedo poderá ser iniciado o tratamento e maior a probabilidade de se ter um resultado positivo. Minha tendência em casos como esses é dar tratamento como se as pacientes satisfizessem os critérios para dependência de heroína e de maconha. É improvável que eu apoiasse outro plano que não uma terapia ambulatorial, e é improvável que qualquer seguradora cobrisse um plano mais intensivo. À medida que o tempo passar, você vai se sentir mais à vontade por diferenciar entre pacientes que finalmente terão alguma doença importante relacionada a substâncias e os que não a terão.

ADIÇÃO

A diferença entre dependência e adição é um ponto importante, mas as definições tornaram-se muito confusas nas últimas décadas. Algumas substâncias conduzem fisiologicamente ao desenvolvimento de tolerância e potencial para síndrome de abstinência. Por exemplo, um perigo fatal comumente enfrentado pelos usuários de opiáceo que retornam ao uso após um período de sobriedade é o de usarem a mesma dose que usaram após um período de uso pesado, durante o qual desenvolveram uma tolerância importante. Algumas substâncias conduzem ao desenvolvimento de "um envolvimento opressivo com seu uso, a garantia do seu suprimento e uma alta tendência à recaída", como disse Jerome Jaffe em sua definição de adição em *The Pharmacologic Basis of Therapeutics*, de Goodman e Gilman. Nem todas as substâncias que podem causar fenômenos de síndrome de abstinência (como interrupção repentina de alguns anti-hipertensivos) também levam a consequências comportamentais, e nem todas as que conduzem a consequências comportamentais (p. ex., os inalantes) causam tolerância. A doença com que estamos preocupados é aquela que conduz a consequências comportamentais. Esta é definida em psiquiatria como abuso ou dependência, dependendo da gravidade dos sintomas observados. A dependência de corticóides, no entanto, é uma dependência física devida à alteração biológica que resulta do uso continuado de altas doses fornecidas ao organismo. Em relação ao corticosteróide, não necessariamente chamaríamos isso de adição. O paciente pode estar tomando os esteróides exatamente de acordo com o que foi prescrito. Portanto, você pode ver a fonte da confusão. O que tem esse paciente?

Os pacientes com freqüência fazem declarações diferenciadas para palavras para as quais eles já têm uma definição. Não é incomum ouvir de um paciente: "Não, eu não fraturei meu braço. Ele está apenas quebrado". Alguns vão relatar que não têm depressão maior, mas que estão tomando antidepressivos para um "desequilíbrio químico". Nessa situação, é melhor você estabelecer a definição de "adição" de seu paciente antes de discutir as questões diagnósticas.

Seu objetivo não é impor seu léxico ao paciente, mas simplesmente se assegurar de que ele entende sua doença e o curso desta. Depois, discuta o curso de ação apropriado que será tomado para tratar a doença, seja qual for o nome que esta possa ter.

3 Transtornos relacionados ao uso de substâncias

> **Algumas perguntas para você fazer a si mesmo:**
> - O paciente está fingindo estar interessado?
> - Há uma solução aparentemente simples para as dificuldades do paciente?
> - O paciente tem, realmente, um transtorno relacionado ao uso de substâncias?
>
> **Não se esqueça:**
> - A dependência de substância é uma doença, como a hipertensão.

COMO DIAGNOSTICAR

Com o passar dos anos, um número incrível de definições tem aparecido para os transtornos relacionados ao uso de substâncias. Isso reflete a falta de qualquer padrão-ouro para a identificação da doença; não há resultado de biópsia, achado de exame físico, teste sangüíneo ou escaneamento que identifique definitivamente sua presença ou ausência. Por isso, temos definições que são baseadas em suas manifestações, em vez de na própria doença. Séculos atrás, alguém ao estudar diabéticos, pode ter percebido que eles tinham uma doença comportamental estranha: tinham uma sede insaciável. Embora os pacientes tenham morrido jovens, pode-se ter especulado que essas mortes foram secundárias à sua alta ingestão de água. Por isso, o diabete foi descrito em termos psiquiátricos até o reconhecimento e posterior entendimento da biologia. Nossas elaborações das definições dos principais transtornos relacionados ao uso, abuso e dependência de substâncias estão apenas se iniciando. Podemos descrever o fenótipo, mas ainda não entendemos o genótipo básico. O DSM-IV representa um padrão contemporâneo, mas devemos notar, antes de tudo, que seus critérios e sua linguagem diferem daqueles das edições anteriores e daqueles usados em outras especialidades clínicas que não a psiquiatria. No momento em que este livro está sendo escrito, já há uma quantidade substancial de discussão sobre se os termos e definições em uso devem ser alterados no DSM-V, cuja publicação está planejada para 2011. Existe uma situação similar em relação à atual CID-10, que tem definições de doença diferentes daquelas do DSM-IV e da futura CID-11. Neste livro, usei a terminologia do DSM como um padrão em que um estado puramente fisiológico é "adição", e a doença multifatorial que requer intervenção e tratamento prolongado é "dependência".

Uma digressão final antes de se chegar ao cerne da matéria: se tenho um indivíduo que vai desenvolver manifestações de diabete aos 14 anos, esse indivíduo já é diabético aos 12? Aos 12, está presente o genótipo para a diabete, mas o fenótipo ainda não se tornou aparente – embora *possa* ficar aparente em um exame minucioso, ou se sabemos o que estamos procurando. Do mesmo modo, se tenho um indivíduo de 12 anos que, de algum modo, sabemos que será alcoolista aos 20, mas ainda nem sequer provou álcool, esse indivíduo é atualmente alcoolista? De muitas maneiras, isso depende de especulação baseada em fatos ou informações. Se especularmos que, como no caso do diabete, há um processo ainda não manifestado fisicamente com base em um genótipo que poderia ser identificado se soubéssemos exatamente onde e como procurá-lo, poderíamos dizer que sim, que o menino de 12 anos é um alcoolista, mas ainda não sofreu nenhum dos problemas do alcoolismo. Dada a falta de um padrão-ouro, vamos dar uma olhada no perfil dos transtornos relacionados ao uso de substâncias conforme estão definidos no DSM-IV. Comecemos pela intoxicação, uma situação de tempo limitado e em geral facilmente tratada, com conseqüências fisiológicas e comportamentais observáveis. Passaremos então da intoxicação para a dependência, o estado crônico em que uma pessoa pode estar usando ativamente uma substância ou substâncias.

Intoxicação

> **Critérios do DSM-IV para a intoxicação com substância**
> A. Desenvolvimento de uma síndrome reversível específica de determinada substância que ocorreu devido a sua recente ingestão (ou exposição).
> B. Alterações comportamentais ou psicológicas clinicamente significativas e mal-adaptativas devido ao efeito da substância sobre o sistema nervoso central, que se desenvolve durante ou logo após o uso da substância.
> C. Os sintomas não se devem a uma condição médica geral, nem são mais bem explicados por outro transtorno mental.

Falamos sobre uso no último capítulo. Embora apenas o uso não seja um transtorno relacionado ao uso de substâncias, a intoxicação o é. O uso de certas substâncias em determinadas quantidades – que variam dependendo da idade, do sexo, do peso e da condição metabólica do usuário –, vai sempre conduzir a uma intoxicação fisiológica. Para qualquer indivíduo, há uma dose específica de álcool, além da qual ele estará intoxicado. Estou insistindo nesse ponto porque o mesmo constructo não ocorre com a dependência. Se um indivíduo não é dependente, nenhuma dose de substância vai causar o desenvolvimento dessa doença. Por isso, a intoxicação é uma resposta fisiológica direta a determinada substância, acompanhada por alterações psicológicas mal-adaptativas. No DSM, o diagnóstico de intoxicação não é simplesmente dependente das manifestações físicas do uso. A alteração psicológica deve estar presente e causar dificuldades importantes. Essa não é uma área problemática para substâncias como cocaína, álcool ou opióides, pois o fisiológico é quase sempre acompanhado pelo psicológico. No entanto, com substâncias como a cafeína, pode haver uma alteração fisiológica importante sem a presença de comportamento psicológico mal-adaptativo. Por isso, os critérios diagnósticos são um pouco diferentes para a intoxicação por cafeína, porque o comportamento mal-adaptativo não precisa estar presente, embora possam estar presentes alterações fisiológicas induzidas pela substância. O processo de tratamento para a intoxicação é direto: proporcione ao paciente um lugar seguro, inicie a desintoxicação se for indicada (vamos cobrir esse aspecto mais adiante) e depois reavalie o diagnóstico conforme a melhora. Eis um momento valioso para iniciar uma intervenção, apesar das incertezas diagnósticas.

Síndrome de abstinência

> **Critérios do DSM-IV para a síndrome de abstinência de substância**
>
> A. Desenvolvimento de uma síndrome específica de determinada substância devido à cessação (ou redução) do uso pesado e prolongado desta.
> B. A síndrome específica da substância causa sofrimento ou prejuízo clinicamente significativo no funcionamento social, ocupacional ou em outras áreas importantes da vida do indivíduo.
> C. Os sintomas não se devem a uma condição médica geral, nem são mais bem explicados por outro transtorno mental.
>
> Dentro de algum período após o uso, um indivíduo vai experimentar síndrome de abstinência fisiológica. Do mesmo modo que a intoxicação, a presença desta é insuficiente para se fazer um diagnóstico de síndrome de abstinência de substância.

EXEMPLO CLÍNICO

Kannyka tem medo de andar de avião, mas infelizmente precisa viajar a negócios. Seu médico lhe prescreve uma dose única de diazepam (Valium) para ajudá-la a suportar o vôo. O medicamento funciona bem, e Kannyka se vê livre de ansiedade durante a viagem durante o dia. Naquela noite, no entanto, ela tem dificuldade para adormecer. Mesmo depois de conseguir dormir, acorda de repente com cada ruído no corredor do hotel, fora de seu quarto. No dia seguinte, seus sintomas desaparecem, e ela não sente dificuldade para conseguir uma boa noite de sono.

EXEMPLO CLÍNICO

Bonnie (do Cap. 1) bebe regularmente, mas não apresenta dependência de álcool. Após seu primeiro ano na faculdade, ela viaja durante três semanas com seus pais. Eles são rígidos com respeito ao consumo de álcool, e Bonnie pára completamente de beber. Durante essas semanas, ela tem dificuldade para dormir, embora observe que isso melhora muito lentamente. Ela relata alguma ansiedade, algo que não foi uma preocupação no passado, e observa que está no limite quanto ao relacionamento com sua família. Está preocupada com o fato de estar desenvolvendo um transtorno de ansiedade, como aqueles que percebe em amigos na faculdade.

Kannyka experimentou uma síndrome de abstinência fisiológica após o uso de um agente sedativo. O consumo uma única vez de qualquer sedativo causa fenômenos mensuráveis de síndrome de abstinência, muitos deles em geral não são percebidos pelo usuário e têm probabilidade de serem muito leves. Embora essa não seja a síndrome com a qual estamos preocupados para propósitos diagnósticos, é fundamental manter em mente essa resposta, comum a todos os cérebros de mamíferos, devido a sua importância para qualquer uso prolongado de substâncias aditivas. Bonnie, nossa paciente já citada no Capítulo 1, satisfaz os critérios diagnósticos para a síndrome de abstinência de álcool, e a está experimentando. Essa síndrome, que segue uma suspensão repentina do uso regular de substância, qualifica-se nessa categoria diagnóstica, sem requerer qualquer diagnóstico estabelecido de abuso ou dependência. Pode-se questionar se Bonnie experimenta inicialmente uma síndrome de abstinência, que depois se torna um transtorno do sono induzido por álcool. Ver o Ponto-chave a seguir para uma discussão a respeito dessa questão.

◈ PONTO-CHAVE

O cenário de Bonnie representa o início de um processo desastroso em que, muito freqüentemente, vai-se prescrever erroneamente ao paciente um agente sedativo para um diagnóstico incorreto de transtorno de ansiedade. Um clínico pouco experiente pode facilmente negligenciar ou passar por cima de uma história de álcool, provocando o que pode se tornar um padrão de tratamento prolongado desnecessário. A ausência de abuso ou dependência não significa que não ocorram alterações fisiológicas e psicológicas relacionadas ao uso.

EXEMPLO CLÍNICO

Bala usou cocaína há vários anos, mas agora está envolvido no processo de recuperação. Ele está limpo e sóbrio há sete meses quando o procura devido a uma falta de motivação que faz com que se isole e evite contatos sociais. Antes do consumo de cocaína, seu humor era em geral bom; ele não apresenta outras histórias importantes.

Assim como um estado de síndrome de abstinência isolado é insuficiente para o diagnóstico de síndrome de abstinência de cocaína, um estado depressivo também é desnecessário para o diagnóstico. Relata-se que a suspensão de uso prolongado de cocaína causa síndrome depressiva. Little e colaboradores relataram no *American Journal of Psychiatry* (janeiro de 2003) achados que sugeriam que o uso crônico de cocaína pode causar alterações no cérebro que dificultariam a um indivíduo ter uma sensação de prazer. Entretanto, os pesquisadores não tiveram a oportunidade de estudar os indivíduos antes do início do uso de cocaína; por isso, também é possível que seus achados estivessem presentes anteriormente na vida do paciente, talvez como um sinal para aqueles predispostos à dependência de cocaína. Há literatura suficiente para sugerir que o uso contínuo da cocaína pode conduzir a uma síndrome duradoura que cai na categoria diagnóstica de síndrome de abstinência.

> **PONTO-CHAVE**
>
> O diagnóstico de síndrome de abstinência não tem limitação de tempo. Os pacientes com transtorno do sono 10 meses depois da suspensão do uso continuado de sedativo, ou com depressão um ano após a suspensão do uso continuado de cocaína, que não tinham sintomas antes de usar tais substâncias, entram na categoria de síndrome de abstinência. É tema de algum debate se eles devem também ser diagnosticados com um transtorno do humor induzido por substância ou, na verdade, com um transtorno do humor primário. Se o processo biológico subjacente é idêntico, e se há uma eficácia de tratamento idêntica, faz pouco sentido ter dois nomes diferentes para uma doença, não importa qual seja a fonte de origem (nesse caso, a biologia natural da pessoa ou o impacto direto de uma substância). No entanto, se o fenômeno da síndrome de abstinência prolongada, induzido por cocaína, se manifesta com sintomas que se assemelham àqueles de um transtorno do humor primário, mas requerem tratamento diferente e dados de resultado diversos, então estamos realmente falando de duas doenças diferentes, que devem ser estudadas separadamente. Sugiro seguir a segunda estratégia até que sejam elucidadas as bases biológicas dessas doenças.

Abuso

> **Critérios do DSM-IV para abuso de substância**
>
> A. Um padrão mal-adaptativo do uso de uma substância levando a prejuízo ou sofrimento clinicamente significativo, manifestado por um (ou mais) dos seguintes aspectos, ocorrendo num período de 12 meses:
>
>   1. uso recorrente da substância, acarretando fracasso em cumprir obrigações importantes no trabalho, na escola ou em casa
>   2. uso recorrente da substância em situações nas quais isto representa perigo para a integridade física
>   3. problemas legais recorrentes relacionados à substância
>   4. uso continuado da substância, apesar de problemas sociais ou interpessoais persistentes ou recorrentes causados ou exacerbados pelos efeitos desta
>
> B. Os sintomas jamais satisfizeram os critérios para Dependência de Substância relativos a esta classe de substância.

Abuso. Que palavra terrível para uma doença! John abusa de Fido. Isso significa que Fido está sendo chutado ou machucado de alguma outra maneira. John abusa da árvore. Mais uma vez, o objeto da sentença é a parte injuriada, aqui porque sua casca está sendo arrancada ou a árvore foi atingida pelo carro de John. John abusa de álcool. Realmente? O álcool está sendo de algum modo ferido? Ou esse é um caso em que estamos tentando dizer que John está abusando de *si mesmo* por meio do uso de álcool, mas de algum modo nos sentimos muito desconfortáveis para fazer tal sugestão?

O abuso de substâncias, conforme definido pelo DSM-IV, é pouco observado na prática devido ao critério B: "Os sintomas jamais satisfizeram os critérios para Dependência de Substância relativos a esta classe de substância". Os critérios para o abuso são tais, que é incomum os pacientes satisfazerem qualquer dos itens individuais sem também conseguirem satisfazer os critérios de dependência quando submetidos a um exame minucioso.

Há apenas quatro critérios possíveis para abuso. Qualquer critério isolado permite o diagnóstico:

1. Uso recorrente da substância, acarretando fracasso em cumprir obrigações importantes no trabalho, na escola ou em casa.
   - Seu paciente chega tarde no trabalho mais de uma vez devido à ressaca na manhã de segunda-feira.
   - Seu paciente senta-se na frente da televisão bebendo cerveja em vez de interagir com sua família.
   - Seu paciente tira 90 minutos para o almoço no trabalho porque, assim, pode se recuperar de seu uso de opiáceo até retornar ao trabalho.
   - Seu paciente não consegue assistir a uma aula importante na escola porque inicia às 8 horas da manhã. Ele não consegue acordar tão cedo devido à ação prolongada de um agente sedativo.
2. Uso recorrente da substância em situações nas quais isto representa perigo para a integridade física.
   - Seu paciente bebe e depois dirige.
   - Seu paciente trabalha em construção civil e usa opiáceos para reduzir a ansiedade quando está em locais altos.
   - Seu paciente administra uma creche e usa cocaína ocasionalmente.
   - Seu paciente é um frentista de posto de gasolina que fuma enquanto abastece os carros.
3. Problemas legais recorrentes relacionados à substância.
   - Seu paciente manifesta comportamento de um bêbado e desordeiro.
   - Seu paciente dirige sob a influência de droga.
   - Seu paciente foi preso por posse de droga.

- Seu paciente foi preso por intenção de distribuir drogas.
4. Uso continuado da substância, apesar dos problemas sociais ou interpessoais persistentes ou recorrentes causados ou exacerbados pelos efeitos desta.

Este último critério de abuso é similar, na prática, ao Critério 7 da seção de "Dependência", apresentado mais adiante neste capítulo. No entanto, a diferença na enunciação de cada um deve ser claramente delineada. O critério de *abuso* diz respeito a problemas sociais ou interpessoais. Penso em discórdia conjugal e dificuldades de relacionamento entre pais e filhos, embora eu também considere alterações em amizades próximas, relacionamentos com colegas de trabalho e com conhecidos, e outras questões comparáveis. O critério de *dependência* não diz respeito a essas dificuldades sociais, mas a dificuldades clínicas ou psiquiátricas. Aqui, penso em condições específicas: transtornos depressivos ou de ansiedade, doença hepática, etc.

PONTO-CHAVE

Se um paciente satisfaz os critérios para dependência, inicia uma recuperação prolongada e, dois anos depois, satisfaz os critérios para abuso, o diagnóstico não é abuso de substância, mas dependência de substância. De um ponto de vista diagnóstico, isso só acontece se a classe de droga é idêntica. Por isso, pode-se estar em recuperação de dependência de maconha, mas ser diagnosticado com abuso de cocaína. Como o fundamental é que seu paciente precisa estar livre de todas essas substâncias, a terminologia não é pertinente à abordagem de tratamento adequada.

Dependência

> **Critérios do DSM-IV para a dependência de substância**
>
> Um padrão mal-adaptativo de uso de substância, levando a comprometimento ou sofrimento clinicamente significativo, manifestado por três (ou mais) dos seguintes critérios, ocorrendo em qualquer momento no mesmo período de 12 anos:
> 1. tolerância
> 2. abstinência
> 3. a substância é freqüentemente consumida em maiores quantidades ou por um período mais longo do que o pretendido
> 4. existe um desejo persistente ou esforços malsucedidos no sentido de reduzir ou controlar o uso da substância

> 5. muito tempo é gasto em atividades necessárias para a obtenção da substância, na utilização da substância, ou na recuperação de seus efeitos
> 6. importantes atividades sociais, ocupacionais ou recreativas são abandonadas ou reduzidas em virtude do uso da substância
> 7. o uso da substância continua, apesar da consciência de ter um problema físico ou psicológico persistente ou recorrente que tende a ser causado ou exacerbado pela substância

Durante as reuniões que conduziram ao desenvolvimento dos critérios do DSM, houve muita discussão a respeito do uso da palavra "dependência" no lugar de "adição". Percebeu-se que o termo "adição" tinha um significado pejorativo e podia haver resistência em usá-lo como uma condição de doença em vez de simplesmente como o resultado de um comportamento. O uso da palavra "dependência" implicava a alteração de seu significado. Anteriormente, "dependência" se referia apenas a uma condição fisiológica, na qual ocorreria o desenvolvimento de tolerância e/ou de síndrome de abstinência. Agora, refere-se a uma condição de doença além da mera presença de dependência fisiológica. Na verdade, nos atuais critérios do DSM, a dependência fisiológica não é um fator necessário para o diagnóstico de dependência de substância.

Três dos sete critérios do DSM-IV-TR devem ser satisfeitos em um período de 12 meses:

1. Tolerância

    A tolerância está presente quando, à medida que o tempo passa, um paciente precisa usar uma quantidade crescente de dada substância para atingir uma sensação equivalente. Está também presente se o paciente nota que a sensação está diminuindo quando quantidades similares de dada substância são usadas no decorrer do tempo.

    A tolerância pode ser observada objetivamente: o sr. Smith dá entrada no pronto-socorro com um nível de álcool no sangue de 0,35 e consegue andar em linha reta, mantém uma discussão com você e segue instruções complexas.

    A tolerância pode ser observada subjetivamente: Michael, um garoto de 15 anos de idade, usa freqüentemente LSD. Declara que, todo mês, ele e seus amigos interrompem durante uma semana seu uso diário "porque então você recomeça a ver as coisas novamente".

2. Abstinência

    A síndrome de abstinência está presente quando um paciente experimenta um padrão característico definido fisiologicamente para dada substância, ou quando um paciente reassume o uso de uma substância para evitar ou tratar sintomas específicos.

    O DSM-IV não reconhece esse critério para cafeína, maconha, alucinógenos, inalantes ou fenciclidina.

    Para o uso de álcool, você pode perguntar:

    Você sempre bebe pela manhã para ajudar a se sentir melhor?

    Você sempre tem um ligeiro tremor nas mãos que melhora quando você toma um drinque?

    Embora você deva inquirir também sobre uma história de convulsões e alucinações, respostas "sim" para perguntas como essas lhe permitem indicar que o paciente satisfaz esse critério. Perguntas similares podem ser formuladas para cada substância. Uma conversa como esta permite-lhe estabelecer esse critério para um paciente que usa cocaína:

    Médico: *Em geral, como você se sente depois que usa cocaína?*
    Paciente: *Durante algum tempo, é maravilhoso. Na verdade, eu me sinto melhor quando uso cocaína do que jamais me senti antes.*
    Médico: *O que acontece depois disso?*
    Paciente: *O exato oposto. Eu me afundo em uma terrível depressão. O mundo se torna tenebroso.*
    Médico: *Você sempre acha que usa cocaína para sair dessa depressão e não para simplesmente se sentir bem?*
    Paciente: *Isso é o que eu mais tenho feito agora. Sabe... nunca é tão bom quanto foi da primeira vez. Estou simplesmente buscando aquela primeira sensação maravilhosa de felicidade.*

    Como você pode ver, é muito simples para um paciente satisfazer os critérios de tolerância e síndrome de abstinência do DSM-IV. Para um diagnóstico de dependência de substância, basta que apenas mais um dos cinco critérios restantes seja satisfeito.

3. "A substância é freqüentemente consumida em maiores quantidades ou por um período mais longo do que o pretendido."

Nesse critério, encontramos o termo "freqüentemente". O que é "freqüentemente"? Voltamos ao velho padrão de "mais freqüentemente do que eu costumo"? Ou há uma alternativa? Quem sabe a definição depende da intensidade da experiência?

O paciente do exemplo a seguir satisfaz esse critério.

EXEMPLO CLÍNICO

Maria, 28 anos, é uma estudante de enfermagem. Há quatro anos, começou a fumar cigarros ocasionalmente, quando saía com amigos. Seu uso em geral era mínimo. Às vezes, ela fumava 1 ou 2 cigarros por noite. Esse comportamento persistiu durante vários anos. Este ano, quando os exames finais se aproximavam, ela achou que se sentiria melhor se fumasse um cigarro à noite ao estudar. Continuou despreocupada quanto a fumar à noite, dizendo a si mesma que não era viciada porque não fumava depois de acordar, como sua mãe sempre fazia. Na verdade, não fumava o dia inteiro, até o fim das aulas. Um dia, sem razão aparente, esse comportamento mudou. Maria agora o procura para ajudá-la a deixar de fumar, explicando: "Eu de repente me vi fumando um cigarro antes de sair para a faculdade pela manhã. Sempre disse a mim mesma que jamais faria isso".

Preste muita atenção à formulação específica, "... do que o pretendido" nesse critério. Muitos especialistas em adição advertiriam que, se qualquer quantidade de uso foi especificamente planejada, você sempre deve ficar preocupado. É incomum, por exemplo, você se dirigir à sua geladeira dizendo a si mesmo: "Vou tomar exatamente um copo de suco". Você não precisa dizer isso a si mesmo porque não apresenta um problema com o suco.

Eu mentalmente verifico se esse critério está sendo satisfeito quando um paciente diz algo como:

Eu nunca me permito tomar mais de três drinques à noite.

Eu comprei uma garrafa de vinho e a levei para casa. Assim, sei que não vou beber mais do que isso.

Observe que esses pacientes podem não estar usando mais do que pretendiam ou durante um período maior do que o pretendido, mas estão exibindo sinais de controle. Aqueles que não têm essa doença não precisam controlar o seu uso. Tal abordagem a esse critério permite-lhe ignorar o termo mal definido "freqüentemente". O próximo critério vai nos permitir rever toda a questão do controle.

É fácil essa questão se tornar complicada. O truque é olhar para o quadro mais amplo e simplificá-lo, como você simplificaria uma equação matemática complexa. O exemplo a seguir é de um paciente mais complexo enfrentando a questão do controle.

EXEMPLO CLÍNICO

Nick chega para sua primeira consulta com você. Descrevendo-se como um "menino grande", Nick conta sua história. Começou a fumar maconha com 13 anos. Depois de casar-se e ter dois filhos, montou uma bem-sucedida firma de paisagismo. Ele saía à noite e cheirava cocaína e bebia álcool com seus amigos. Isso trouxe algumas dificuldades financeiras e conjugais. Finalmente, sua esposa lhe disse que, se não fosse buscar ajuda, ele a perderia e perderia seus filhos. Nick concordou em entrar em um programa de desintoxicação e reabilitação. No primeiro encontro de vocês, ele lhe garante que não vai mais usar drogas. "Minha esposa e meus filhos são as coisas mais importantes da minha vida", diz-lhe. No segundo encontro, Nick admite ter fumado maconha nos últimos dias: "Eu nunca disse que pararia de fumar baseado. Comecei isso quando era garoto, e nunca foi um problema". Em seu terceiro encontro, ele chega após ter fumado maconha. Agora está fumando diariamente, declarando que não usaria mais cocaína e álcool, mas que nunca pretendeu parar de fumar maconha.

4. "Existe um desejo persistente ou esforços malsucedidos no sentido de reduzir ou controlar o uso da substância."

   Esse é um critério muito confuso devido à combinação de "suspensão" e "controle". O controle é geralmente observado durante os primeiros estágios de dependência de substância. Todos nós ouvimos nossos pacientes adolescentes nos dizerem que podem "lidar" com seu uso de droga ou que o têm "sob controle". Os esforços para suspender o uso em geral acompanham a perda de controle observada em estágios posteriores da doença.

   Os pacientes em estágios posteriores dessa doença vão ser sempre capazes de responder às duas perguntas seguintes:

   a) *Por que você quer parar de usar?*
   b) *Por que você quer continuar usando?*

   A primeira pergunta vai levar a algumas respostas mecânicas: eles querem de volta seu emprego, seu casamento, sua segurança financeira. Você provavelmente vai perceber o desespero nessa resposta, como se o paciente se sentisse preso em uma armadilha pela importância que atribui ao uso de substância. A segunda pergunta será inesperada e em geral resulta em uma emoção maior. Quando você realizar a avaliação diagnóstica, e realmente entrar no estágio de tratamento, conseguirá avaliar as questões de tratamento comparando as respostas a essas duas questões. Quando a emoção diminui em intensidade na segunda pergunta e aumenta na primeira, o prognóstico de seu paciente melhora.

Depois de explorar essas questões, pode ser natural discutir os esforços passados do paciente para reduzir o uso.

5. Muito tempo é gasto em atividades necessárias para a obtenção da substância, na utilização da substância, ou na recuperação de seus efeitos.

   Nesse caso, em vez de nos confrontarmos com o termo "freqüentemente", nos confrontamos com "muito tempo". O fato de Marissa, uma universitária de 20 anos de idade, gastar uma manhã por mês dirigindo de New Hampshire até Nova York para obter sua droga de escolha satisfaz o critério? Você mudaria de opinião se ela fizesse isso semanalmente? Se Max fuma um maço de cigarros por dia, isso corresponde a cerca de três horas diárias de uso. Isso pode parecer muito tempo para alguns, mas não para outros.

PONTO-CHAVE

Pense em como você poderia construir uma tabela de pontos de corte por hora para esse critério. Por exemplo, você poderia dizer que três horas de uso de álcool não satisfazem o critério, mas três horas de cocaína satisfazem? Para cada substância, decida quais poderiam ser seus pontos de corte, e depois compare-os para determinar se eles fazem sentido clinicamente.

---

6. "Importantes atividades sociais, ocupacionais ou recreativas são abandonadas ou reduzidas em virtude do uso da substância."

   É raro ver um paciente declarar: "Eu deixei meu emprego porque eles não me deixavam fumar no prédio" ou "Não vou mais aos jogos de beisebol porque o estádio não permite mais a venda de cerveja". Por isso, você vai basear sua análise desse critério em sua avaliação do que um indivíduo deve ser capaz de realizar.

EXEMPLO CLÍNICO

Mike formou-se na Faculdade de Administração Sloan do MIT. Depois de passar um ano em uma prestigiada empresa de capital de risco, ele agora trabalha como diretor de vendas de uma firma de porte médio em Tulsa. Mike mora em Boston e consegue conduzir a própria programação de sua casa. Seu emprego é bastante razoável, e ele vive uma vida confortável.

Embora o emprego atual de Mike seja muito bom, ele não vive à altura de sua capacidade. É improvável que ele lhe diga que o uso de sedativos dificultava sua participação nas reuniões e as viagens diárias que faziam parte do seu trabalho na empresa de capital de risco. É improvável que Mike lhe diga como é confortável poder beber durante o dia enquanto está em casa. Você vai inferir isso das informações que conseguir colher. Observe os pacientes que optam por cursos da faculdade que apresentam carga de trabalho mais leve, especializações "mais fáceis" e que estendem seu tempo na faculdade além dos tradicionais quatro anos. Observe os pacientes que não ascendem na carreira de uma maneira típica. Preste atenção naqueles que não conseguem descrever outros *hobbies* e atividades além daqueles vinculados ao uso de substância.

⊕ PONTO-CHAVE

Embora o DSM-IV não especifique, esse critério também é satisfeito se um indivíduo abandonou ou reduziu as atividades educacionais como resultado do uso de substâncias. O paciente adolescente que, por exemplo, "mata" aula de vez em quando para fumar maconha com os amigos satisfaz esse critério.

---

7. "O uso da substância continua, apesar da consciência de ter um problema físico ou psicológico persistente ou recorrente que tende a ser causado ou exacerbado por ela."

    Esse é outro critério que é muito fácil de satisfazer.
    - O sr. Williams continua a beber após lhe informarem que tem cirrose.

- O sr. Smith continua a fumar cigarros depois de lhe dizerem que aparece uma massa pulmonar em seu raio X de tórax.
- Nick retorna ao consumo de maconha depois de sua esposa lhe avisar que o uso continuado de substância vai conduzir à perda de sua família.
- A sra. Mason continua a beber álcool apesar de lhe dizerem que isso pode causar problemas em relação à medicação de que necessita para uma doença não-relacionada.

O simples uso de uma substância não é qualificativo para esse critério. O uso precisa ser contínuo, em face de uma dificuldade específica ou provável. Se dizem à sra. Johnson que o uso de cocaína poderia ser perigoso, mas ele não lhe causou qualquer dificuldade específica até o momento, esse critério não é satisfeito, mesmo que o uso persista.

PONTO-CHAVE

Determine, no início de sua primeira entrevista, se o paciente foi previamente informado sobre a relação entre o uso de substância e os sintomas clínicos ou psiquiátricos. Eu faço isso de forma bastante direta:

Algum médico lhe disse que sua doença hepática é resultado do consumo de álcool?

Resumo da dependência

Uma vez que você tenha observado a presença de três dos critérios recém-citados em um período de um ano durante a vida de seu paciente, foi feito o diagnóstico de dependência. Há, então, oito extensões diagnósticas, chamadas *especificadores*, determinadas pelo DSM-IV, que podem ser usadas para aperfeiçoar o diagnóstico. Para cada um desses especificadores, o paciente deve, em algum momento, ter satisfeito os critérios para a doença.

1. Com dependência fisiológica: usado se o paciente satisfaz os critérios para tolerância ou abstinência.
2. Sem dependência fisiológica: usado se o paciente não satisfaz os critérios para tolerância ou abstinência.

3. Remissão completa inicial: o paciente não satisfaz nenhum dos critérios para dependência ou abuso durante um mês no mínimo, mas por menos de 12 meses.
4. Remissão parcial inicial: o paciente não satisfaz todos os critérios para dependência, mas satisfaz pelo menos um critério para dependência ou abuso durante um mês no mínimo, mas por menos de 12 meses.
5. Remissão completa mantida: o paciente não satisfaz os critérios para dependência ou abuso durante pelo menos um ano.
6. Remissão parcial mantida: durante mais de um ano, o paciente não satisfaz todos os critérios para dependência, mas satisfaz um ou mais critérios para dependência ou abuso.
7. Em terapia com agonista: o paciente pode experimentar tolerância e síndrome de abstinência de um medicamento prescrito, mas não satisfaz qualquer outro critério durante pelo menos um mês.
8. Em ambiente protegido: o paciente é incapaz de obter substâncias porque está vivendo em uma unidade fechada.

EXEMPLO CLÍNICO

June é uma paciente de 14 anos de idade que fuma maconha todos os dias, satisfazendo facilmente os critérios para dependência desta substância. Após dois meses de ter começado um tratamento com você, ela reduz o uso para três vezes por semana. Nenhuma outra mudança importante é aparente.

Isso *não* é uma dependência de maconha em remissão parcial inicial. A remissão parcial não significa uma redução na ingestão

---

PONTO-CHAVE

1. Na presença de estados de intoxicação aguda ou síndrome de abstinência, e na ausência de outras fontes históricas que não o paciente, não diagnostique abuso ou dependência.
2. Use de maneira precisa o termo dependência de múltiplas substâncias. Ele só deve ser usado quando estão sendo utilizados pelo menos três grupos de substâncias e quando nenhuma delas está sendo usada de forma predominante.
3. Não existe o diagnóstico abuso de múltiplas substâncias.

de substância, assim como a quantidade total de substância usada não representa a presença ou não da doença. No entanto, a remissão completa pode ser obtida por meio da abstinência. A remissão completa não significa que foi conseguida remissão, embora sugira que as coisas estão evoluindo na direção certa.

Dependência: uma abordagem alternativa

A definição de doença é, com freqüência, imprecisa. Qual pressão arterial precisamente define que alguém está experimentando hipertensão? Há um ponto-limite exato? Quantas vezes o indivíduo deve apresentar essa pressão em particular antes de estabelecermos um diagnóstico? E se ele experimenta uma pressão arterial marcadamente elevada durante uma experiência estressante? Isso conta? A dificuldade em defini-la desaparece quando encontramos um paciente com uma pressão de 200/120, assim como a dificuldade desaparece quando encontramos pacientes que perderam a família, o trabalho e a saúde devido à maneira como usam o álcool. Nesses casos, a hipertensão e o alcoolismo existem claramente. Mas o diagnóstico, em geral, é mais importante no início da doença. Uma maior redução na morbidade e na mortalidade pode acontecer com detecção e tratamento precoces.

Em 1992, um comitê conjunto do National Council on Alcoholism and Drug Dependence (NCADD) e da American Society of Addiction Medicine (ASAM) estudou a definição e os critérios para o diagnóstico do alcoolismo. O comitê definiu o alcoolismo da seguinte maneira:

> O alcoolismo é uma doença primária, crônica, com fatores genéticos, psicossociais e ambientais que influenciam seu desenvolvimento e sua manifestação. A doença é, com freqüência, progressiva e fatal. É caracterizada pelo controle prejudicado sobre o beber, pela preocupação com o álcool, pelo uso deste, apesar das conseqüências adversas, e por distorções no pensamento, mais especialmente negação. Cada um desses sintomas pode ser contínuo ou periódico.

Desde 1992, estudos adicionais têm demonstrado que o alcoolismo realmente requer a presença de meios genéticos e ambientais adequados para seu desenvolvimento. Observe que, no contexto do NCADD/ASAM, como com o DSM, a definição tem pouco ou nada a ver com a quantidade ou com a freqüência de uso. Assim como a doença de Lyme, que pode ou não incluir uma erupção característica, dor nas articulações ou alterações neurológicas e cardíacas, o alcoolismo pode ou não incluir alguns aspectos característicos. Porém, mesmo na ausência dessas características, a doença ainda pode existir. Seu objetivo, então, é estabelecer se a doença existe apesar da ausência de características, ou refutá-la mesmo na presença destas.

Podemos tornar genérica a definição do NCADD/ASAM para os transtornos relacionados ao uso de substâncias. Agora procuramos várias características quando vemos nossos pacientes:

- História familiar de dificuldades relacionadas ao uso de substâncias
  Começo por aqui, em vez de perguntar sobre as dificuldades do próprio paciente. Os pacientes com freqüência negam seus problemas, mas são bastante propensos a falar abertamente das dificuldades experimentadas por seus pais ou irmãos.
- Fatores ambientais com probabilidade de conduzir a dificuldades relacionadas ao uso de substâncias
  Acho muitíssimo útil avaliar o relacionamento entre o paciente e os pais, especificamente como é a relação com aquele do mesmo sexo que ele. Como o paciente percebe esse relacionamento? Como esse relacionamento mudou desde que ele era jovem ou adolescente? O pai (mãe) era emocional ou fisicamente ausente, de algum modo indisponível, desaparecido ou morto, bêbado, instável, não-confiável ou irresponsável? O pai (mãe) era abusivo?
  Você pode perceber, por exemplo, que o pai de uma jovem abusou dela sexualmente dos 9 aos 15 anos de idade. Muitos especialistas em adição têm observado que é muito importante para o desenvolvimento de transtornos relacionados ao uso de substâncias o que a mãe da paciente fez ou não fez para protegê-la do pai.
- Dificuldades progressivas relacionadas ao uso de substâncias
  Os pacientes com freqüência acham isso um pouco constrangedor, particularmente quando estão se responsabilizando pelas dificuldades. Eles tenderão a minimizar a importância de suas dificuldades ou culpar os eventos situacionais por elas:
  "Estávamos todos bebendo naquela noite. Eu tive a má sorte de estar próximo do meu limite." "Só eu mesmo para tentar comprar cocaína de um policial! Era a segunda vez que eu comprava cocaína." Você pode lidar com

isso inicialmente observando que sabe que o paciente pode estar um pouco constrangido diante de alguns eventos do seu passado, mas permaneça sem emitir julgamentos.

Não encare um sucesso na vida de seu paciente como evidência da ausência de transtornos relacionados ao uso de substâncias. Astros de cinema e jogadores de beisebol bastante conhecidos tiveram suas vidas ou carreiras terminadas devido ao uso de substâncias quando participavam ativamente de atividades ocupacionais e recreativas.

Você terá de julgar o que seu paciente é capaz de conseguir, e então determine se ele está correspondendo à própria capacidade, considerando-se o uso de substâncias. Você deve discutir o relacionamento conjugal ou outros relacionamentos importantes do paciente, sua história ocupacional, sua história educacional e as atividades recreativas.

- Observe se há distorções do pensamento

Essas são com freqüência aparentes durante a avaliação inicial. É possível que você tenha a oportunidade de conversar com um familiar ou amigo do paciente. Tal oportunidade vai lhe permitir observar diferenças substanciais entre as histórias.

Após essas observações e discussões, você pode fazer um diagnóstico sobre a existência de um transtorno relacionado ao uso de substâncias. Para os propósitos do tratamento, não importará se o problema do paciente é abuso, dependência, adição ou uso. Sua história vai ditar o curso de ação adequado a ser seguido.

PONTO-CHAVE

Dentre os transtornos relacionados ao uso de substâncias, há várias condições psiquiátricas causadas por substâncias externas. Embora a abordagem desses transtornos induzidos por substâncias seja adequada para este capítulo, eles serão mais bem entendidos após nossa discussão de substâncias individuais e podem ser encontrados no Capítulo 20.

Pesquisa

Seja particularmente cauteloso quando examinar a literatura nesse campo. Os pesquisadores freqüentemente apresentarão sua própria terminologia ou usarão a terminologia-padrão com novas definições. Produzirão, às vezes, achados que estão em conformidade com suas definições, mas podem ser facilmente mal-interpretados por aqueles que estão acostumados a ir direto às conclusões sem prestar atenção aos métodos. Mais importante ainda, muitos estudos contêm falhas de lógica nas conclusões não apoiadas pela pesquisa. O campo da medicina da adição ainda não está preparado para a prática baseada em evidências. Entretanto, está bem-preparado para a realização de pesquisas baseadas em informação clínica. Alguns têm se encaminhado para isso, desenvolvendo evidências baseadas na prática, uma abordagem atual bem mais útil. Examine de perto os estudos importantes a fim de certificar-se de que os pesquisadores não realizaram simplesmente uma busca no MEDLINE. Grande parte da pesquisa original feita nesse campo foi publicada antes do início do MEDLINE em 1965. Por isso, uma busca completa na literatura requer que o trabalho seja realizado à maneira antiga – na biblioteca médica.

EXEMPLO DE PESQUISA

Em janeiro de 2006, uma importante revista médica publicou um estudo voltado em parte para avaliar se "os programas de melhora de qualidade para depressão seriam eficazes para os indivíduos que abusam de substância".

Não há uma definição-padrão para o abuso de substância. Nesse estudo, "... o abuso de substâncias foi definido como o uso de substâncias legais ou ilegais sem uma prescrição médica, em quantidades maiores ou em uma freqüência superior ao que foi prescrito". As categorias de substâncias incluíam "maconha, sedativos e tranqüilizantes, opiáceos, cocaína e *crack*, anfetaminas, psicodélicos e inalantes". O álcool foi tratado diferentemente dos outros sedativos porque, por exemplo, um drinque por dia *não significa* um abuso de substância; mas um sedativo em comprimido por dia, tomado sem prescrição, *significa*, apesar de os dois terem efeitos mais ou menos idênticos. Segundo o estudo, também parece que o uso de sedativos em comprimido, se prescrito, não significa abuso, enquanto, caso não seja prescrito, significa. Esse estudo teria sido bem mais útil se tivesse se concentrado no *uso*, em vez de no *abuso* de substância, quer prescrita ou não, lícita ou ilícita, e em qualquer quantidade.

Como alternativa, pode-se imaginar um estudo em que o uso do álcool é eliminado como uma variável para determinar se o uso de substâncias, como está prescrito, conduz a mudanças que diferem daquelas obtidas quando as substâncias são usadas identicamente, mas sem prescrição. Nesse estudo, como resultado da variabilidade nas abordagens do manejo de sedativos (o manejo do álcool diferia do de outros sedativos), os resultados são questionáveis. Mesmo sem isso, a aplicabilidade destes seria de valor questionável devido ao fato de serem baseados em uma terminologia e em definições não-padronizadas.

Esse tipo de análise de pesquisa no campo da doença aditiva é fundamental. Certifique-se de que os autores nos quais você confia definiram de forma apropriada o que estão investigando, se seguiram uma metodologia adequada e se desenvolveram com adequação e lógica suas conclusões.

Os investigadores são freqüentemente muito pressionados a encontrar conclusões para sua pesquisa. Às vezes elas são o resultado buscado; outras, não. Por exemplo, qual a melhor forma para definir se a hipertensão responde a determinada medicação? Deve haver uma pressão arterial pré-definida, abaixo da qual a medicação teve efeito e acima da qual não. Esse processo funciona se escolhemos uma pressão abaixo da qual a morbidade/mortalidade cai a um nível observado sem qualquer efeito da variável da pressão arterial. Ou poderíamos dizer que o fármaco A funciona melhor do que o B se a pressão cair mais com o A. Esse método só é útil em doenças como a hipertensão quando a literatura indica claramente que morbidade e mortalidade formam uma linha reta quando representadas em relação à pressão arterial. Na doença psiquiátrica, há uma dificuldade maior. Você vai observar, na pesquisa da doença depressiva, o uso freqüente de um ponto de corte na escala de medida: o Índice de Depressão de Beck, por exemplo, cai abaixo de um certo número para indicar a eficácia do fármaco. Se há dados para indicar que com pontuações mais baixas no Índice de Beck seqüelas importantes como suicídio ou incapacidade para funcionar no trabalho são minimizadas, essa pesquisa é valiosa. Se isso não acontece, uma queda no Índice pode ser importante em termos de comparação com um placebo, mas não em relação à doença estar sendo tratada.

Nos transtornos relacionados ao uso de substâncias, você vai encontrar muitas pesquisas recentes concentradas na redução do uso ou em um aumento no número de dias de abstinência. Alguns artigos falam, especificamente em curto prazo, sobre a duração da sobriedade. No entanto, não há literatura indicando que tais medidas têm alguma aplicabilidade para a morbidade ou mortalidade de longo alcance. Embora esses artigos sejam interessantes porque apresentam possibilidades a serem mais bem examinadas, eles não respondem à questão fundamental: vale a pena usar, na prática, o tratamento experimental? Também é importante observar se o tratamento experimental é contraproducente. A simples oferta da medicação pode retardar ou impedir a recuperação real, mesmo que inicialmente pareça ter provocado efeitos benéficos. Em vez de convencer o paciente de que na verdade ele está "bem" (o esforço característico da terapia de longo prazo), oferecer uma medicação pode indicar concordar com a auto-imagem negativa do paciente. Como o AA está ocupado tentando convencer os participantes de que ninguém é perfeito e de que o paciente é uma pessoa como qualquer outra, mas que equivocadamente acredita ser diferente, é razoável supor que os medicamentos podem ser o caminho errado para começar o tratamento. Esses tipos de sutilezas são fundamentais para que os pacientes iniciem uma recuperação para a vida toda; são também críticos em termos da análise do leitor sobre os estudos publicados.

A pesquisa de câncer avalia tipicamente o índice de sobrevivência de cinco anos para qualquer doença ou combinação de doença e intervenção. A pesquisa sobre a doença aditiva pode facilmente adotar uma abordagem similar. Reduzir pela metade o número de drinques tomados por dia é o mesmo que remover meio tumor. Você pode ter reduzido um pouquinho o problema, mas seus esforços não vão conduzir a uma melhora significativa. Um resultado de "beber menos" não tem valor. Cinco anos de exames de urina confirmados e supervisionados sem substâncias dizem-lhe que algo funcionou (mas reconhece que o "algo" pode ser o paciente ter estado em um relacionamento de trabalho próximo com um clínico durante cinco anos, e não o "tratamento" estar sendo investigado).

Política

EXEMPLO POLÍTICO

Em julho de 2005, um membro da American Medical Association deu uma palestra que incluía os seguintes parágrafos:

1. Em 2002, o *Journal of the American Medical Association* publicou um estudo documentando que os jovens que consumiam álcool regularmente antes dos 14 anos de idade tinham uma probabilidade pelo menos três vezes maior de desenvolver uma dependência de álcool diagnosticável do que aqueles que adiaram o consumo de álcool para os 21 anos.

2. Esse é um pensamento terrível, especialmente quando consideramos que os jovens começam a beber muito mais cedo hoje do que uma geração atrás. Na verdade, atualmente, o primeiro drinque é tomado aos 12 anos.
3. E, o que é pior, a ameaça a essas crianças estende-se além dos potenciais horrores da adição. Estudos científicos recentes sugerem que a bebida na infância tem um efeito devastador em sua capacidade de aprender e lembrar.
4. O hipocampo é a parte do cérebro responsável pela aprendizagem e pela memória. A pesquisa tem demonstrado que o hipocampo dos adolescentes que abusam de álcool é 10% menor do que o dos adolescentes que não abusam.
5. Outro estudo revela que indivíduos que usavam álcool quando adolescentes exibem uma capacidade reduzida para aprender, quando comparados àqueles que não o utilizaram até se tornarem adultos.

O primeiro parágrafo descreve um estudo que, em geral, é interpretado de forma incorreta. A suposição automática feita pela maior parte dos leitores é que uma conseqüência de se beber álcool regularmente antes dos 14 anos é uma maior incidência de sua dependência do que seria observada nesses indivíduos se eles esperassem até os 21 anos para começar a beber. Entretanto, o mais provável é que os indivíduos predispostos a desenvolver alcoolismo têm uma probabilidade muito maior de serem bebedores regulares de álcool antes dos 14 anos do que aqueles não predispostos a isso. Provavelmente, tudo o que estamos procurando é um dos sintomas iniciais do alcoolismo, não uma causa.

Por sua vez, o segundo parágrafo indica uma preocupação de que, para os jovens, começar a beber cedo pode representar um risco de um ponto de vista clínico. Embora, na verdade, seja absolutamente preocupante que os jovens estejam bebendo álcool em um índice crescente nas últimas décadas, não há indicação da prevalência aumentada do alcoolismo que se esperaria se realmente houvesse algum aspecto causal desse achado epidemiológico.

Já o quarto parágrafo mostra uma correlação entre o tamanho do hipocampo e a ingestão de álcool. Mais uma vez, não sabemos o que vem primeiro. Pode ser que aqueles com um hipocampo menor apresentem maior probabilidade de tomar maiores quantidades de álcool. Ou pode ser que o álcool cause danos. Não se sabe. O terceiro parágrafo indica apenas que esta última explicação está sendo considerada.

O quinto e último parágrafo sugere uma causa e um efeito, mas não sabemos se os indivíduos que usavam álcool quando adolescentes não teriam tido uma capacidade de aprendizagem reduzida se tivessem permanecido abstinentes. Na verdade, sabemos, pelo trabalho de LeClair Bissell, de 1976, que os médicos alcoolistas têm maior probabilidade de ascender na classe do que os não-alcoolistas. Além disso, os alcoolistas parecem ser excelentes na aprendizagem, em comparação a seus pares.

Propaganda

Seja particularmente cauteloso ao examinar programas aos quais pode encaminhar pacientes. Em um número de 2005 do Hollywood Reporter, um centro de recuperação anunciava uma "abordagem inovadora de tratamento médico" para dependência de álcool, cocaína e metanfetamina. Uma investigação revelou que a abordagem era executada sob licença da Hythiam, uma companhia pública. Esta descrevia seu tratamento como "prescrição de medicamentos e suplementos nutricionais administrados de maneira patenteada". Certifique-se de que confia em um tratamento baseando-se em seu conhecimento da abordagem farmacológica ou comportamental que está sendo usada.

PONTO-CHAVE

Mantenha um olhar extremamente crítico ao ler qualquer material sobre o uso de substâncias, quer na literatura profissional quer na mídia popular. Há muitos fatores em jogo que requerem que você analise com cautela a informação. Ler apenas os títulos, os resumos ou as conclusões provavelmente vai levá-lo a formar uma opinião profissional incorreta.

A maneira de expressar-se é fundamental quando se discutem os transtornos relacionados ao uso de substâncias. A Substance Abuse and Mental Health Services Administration (SAMHSA) encontrou, em um exame do Treatment Episode Data Set para 2002, que um número enorme de pessoas em tratamento para dependência ou abuso de álcool ficou intoxicado muito cedo. Um quarto dos pacientes começou a beber entre 12 e 14 anos de idade. Essa é uma questão importante a considerar. Infelizmente, a informação passada pela mídia é de que, como a *Substance Abuse Letter* publicou em seu número de 25 de abril de 1985, "a intoxicação precoce pelo álcool pode conduzir a uma necessidade de tratamento para abuso de substância mais tarde na vida...". Outros meios de comunicação também divulgaram essa informação, essencialmente levando o público a acreditar na existência de um relacionamento causal e sugerindo que a prevenção do uso de álcool entre pessoas jovens resultaria em uma menor incidência de dependência do álcool. De fato, talvez exista um relacionamento causal, essa informação pode ser benéfica ao evitar que os jovens bebam – entretanto, os dados apresentados não demonstram a causalidade ou os benefícios da prevenção.

4 Técnicas de avaliação

> **O Questionário CAGE**
> 1. Você já tentou diminuir ou cortar ("Cut down") a bebida?
> 2. Você já ficou incomodado ou irritado ("Annoyed") com outros porque criticaram seu jeito de beber?
> 3. Você já se sentiu culpado ("Guilty") por causa do seu jeito de beber?
> 4. Você já teve que beber para aliviar os nervos ou reduzir os efeitos de uma ressaca ("Eye-opener")?

TÉCNICAS DE AVALIAÇÃO FORMAL

Se você se especializar em adição, raramente vai usar o CAGE ou quaisquer outras técnicas de avaliação aqui apresentadas. Essas técnicas são, com freqüência, valiosas em uma avaliação clínica ou durante uma consulta psiquiátrica inicial, em que você está avaliando uma série de dificuldades. A familiarização com os testes de avaliação mais comuns também é útil para interpretar a literatura científica. Na avaliação clínica de um paciente que faz uso de substância, você vai observar muitos sinais de uso. Vai notar comportamento de busca por droga, cheiro de álcool no hálito do paciente, um leve tremor em seus dedos ou ansiedade em sua voz. Ele vai falar sobre seus relacionamentos familiares, sua história profissional e até mesmo sobre o relacionamento com seus médicos anteriores. Em sua mente, você já terá a resposta para a maior parte das questões de avaliação.

Se você é um clínico geral, é melhor avaliar seus pacientes para os transtornos de uso de substâncias pelo menos uma vez, como parte da avaliação inicial. Se trabalha com pacientes mais jovens, avalie-os anualmente. Recomendo que a avaliação inicial ocorra após o paciente atingir os 10 anos de idade. As avaliações anuais devem continuar até os 20 e poucos anos. Não é comum um indivíduo que nunca usou substâncias começar a usá-las durante ou após seus anos de universidade. Alguns desses indivíduos desenvolvem rapidamente sinais e sintomas de transtornos relacionados ao uso de substâncias.

> **PONTO-CHAVE**
>
> O período de risco para as pessoas jovens são os momentos de transição: do Ensino Fundamental para o Ensino Médio, deste para a universidade ou local de trabalho, ou durante períodos de grande estresse devido a discórdia familiar, mudança geográfica ou desenvolvimento de doença crônica.

Questionário CAGE

O questionário CAGE, a série de quatro perguntas apresentadas no início deste capítulo, constitui uma metodologia rápida para a coleta de dados quando há muito pouco tempo para fazer-se mais do que isso. É um excelente instrumento para o pronto-socorro; estudos indicam que a escala CAGE, quando usada com uma ou mais respostas "sim" indicando uma resposta positiva, atinge uma sensibilidade de 86% e uma especificidade de 93% quando se usa uma entrevista diagnóstica completa como critério-padrão.

É melhor não ir diretamente a ele, fazendo as quatro perguntas uma após a outra. Tenha em mente que o paciente o estará observando para determinar qual a resposta "certa". Elimine de sua voz qualquer tom julgador ao formular essas perguntas. Você deve estar pensando que gostaria que o paciente respondesse dizendo "sim". Isso soa encorajador quando faz as perguntas. Indica que o "sim" é uma resposta aceitável. Isso vai soar familiar para aqueles que receberam treinamento em entrevistas. Todos nós já ouvimos residentes do primeiro ano perguntarem a seus pacientes "Vocês não querem se matar, querem?", em uma tentativa subconsciente de fazer com que o paciente responda com uma negativa, pois essa é a resposta mais aceitável para o jovem médico. Pela mesma razão, tenho ouvido com freqüência a primeira pergunta do CAGE formulada como "Você nunca tentou parar de beber, já tentou?", e, em geral, acompanhada por um sutil balançar de cabeça dos examinadores para indicar "não".

Você pode até decidir formular a primeira pergunta como "Você já tentou parar de beber, certo?" com uma linguagem corporal sutil dizendo "Todos nós já tentamos, não é mesmo?". Isso é tão direto quanto dar permissão ao paciente para dizer "sim". Eu descobri que é raro um paciente dar uma resposta afirmativa para essa formulação da pergunta, a menos que a resposta correta seja "sim". Entenda que se você fizer quaisquer mudanças no teste de avaliação, estará rejeitando sua validade; somente a formulação apresentada inicialmente tem sido validada. No entanto, você deve determinar para si mesmo que formulação da pergunta resulta na resposta mais precisa. Mas não faça isso até estar à vontade com a formulação original.

Uma maravilhosa introdução para o CAGE é o método de primeiro perguntar ao paciente sobre sua bebida preferida. Não pergunte sobre suas bebidas alcoólicas preferidas; simplesmente pergunte "Qual a sua bebida preferida?". Para o exame fluir, você deve formular essa pergunta imediatamente após a questão sobre o apetite formulada como parte da sua avaliação da depressão. Um exame pode fluir da seguinte maneira:

Médico: *Sra. Phillips, fale-me sobre seu apetite. Tem observado alguma mudança nos últimos meses?*
Paciente: *Acho que tenho comido menos... mas, de todo modo, pareço estar ganhando peso. É estranho que tenha mencionado isso.*
Médico: *Vamos então falar sobre seu apetite. Diga-me, qual a sua bebida preferida?*
Paciente: *Ultimamente tem sido cerveja. Nas últimas semanas, tem feito tanto calor. (Se, em vez disso, a paciente responde "Tenho tomado quase quatro copos de leite por dia", você pode perguntar "A senhora também tem tomado alguma bebida alcoólica de vez em quando?")*
Médico: *É mesmo. Acho que as pessoas estão tomando muita cerveja com as temperaturas tão altas dos últimos dias.*

A sra. Phillips acena com a cabeça, concordando.

Médico: *Qual a quantidade de cerveja que vem tomando desde que está fazendo tanto calor? Umas 7 a 10 garrafas por dia?*

Eu acompanho esta última pergunta com um aceno da minha cabeça, encorajando o paciente a responder "sim" se na verdade é essa a resposta. Acho improvável um paciente que está bebendo menos dizer "sim" apenas porque estou acenando com minha cabeça. Também assumo um risco com essa questão, pois sempre tento apresentar um número real de taças de vinho, doses de destilado ou latas de cerveja. Escolho o número com base em uma suposição sobre a quantidade real que o paciente está ingerindo, e então digo um número um pouco mais alto do que a minha suposição, para que o paciente possa dizer:

> *Paciente: Oh, não, doutor. Bebo apenas umas cinco à noite. Às vezes tomo seis, mas isso é raro.*

Se você não se sente à vontade aplicando uma suposição diretamente ao seu paciente, pode experimentar uma estratégia diferente:

> *Médico: Meu vizinho tem tomado 12 cervejas por dia nestes dias tão quentes.*

Essa declaração vai indicar aceitação de sua parte do comportamento de seu vizinho. Seu paciente vai acenar concordando, ou pode dizer:

> *Bebo mais ou menos umas 15 em alguns dias!*

Ou

> *Não tenho tanta sede assim! Talvez umas seis por dia.*

Nesse momento, quando você já estabeleceu rapidamente um *rapport* com o paciente quanto à ingestão de álcool, é hora de formular as perguntas CAGE. Lembre-se de que tudo o que você sabe é a quantidade que seu paciente bebe. Lembre que isso não é pertinente ao diagnóstico de alcoolismo e vá logo em frente com a entrevista. Vários estudos têm demonstrado que esse questionário é mais sensível se for precedido por uma pergunta não-julgadora, como aquelas anteriormente indicadas.

Você pode experimentar estas perguntas não-julgadoras na introdução do CAGE:

> *Qual a sua cerveja preferida?*
> *Você já experimentou a cerveja do (nome de um bar ou microcervejaria próxima ao local onde o paciente mora)?*
> *Você prefere vinho tinto ou branco?*
> *Você gosta de tomar um drinque de vez em quando?*

Se um paciente responde não à última pergunta, você pode continuar com essa linha de questionamento:

> *Médico: Você gosta de tomar um drinque de vez em quando?*
> *Paciente: Não, realmente eu não gosto.*
> *Médico: Por quê?*

Paciente: Anos atrás tomei a decisão de nunca mais beber álcool.
Médico: Fale-me sobre isso.

Isso pode levar a uma história de dificuldades importantes relacionadas ao uso passado de álcool. A resposta do paciente à sua última pergunta pode eliminar a necessidade de formular quaisquer outras perguntas de avaliação nesse sentido. Não se esqueça de fazer uma importante pergunta de acompanhamento:

Médico: Desde que parou de ingerir álcool, o que você identifica como tendo tomado o lugar dele em sua vida?

Seu paciente pode identificar o trabalho, as reuniões do AA ou – mais importante sob uma perspectiva do tratamento – pode lhe dizer que, embora não beba mais álcool, toma vinho todos os dias. Muitos pacientes diferenciam entre cerveja ou vinho e outras formas de álcool. Você também pode descobrir que o paciente está tomando medicação prescrita por outro médico. Busque especialmente por sedativos ou pelos chamados relaxantes musculares.

Prosseguindo, então, com o questionário CAGE, explore cada uma das respostas afirmativas. Cada questão proporciona uma oportunidade de descobrir mais coisas sobre a história do paciente. Se este responder negativamente às perguntas, você pode reformulá-las após terminar a avaliação. Por exemplo, um paciente narcisista pode não perceber o aborrecimento dos outros ou se sentir culpado. Por isso, a interpretação e a qualificação dos resultados são importantes. Como os pacientes com freqüência tentarão evitar responder a essas perguntas com um simples "sim", alguma discussão é importante.

- Você já tentou parar de beber?
  Os pacientes podem descrever que bebiam muito no passado, mas conseguiram controlar isso com sucesso mais recentemente, limitando-se a um número específico de drinques ou a determinado volume de cerveja. Isso se qualifica como um "sim".
- Você já ficou aborrecido por criticarem o fato de você beber?
  Os pacientes podem responder "não", mas depois descrever a intensa crítica de que são alvo. "Eu sou forte, doutor. Posso suportar isso", disse-me um paciente enquanto relatava não ficar aborrecido. Para estimular a necessidade de uma entrevista diagnóstica, vou conside-

rar a descrição de crítica recorrente como uma resposta "sim".
- Você já se sentiu culpado por beber?

Alguns pacientes não se sentem culpados por nada. Para alguns indivíduos, é sempre culpa de outra pessoa. Você pode tentar usar um padrão "individual razoável". Ou seja, um indivíduo razoável se sentiria culpado por beber quando confrontado com um fato específico?

Médico: *Você já se sentiu culpado por beber?*
Paciente: Não.
Médico: *E quando seu filho foi afastado de você depois que a assistência social o encontrou bêbado? Você se sentiu culpado por não poder mais ficar em contato com ele devido ao uso de álcool?*
Paciente: Não. Ele está realmente melhor com sua avó do que estava comigo. Portanto, eu me sinto muito bem com relação a isso. Mas sinto saudade dele.

Usando o padrão individual razoável, posso interpretar essa como uma resposta "sim".

- Você já tomou um drinque de manhã?

Se o seu paciente responde com um "não", você pode querer explorar a questão. Pode reformular a pergunta para ver se ele bebe pela manhã a fim de superar os sentimentos gerados por ter bebido demais na noite anterior. Também pode perguntar se ele bebe para melhorar um leve tremor das mãos. Uma resposta "sim" a qualquer uma dessas questões pode representar um "sim" à pergunta; portanto, você pode continuar com o processo diagnóstico.

Se você tem duas ou mais respostas aparentemente positivas para as quatro perguntas, deve proceder com uma entrevista diagnóstica. Ao prosseguir com o CAGE, não se esqueça de que os pacientes podem ter outras substâncias de escolha. Você vai querer perguntar sobre o uso delas, continuando com uma postura não-julgadora e não-crítica às respostas afirmativas.

PONTO-CHAVE

A validade do uso do CAGE com outras substâncias, como com agentes sedativos, nunca foi demonstrada, mas apenas com o álcool. Embora alguns o tenham modificado em sua prática pessoal para os opiáceos e outras substâncias, esse é provavelmente um uso inválido e pode não servir como uma ferramenta de avaliação razoável.

Outras técnicas de avaliação

Dezenas de testes de avaliação são usados regularmente, em especial na pesquisa, mas alguns são mais úteis no ambiente clínico. Uma busca na *Web* pelo Teste de Identificação de Transtornos Relacionados ao Uso do Álcool (AUDIT – Alcoholism Use Disorders Identification Test), pelo Teste de Avaliação de Alcoolismo de Michigan (MAST – Michigan Alcohol Screening Test) e pelo TWEAK (*tolerance, worried, eye-opener, amnesia, cutdown*)* vai apresentar três instrumentos comuns de avaliação.

Ao usar os testes de avaliação auto-administrados, você pode achar que os pacientes respondem bem a uma discussão clara, organizada e concreta de seus resultados. Há maior probabilidade de alguns, no início, levarem a discussão a sério se os pensamentos do médico forem "apoiados" pelos resultados de um teste de avaliação. Uma discussão honesta e aberta sobre os resultados para os quais você acabou de descobrir um valor incorreto em um estudo de laboratório é com freqüência bem-vinda, em particular se você está claramente considerando que essa é uma dificuldade clínica, em vez de um transtorno psicológico. Esse tipo de discussão também evita que você tenha de fazer o que poderia parecer ao paciente uma crítica subjetiva a seu comportamento.

Mais de 70 testes de avaliação, incluindo aqueles recém-citados, estão disponíveis no texto do National Institute on Alcohol Abuse and Alcoholism (NIAAA), *Assessing Alcohol Problems: A Guide for Clinicians and Researchers, Second Edition.*

---

*N. de T.: Tolerância, preocupado, consumo matinal, amnésia, diminuir o consumo.

5 A primeira entrevista

> Colha informações fundamentais na primeira entrevista. Você está preocupado com a possibilidade de o paciente experimentar um dano iminente devido a seu uso de substâncias. Certifique-se de que, no fim da avaliação inicial, você tem o conhecimento de potencial para abstinência, complicações clínicas e acuidade psiquiátrica do paciente.
> Questões essenciais para a substância de escolha:
>
> 1. Quando foi a última vez que você usou essa substância?
> 2. Fale-me sobre a primeira experiência que teve com ela.
> 3. Fale-me sobre a última experiência que teve com ela.
> 4. Por que você usa essa substância?

PREPARAÇÃO PARA VOCÊ

Sua primeira entrevista com um paciente pode acontecer em uma ampla variedade de circunstâncias. Em geral, você não tem idéia do que pode haver de errado com o paciente antes de seu primeiro encontro, mas mesmo no pronto-socorro psiquiátrico, com freqüência você tem uma oportunidade de observá-lo na sala de espera, examinar seu prontuário antigo ou analisar o questionário de admissão antes de vê-lo. Se o paciente procurá-lo em um ambiente ambulatorial, também haverá alguma oportunidade de observação ou um questionário de avaliação para ele preencher. A entrevista hospitalar só acontece depois de a ficha de admissão do paciente ser examinada.

A avaliação inicial pode muito bem começar com uma discussão do uso de substâncias como parte de sua coleta da história da doença atual (HDA). Em uma admissão psiquiátrica, a HDA deve sempre incluir questões relacionadas ao uso de substâncias, porque reações positivas a essas questões podem descartar transtornos do humor, de ansiedade e psicóticos. Por exemplo, você pode descobrir que um paciente que, em outras circunstâncias, satisfaria os critérios para um transtorno depressivo está bebendo todos os dias. Como a dose diária de um agente sedativo pode produzir depressão, o diagnóstico anteriormente simples de depressão de repente se torna de uso de álcool com um descarte da depressão. Observe que você não deve diagnosticar abuso ou dependência de álcool, mesmo que se sinta confiante de que o uso do álcool está causando os sintomas depressivos, a menos que o paciente satisfaça os critérios para um desses diagnósticos.

A maior parte do treinamento na faculdade de Medicina indica que o uso de nicotina, álcool e outras substâncias deve ser relatado dentro da parte de história social da avaliação; os especialistas em adição discordam. Dada a enorme quantidade de morbidade resultante desse uso, uma história de uso de substâncias deve fazer parte da HDA. Se for o caso, faça uma seção separada que acompanhe a HDA.

PREPARAÇÃO PARA O PACIENTE

Reconheça que a negação é um fator substancial para os transtornos relacionados ao uso de substâncias. Os pacientes com doença importante vão minimizar o papel de seu uso toda vez que tiverem essa chance. Uma técnica de entrevista pobre vai resultar neste tipo de cenário em pronto-socorro:

Médico: Você já teve alguma dificuldade com álcool?
Paciente: Não.
Médico: E quanto ao uso de drogas? Isso já foi um problema pra você?
Paciente: Não.
Médico: Muito bem. Vamos adiante.

Depois dessa discussão, chega um resultado positivo do exame toxicológico. A entrevista recomeça:

Médico: Vejo que seu exame de sangue mostrou que você andou fumando maconha. Eu entendi você dizer que as drogas não têm sido um problema em sua vida.
Paciente: É isso mesmo. Não são. O problema é com meu marido, não comigo.

Nesse ponto, a entrevista se transformou em um enfrentamento. A paciente ergueu suas defesas, e talvez esteja constrangida e zangada. O médico percebe que ela mentiu e talvez também esteja zangado. Esse não é um bom começo para o desenvolvimento de um *rapport* consistente. É igualmente importante observar se o médico está usando perguntas fechadas, que podem ser respondidas com um simples sim ou não. Um estilo de questionamento com maior probabilidade de resultar em informações úteis é:

> Médico: *Fale-me sobre quaisquer dificuldades que você tenha tido com o álcool ou com outras drogas no passado.*
> Paciente: *Eu na verdade nunca tive qualquer problema.*

O médico espera calmamente

> Paciente: *No entanto, meu marido acha que eu tenho problemas com o álcool.*
> Médico: *Fale-me sobre isso.*

Observe a ausência de pontos de interrogação nessa seção. Você está buscando uma discussão desse tópico, não uma lista de itens. A primeira declaração pode excluir a palavra "dificuldades" e se tornar ainda mais aberta: "Fale-me sobre o seu uso de álcool no passado". No entanto, com freqüência o tempo é curto; por isso, após obter uma parte da história do paciente, posso usar o seguinte tipo de abordagem:

> Médico: *Eu vejo, por seus registros, que você já passou por vários programas de tratamento de droga no passado. Você sabia que muitas pessoas com dificuldades relacionadas ao álcool passam 10 vezes por tratamento até conseguirem uma recuperação sólida?*

O paciente balança a cabeça.

> Médico: *Você deve ter perdido muitos empregos (pausa para o paciente acenar afirmativamente com a cabeça), deve ter tido problemas com sua esposa e filhos (pausa para observar a reação do paciente), e eu aposto que há ocasiões em que não consegue se lembrar o que aconteceu na noite anterior. (Isso é falado de uma maneira delicada e compreensiva, não confrontativa. Deixe claro para o paciente que você entende como essa doença tem sido difícil para ele.)*

O paciente acena com a cabeça e faz contato visual pela primeira vez.

> Médico: *Fale-me sobre seu uso recente de álcool. Como ele lhe afetou desta vez?*

Embora tenha coletado poucas informações até o momento, você conseguiu, em apenas alguns minutos, causar uma impressão no paciente muito diferente da dos médicos anteriores. Pode ser a primeira vez que o paciente percebe a presença de alguém que entende a sua doença, que pode não estar zangado ou desapontado com ele e que pode ouvi-lo. Mesmo que suas suposições sobre a perda de emprego, dificuldades conjugais, etc., sejam um tanto inadequadas, os transtornos relacionados ao uso de substâncias seguem um curso que varia pouco entre os pacientes. Provavelmente haverá verdade suficiente em seus comentários para inspirar confiança. Descobri que isso reduz a tendência do paciente a negar os pontos básicos da história que estou tentando colher. Suas próximas respostas provavelmente serão mais esclarecedoras e úteis para o diagnóstico e para o planejamento do tratamento.

À medida que você vir mais pacientes com transtornos relacionados ao uso de substâncias, ganhará confiança e familiaridade com o curso da doença, podendo, inclusive, desejar experimentar declarações ainda mais detalhadas. Alguns podem objetar a essa colocação de palavras na boca do paciente, mas tenho achado essa abordagem muito útil. Não é difícil, por exemplo, supor que uma garota de 18 anos de idade com um *piercing* em sua língua e um exame toxicológico positivo para qualquer coisa tenha dificuldades substanciais no relacionamento com sua mãe. Suponha isso. Em vez de perguntar a respeito, deixe claro que já tem conhecimento disso.

> Médico: *Diz aqui que você mora com sua mãe e com seu irmão.*

A paciente murmura uma resposta afirmativa e olha para o lado, com rebeldia.

> Médico: *Aposto que já está farta disso, hein? Está procurando um lugar só pra você?*

> *Paciente: Pode acreditar que eu estou. Não posso mais suportar isso... (Ela se contém e pára, olhando novamente para o lado.)*
> *Médico: Ela discute com você sobre tudo, não é. (Uma afirmação, não uma pergunta.) Ela não consegue entender a maneira como você se veste, o piercing na sua língua, suas tatuagens.*

A paciente sorri pela primeira vez.

> *Paciente: Como você sabe que eu tenho uma tatuagem?*

O médico sorri de volta e acena com a cabeça.

> *Paciente: Ela está tentando se livrar de mim há anos.*
> *Médico: E quanto à maconha? Ela fica louca com isso também?*

A sensação que tenho quando a paciente sorri pela primeira vez e faz contato olho a olho é a de que uma conexão está sendo estabelecida. Sem a conexão, não vou receber respostas precisas, se é que vou receber algo mais do que murmúrios e um ocasional movimento de cabeça. Com a conexão, provavelmente vou ter a história inteira. Ela pode conter imprecisões e não mais do que perspectivas subjetivas, mas a probabilidade de as informações coletadas serem úteis aumentou drasticamente. Por isso é que espero para fazer perguntas depois de ter estabelecido o *rapport*.

A principal razão para a abordagem não ser padronizada é que essa não é uma doença padronizada. Diferentemente dos pacientes com cefaléia que consultam médicos e rapidamente falam sobre a freqüência, a intensidade e a qualidade da dor, é improvável que os indivíduos com transtornos relacionados ao uso de substâncias cheguem a seu consultório e digam "Doutor, estou preocupado com meu uso de álcool. Cada dia tenho bebido mais; estou começando a ter apagamentos de memória. Minha esposa quer o divórcio. Meu chefe ameaçou me demitir. Tudo isso é culpa da bebida. Tentei parar sozinho, mas não consegui. O senhor pode me ajudar?". Os pacientes vão se esforçar para garantir que você acredite que o uso de substâncias nada tem a ver com os problemas que estão vivendo.

Em seu excelente trabalho sobre entrevista psiquiátrica, Shea descreve a abordagem da expectativa e do exagero do sintoma, fundamental em uma avaliação de uso de substância. A abordagem da *expectativa do sintoma* é observada em declarações que você pode fazer, como:

Diga-me o quanto seu uso de cocaína aumenta quando você bebe?

Com que freqüência você pensa em pôr fim à sua vida quando está alcoolizado?

Observe que as declarações presumem que o uso da cocaína aumenta e que o pensamento suicida realmente ocorre durante a intoxicação. Essa é uma "suposição delicada" de sua parte, que provavelmente é verdadeira, mas que não seria revelada se não fosse levantada dessa maneira. A abordagem do *exagero do sintoma* é demonstrada por:

Quanto você bebe por dia? Duas caixas de cerveja?
Quantas buchas de heroína você usa por dia? De 15 a 20?

Em cada caso, você deve supor uma quantidade que provavelmente seja maior do que o uso real do paciente, e deve fazer a pergunta de maneira franca, indicando que esse uso seria completamente aceitável se fosse verdade.

PERGUNTAS ESSENCIAIS A SEREM FORMULADAS

Quando você tiver desenvolvido seu *rapport* inicial, não aborreça seu paciente fazendo-lhe uma série de perguntas padronizadas destinadas a produzir uma coleção de idades, datas e nomes de substâncias. Um dos itens mais inúteis em uma história completa de quem faz uso de substância é o esquema resultante de 30 minutos de questionamento. "Quando foi que você usou cocaína pela primeira vez? Com que freqüência você a usa? Agora vamos passar para a maconha." Fico surpreso se o paciente não está dormindo ao final de uma entrevista desse tipo, sedado pela monotonia das perguntas infinitamente repetidas. Essas informações podem ser colhidas a qualquer momento ou, melhor ainda, durante uma série de encontros. Se essa é uma avaliação de emergência, tudo o que você precisa saber é a data do último uso e a quantidade regularmente usada pouco antes desse momento. As únicas substâncias para as quais essas informações precisam ser consideradas para o tratamento hospitalar são os sedativos e os alucinógenos.

Não tenha medo de usar seu sentido do olfato. Se você consegue sentir que o paciente é um fumante, não pergunte se ele fuma. Simplesmente diga "Eu percebo que você fuma", e então faça as perguntas relacionadas ao uso. Com alguma sorte, o paciente vai perguntar como você sabe que ele fuma. Isso lhe dá a oportunidade de mencionar não somente o odor de cigarro, mas também as rugas faciais devidas às mudanças da pele provenientes de seu uso, a respiração ofegante que percebeu depois de o paciente subir as escadas até seu consultório e quaisquer outros sinais observados.

Você também vai descobrir a conveniência de seu olfato ao lidar com um paciente que nega o uso de álcool. Na verdade, raramente dou uma oportunidade de mentir. Mais uma vez, se você conseguiu perceber que um paciente esteve bebendo, não lhe pergunte "Você esteve bebendo?". A resposta que inevitavelmente receberá ("não") vai lhe deixar em uma de duas situações. Ou você concorda com delicadeza com o paciente, que passa a achá-lo um tolo, ou você o envergonha de forma delicada expondo sua mentira. Nenhuma das duas é particularmente útil do ponto de vista clínico. Nessa situação, comece dizendo "Estou avaliando meus pacientes hoje para o uso de álcool", enquanto tira da gaveta o seu bafômetro. (Você tem um bafômetro, não tem? Eles não são mais caros do que o seu estetoscópio.) Seu paciente provavelmente vai admitir de imediato que esteve bebendo. Acene com a cabeça enquanto continua usando o aparelho. Você vai achar o resultado útil na determinação da tolerância, observando os sintomas do paciente relacionados a uma alcoolemia conhecida. Você pode, então, discutir seus achados com ele. Embora este possa ter ficado constrangido por ter sido surpreendido bebendo, o constrangimento é menor do que se fosse surpreendido mentindo. Você pode expressar, então, que considera o beber do paciente relacionado à sua doença, e não um defeito pessoal. Essa seria uma tarefa mais difícil se tivesse surpreendido o paciente mentindo, embora eu deva notar que isso também seria relacionado à doença.

Perguntas a serem feitas

Quando foi a última vez que você usou (nome da substância)?

Você está fazendo essa pergunta para ajudar no desenvolvimento do plano de tratamento, mas a informação também é importante para determinar a gravidade da doença do paciente. Se o encontro de vocês acontece ao meio-dia, e ele usou a substância pela última vez pouco antes de ir ao consultório, você agora tem uma percepção de que o paciente pode requerer mais do que um simples tratamento ambulatorial.

Quanto você usou (nome da substância) durante a semana passada?

Perguntas como as duas anteriores são de maior valor para o planejamento do tratamento do que para a determinação do diagnóstico. Elas vão ajudá-lo a responder às seguintes questões:

Será que o paciente requer uma desintoxicação internado? Ele deverá receber um cuidado ambulatorial intensivo? Você deverá estabelecer uma terapia concomitante? Você deve se preocupar com complicações clínicas?

Fale-me sobre sua primeira experiência com (nome da substância).

Fale-me sobre sua última experiência com (nome da substância).

Perceba que está fazendo perguntas abertas destinadas a provocar uma reação emocional. Observe essa reação. Ela pode ser breve, mas você com freqüência vai observar um sorriso naqueles com transtornos relacionados ao uso de substâncias, particularmente em reação à pergunta sobre sua primeira experiência. O alcoolista lembrará de seu primeiro drinque de uma forma romântica. Pode ter sido uma cerveja com seu irmão mais velho, escondido atrás da casa com amigos depois de assaltar o armário de bebidas ou um gole de vinho em uma refeição com a família, mas o alcoolista associará uma emoção a essa lembrança. Se o indivíduo ficou intoxicado na primeira vez, pode lhe contar uma história que ele ache divertida: "Ora, é claro que me lembro. Eu fiquei chapado com meus amigos da escola. Acho que estava na oitava série. Fomos todos para a casa de um dos colegas quando seus pais não estavam. Eu fiquei realmente mal", enquanto dá um sorriso, e então continua a contar sua história. Eu em geral reajo dizendo "Isso não parece muito engraçado, não é?", ao que os pacientes às vezes respondem concordando que realmente não parece engraçado, mas que há algo bastante atrativo na história. Então conversamos um pouco sobre o que representou e significou para eles essa atração.

Alguns pacientes não só romantizam o uso inicial, como também o sexualizam. Uma garota de 14 anos de idade disse-me o seguinte quando lhe pedi que falasse sobre seu primeiro uso de heroína EV: "Você está brincando? Foi melhor do que sexo". Às vezes pode ser difícil não julgar, mas é fundamental para o trabalho que você simplesmente faça um aceno com a cabeça e prossiga, a menos que consiga formular perguntas como resposta, tais como "Como é que foi melhor?" ou "Continua a ser assim para você?".

Outra jovem descreveu ter vivido uma experiência sexual incrível quando, pela primeira vez, seu namorado lhe deu um pouco de cocaína para usar durante o sexo. Para ela, os sentimentos de sexualidade e do uso de cocaína estão agora intimamente ligados.

Durante a conversa que se seguir como resultado dessas perguntas, obtenha informações como a idade no primeiro uso, a data do uso mais recente, a quantidade do uso recente e qualquer alteração óbvia no padrão de uso. Também observe que a questão da tolerância pode ser tratada comparando-se as duas experiências. Era usada uma quantidade maior da substância? A experiência era de alguma forma "menos intensa"? Então você pode anotar no prontuário as respostas. Nesse meio-tempo, foram coletadas informações bem mais importantes: os vínculos emocionais desse paciente com sua substância de escolha.

A questão do sexo é uma pergunta fundamental freqüentemente ignorada:

Fale-me sobre suas relações sexuais quando está usando (nome da substância de escolha).

Os pacientes em geral relatam que suas relações sexuais estão intimamente relacionadas ao uso de substância. Geralmente acham que o uso de substâncias, tanto o seu quanto o de seus parceiros, é quase sempre excitante, mesmo quando dificulta o desempenho sexual. Esses mesmos pacientes podem ter grande dificuldade em retornar a um relacionamento sexual sem a substância no futuro. Como isso pode representar um fator preponderante na recaída, é importante estar consciente sobre esse fato desde o início e acompanhar a situação regularmente à medida que a terapia progride. Essa pergunta deve ser formulada também com respeito ao uso de nicotina; os fumantes freqüentemente descreverão uma dificuldade específica com o fato de não fumar antes ou logo depois da atividade sexual. A disfunção sexual pode ser secundária a várias substâncias. Como é raro os pacientes fornecerem voluntariamente essa informação, não se intimide em obter uma história sexual.

Fale-me sobre sua última sobriedade.

Essa questão pode produzir muitas informações úteis. Preste particular atenção ao grau em que seu paciente participava das atividades normais durante esse período. Parece que ele estava deprimido ou ansioso durante sua sobriedade? Ele tinha um bom desempenho no trabalho ou na escola? Como era o relacionamento com sua esposa e filhos durante essa época? Ele apresentava problemas legais? Determine quanto tempo durou a sobriedade. Assegure-se de que foi realmente um período de sobriedade; se o paciente estava tomando 20 mg de Valium por dia, por prescrição médica, então ele não estava sóbrio. Se fumava maconha uma vez por mês, este também não é considerado um período de sobriedade. Sobriedade significa o não-uso de qualquer substância que altere a mente durante um amplo período. Mesmo que o paciente estivesse sóbrio, sobriedade não é igual a estar em recuperação. Descubra por que terminou a sobriedade. O paciente deixou de ir às reuniões dos 12 passos? Ocorreu algum fator de estresse psicossocial? Com freqüência você descobrirá que um relacionamento importante para o paciente terminou, provocando o início da recaída. Então vai querer conversar profundamente com o paciente sobre essa recaída. Não há necessidade de fazer isso na primeira entrevista, mas lembre-se de voltar a esse tema mais tarde; quanto mais fatos você conseguir coletar, mais poderá ajudar o paciente a identificar o início de uma recorrência no futuro.

Não se esqueça de anotar o que significa sobriedade para o paciente. Sua definição pode ser diferente daquela de seu paciente. Sua definição deve ser "livre de substâncias aditivas". Os pacientes com uma história de alcoolismo em geral pensam erroneamente que estão sóbrios, mesmo que estejam tomando um benzodiazepínico com prescrição médica. Já aqueles com uma história de dependência de cocaína pensam de forma equivocada que estão limpos mesmo que tomem cerveja todos os dias. Embora um paciente possa ter uma "substância de escolha" e possa corretamente ter um diagnóstico que faz referência a ela, o uso contínuo de outras substâncias inevitavelmente produzirá dificuldades comparáveis àquelas experimentadas com a substância original.

Tendo dito isso, alguns pacientes irão mais longe, achando que todas as substâncias que alteram o humor romperão sua sobriedade. Por isso, em geral é importante educar os pacientes, especialmente aqueles novatos em recuperação, com relação às diferenças entre drogas como a trazodona e o zolpidem. A primeira é um adjuvante aceitável para o sono para aqueles que têm essas dificuldades, enquanto a segunda não é uma escolha conveniente para pacientes com uma história de uso de substâncias.

Fale-me sobre sua última desintoxicação/reabilitação.

Você quer mais do que as datas e os nomes das instituições. Aqui está buscando as razões por trás de seu paciente ter ingressado em programas de desintoxicação ou reabilitação. Você gostaria de saber se um familiar, um juiz ou um local de trabalho solicitou que fosse cuidado. Gostaria de saber se ele completou o programa ou o deixou contra os conselhos médicos. Deve discutir a extensão de tempo em que o paciente permaneceu sóbrio após completar o programa. Se ele recaiu imediatamente após seu término, é provável que tenha passado mais tempo durante o programa planejando a recaída do que obtendo tratamento. Você parecerá criterioso se perguntar "Quanto tempo você demorou, depois que entrou no último programa internado, para começar a pensar que poderia permanecer sóbrio depois de sair?".

Deve-se perguntar aos pacientes se eles experimentaram apagamentos, convulsões e alucinações. Não indague simplesmente se tiveram essas dificuldades, pois o entendimento desses termos varia entre os pacientes. Explique os sintomas que ele pode experimentar e pergunte se teve essa dificuldade. Você também deve perguntar sobre os sintomas de abstinência, como diaforese, ansiedade, náusea, tremores, irritabilidade e depressão. Coletar sua história de uso de substância é mais do que simplesmente coletar uma série de idades, datas e nomes de substâncias.

Eu pergunto sobre os apagamentos de memória da seguinte maneira: "Às vezes, quando as pessoas bebem, descobrem que têm dificuldade para lembrar o que fizeram enquanto estavam bebendo. Isso já lhe aconteceu? Você já acordou em algum lugar sem conseguir lembrar como chegou ali, ou alguém lhe disse que você fez algo de que não consegue se lembrar?".

Os apagamentos são de particular interesse, especialmente em um paciente que os experimentou mais de uma vez. Eu não gostaria de ir mais longe e dizer que eles são em si um diagnóstico, mas está próximo disso. Imagine: o funcionamento do cérebro de uma pessoa é tão prejudicado que é incapaz de lidar com uma de suas funções mais importantes, a de armazenar memórias. No entanto, essa mesma pessoa, que vai se sentar no meu consultório e levantar todas as possíveis conseqüências de tomar um medicamento benigno, evidentemente não tem escrúpulo de repetir esse trauma cerebral auto-induzido.

Questões clinicamente irrelevantes

Todas as questões que se seguem são de pouco ou nenhum valor sob uma perspectiva clínica. No entanto, você pode achar que algumas respostas são necessárias para a admissão em algumas instituições. Em vista disso, nesta segunda edição, o título da seção não é mais "Questões a serem omitidas".

Que idade você tinha quando começou a beber/usar droga regularmente?

Vejo essa pergunta na história química do formulário de admissão da maior parte dos hospitais. Trata-se de uma pergunta inútil. Não a faça. Esqueça-a caso ela apareça em seus formulários de admissão. Você pode definir "regularmente"? Seu paciente também não pode. Em vez disso, você pode perguntar em que momento o uso de substância pareceu se tornar uma parte importante das atividades regulares do paciente.

Que tipo de bebida alcoólica você toma?

Não há qualquer pesquisa mostrando que o paciente que bebe vinho deva ser tratado de maneira diferente do que bebe bebida destilada forte. Como não há diferença no tratamento, por que dar ao paciente a impressão de que pode haver? O único valor possível de uma pergunta desse tipo é o fato de ser uma questão introdutória ao CAGE, discutida no último capítulo.

Você já experimentou tolerância?

Os pacientes não entendem essa terminologia. Você reconhecerá a presença da tolerância com base na descrição do paciente de seu uso e de seus sintomas após usar quantidades específicas da substância. Fazer essa pergunta será de pouco valor.

Que quantidade você está usando? Com que freqüência a usa?

Embora você possa fazer perguntas sobre a freqüência de uso da substância e sobre a quantidade usada, certifique-se de que as respostas não o tendenciem para um diagnóstico ou para a ausência deste. Um paciente que não usa nada atualmente pode usar muito durante as férias. Outro que bebe certa quantidade todos os dias pode viver em uma cultura em que essa quantidade é a norma e não satisfaz qualquer critério para a doença, apesar de exceder uma quantidade "segura" predeterminada.

Seu objetivo na obtenção de uma história é encontrar informações que sejam relevantes para o diagnóstico, o prognóstico ou o tratamento. A duração, a quantidade e a freqüência são úteis na determinação da probabilidade da co-morbidade médica. Também podem ser úteis para determinar se a co-morbidade psiquiátrica está presente. Entretanto, não são úteis para determinar se existe um transtorno relacionado ao uso de substâncias.

QUESTÕES ADICIONAIS ÚTEIS

A formulação dessas questões pode variar muito. Se você está questionando um adolescente sobre o uso de álcool, por exemplo, pode querer fazer uma pergunta que objetive explorar sua tolerância como "Aposto que você consegue agüentar tomar muito mais cerveja do que seus amigos, hein?" ou "Deve demorar muito até você começar a ficar bêbado!". Essa forma de abordagem provavelmente resultará em um melhor *rapport* e em uma resposta mais precisa do que uma abordagem científica ou ameaçadora como "Alguém já comentou sobre sua capacidade de suportar o álcool?". O objetivo aqui é obter respostas precisas. Embora eu use o álcool aqui como uma substância protótipo, você pode substituí-la na formulação da pergunta pela droga de escolha do paciente.

Muitas dessas perguntas também funcionarão com a dependência de nicotina. Não deixe de fazer perguntas específicas sobre o hábito de fumar, particularmente para pacientes mais jovens.

Preocupação

Os pacientes com freqüência passam grande parte do tempo esperando a próxima vez em que poderão usar a substância escolhida. Uma destas perguntas pode ser feita enquanto você acena com a cabeça indicando que uma resposta "sim" é razoável e aceitável:

Você já ficou esperando o fim de um dia de trabalho para poder beber?

Você espera o final de semana para poder se divertir bebendo?

A idéia de beber às vezes entra em sua mente quando você deveria estar pensando em outra coisa?

Você já sentiu a necessidade de tomar um drinque em determinado momento do dia, assim como sente a necessidade de um cigarro depois que se levanta de manhã?

Tolerância aumentada

Você acha que pode beber mais do que os outros e demonstrar menos que bebeu?

Você se orgulha do quanto consegue beber?

Você pode lidar melhor agora com o álcool do que costumava lidar antes?
Você continua bebendo depois que seus amigos param?

Comportamento no uso da substância

Você já tomou uma dose de medicamento maior do que aquela que lhe foi prescrita?
Você toma seu primeiro ou seus dois primeiros drinques rapidamente?
Você toma um drinque antes de sair para uma festa ou para um jantar?
Você sempre pára em um bar e toma um drinque sozinho?
Bebe em casa quando está sozinho?
Já foi preso por algo relacionado ao seu uso de droga ou teve problemas por beber/usar drogas e dirigir?
Você sempre toma mais uma dose antes de ir embora?
Onde guarda sua bebida? Você tem mais de um lugar para guardá-la, só por precaução?
Você se vê bebendo quando não tinha planejado beber?
Diga-me como controla seu uso de álcool.

É importante tratar a questão do controle. Muitas pessoas pensam erroneamente que os alcoolistas não têm controle. Na verdade, na maior parte do tempo, eles têm um enorme controle, bebendo em horários específicos, em locais específicos, com pessoas específicas, apenas determinadas quantidades, e assim por diante. No momento em que um paciente fala que controla sua ingestão de substâncias, você já fez seu diagnóstico. Qualquer um dos seguintes comentários do paciente é importante:

Eu me certifico de não beber antes das 3h da tarde.
Eu me permito tomar duas taças de vinho no jantar, ou três na noite de sexta-feira.
Eu só uso álcool nos fins de semana.

Se um paciente trata seu uso de substância diferentemente do que trata seu uso de leite, é porque existe um problema. As pessoas sem a doença não têm essas regras. A resposta correta para qualquer das declarações anteriores por parte do paciente é:

Por que isso?

Automedicação

Você bebe para conseguir dormir?
Você bebe para acalmar seus nervos?
Você bebe para reduzir a dor crônica devida à artrite?
Você bebe depois de uma discussão ou briga com seu parceiro?
Quando se sente estressado, você bebe mais?

Apagamentos

Você já foi incapaz de se lembrar do que fez na noite anterior?
Como você se sente em relação aos apagamentos de memória que experimenta?

Psicossocial

Você já faltou ao trabalho ou à escola devido ao uso de álcool?
Você bebe às vezes, mesmo que isso signifique que não poderá fazer outras coisas que precisa?
Sua família já ameaçou deixá-lo ou colocá-lo para fora de casa devido ao seu hábito de beber?
Você apresenta dificuldades financeiras crescentes?
Você tem sido ameaçado com a perda do emprego por causa da bebida?
Você se tornou menos produtivo ou menos eficiente no trabalho?
Você se mudou ou mudou de emprego para controlar sua bebida?

Finalmente, não se esqueça de tratar de importantes questões clínicas. É essencial examinar se o paciente percebeu deterioração na tolerância, período ampliado de intoxicação após o uso, aumento na paranóia ou nas experiências alucinatórias, bem como sentimentos crescentes de idéias suicidas ou desenvolvimento de um plano explícito. Se o paciente está usando substâncias conhecidas causadoras de problemas clínicos, é necessária uma avaliação completa. É importante a realização de exames e raios X pulmonares, exames de enzimas hepáticas, hepatite e HIV. Se você é psiquiatra e não se sente à vontade de pedir esses exames, os pacientes devem ser acompanhados por um clínico geral que tenha conhecimento de sua história.

6. Logística ambulatorial

> O tratamento do dependente de substâncias é parte clínico e parte psiquiátrico. Seus métodos habituais de marcar consultas ou fornecer o número de telefone de casa podem requerer modificação para esses pacientes. Esteja preparado para alterar suas "regras" a fim de melhor se adequar à situação. Você deve ser consistente com qualquer paciente, mas é provável que seja necessária uma flexibilidade em seu regime usual com estes pacientes.

> Tratamento insípido* não é tratamento. Se você tem um programa insípido, as pessoas ficarão entediadas e não vão melhorar.
>
> Padre Leo Booth

Após a avaliação inicial, você pode decidir aceitar um paciente em sua prática ambulatorial. Entretanto, dependendo do seu tipo de trabalho, essa pode não ser uma opção. Residentes, médicos clínicos e médicos do centro de saúde mental da comunidade têm pacientes que lhes são designados. Seja qual for a sua situação, algumas decisões devem ser tomadas.

FREQÜÊNCIA DAS CONSULTAS

Os pacientes recém-liberados de programas de internação ou hospitalização parcial precisam do máximo de estrutura possível durante as primeiras semanas. Se, no início, você puder vê-los várias vezes por semana, isso será bastante útil. Tais consultas não precisam ser sessões de terapia com uma hora de duração; estar com o paciente durante 15 a 20 minutos pode ser igualmente eficaz. Essas visitas breves, embora bastante freqüentes, provavelmente serão mais interessantes para o paciente do que sessões mensais com uma hora de duração. Na primeira semana, pode ser proveitoso dividir a consulta inicial de uma hora em duas sessões de 30 minutos.

---

*N. de R.T.: No original, *dull*.

Pacientes que acabaram de sair de um ambiente controlado apresentam alta tendência a recair. Se reservo uma hora inteira para eles, em geral, durante um terço desse tempo, ponho em dia a leitura de artigos de revistas. Em minha prática, em geral reservo quatro horas por semana para pacientes que tiveram alta recente de internação. Marco 16 pacientes nesses horários e espero que 10 a 11 deles compareçam. Isso me permite quase meia hora por paciente.

Há várias maneiras de marcar hora para consulta. Eis duas técnicas de marcação de horário comumente usadas:

Método A:
9h-9h15min   Paciente 1
9h15min-9h30min   Paciente 2
9h30min-9h45min   Paciente 3
9h45min-10h   Paciente 4

Método B:
9h-9h15min   Paciente 1
9h-9h15min   Paciente 2
9h15min-9h30min   Paciente 3
9h30min-9h45min   Paciente 4

Com o método A, se algum dos pacientes não aparece, você vai se ver esperando cinco minutos, imaginando se ele finalmente vai aparecer. Então terá 10 minutos para pegar recados telefônicos, escrever e esperar o próximo paciente. Em geral esse é um tempo insuficiente para fazer qualquer coisa útil. Com o Método B, no entanto, se um único paciente não aparece, você estará dentro do horário, ou no máximo adiantado 15 minutos no final da hora. Provavelmente vai ter 15 minutos inteiros de tempo livre no final da hora, o que é um tempo consistente para escrever.

Descobri que o Método B é o melhor para a minha prática. Explico aos pacientes que, excetuando-se as emergências, eu sempre os verei durante os 15 minutos do horário marcado. Se um paciente chega tarde para uma consulta, em geral eu o vejo pelo menos alguns minutos. A manutenção de um horário rígido pode ser uma importante técnica para casos de terapia de longo prazo, mas levará à perda de pacientes se você tentar aplicá-la àqueles que estão em recuperação recente.

Administre o horário da sua prática como se fosse um negócio. Não deixe os pacientes esperando. Não se atrase nos seus escritos. Caso considere-se incapaz de fazer isso, então precisa modificar seu processo de marcação de horários. Se acha que tal mudança levará a uma perda de produtividade inaceitável, precisa examinar cuidadosamente sua prática para determinar como esse problema pode ser resolvido. Todos nós nos lembramos dos alunos que demoravam duas horas para atender um paciente e duas horas para escrever um relatório de seis páginas detalhando o exame. Há também muitos clínicos que vêem os pacientes durante cinco minutos e depois anotam vários pontos importantes no registro. Ambos podem variar em habilidade e qualidade de deficiente a excelente. Se você digita, considere digitar suas anotações durante a sessão com seu paciente. Sua habilidade de digitação permitirá que mantenha o contato olho a olho com o paciente e ao mesmo tempo faça anotações; é uma melhora marcante da escrita manual das anotações, que requer que você coloque seu foco visual no papel. Os sistemas de ditado e reconhecimento de voz melhoraram muito nos últimos anos. Investigue a disponibilidade de *software* para o Mac ou o PC do seu consultório a fim de determinar se os sistemas atuais vão satisfazer suas necessidades. Se você acha que outro médico de sua clínica tem melhores habilidades para isso, peça-lhe para acompanhar seu trabalho durante um dia para ver como ele lida com sua prática.

LIDANDO COM AS RECAÍDAS

A recaída dos pacientes é um fato da vida e um sintoma dos transtornos relacionados ao uso de substâncias. Trate-a como trataria um sintoma de qualquer transtorno. Dizer ao paciente que você não vai vê-lo mais não é o tratamento apropriado. No início de seu trabalho com o paciente, diga: "Eu sei que, em muitos programas, uma recaída vai fazer com que você seja eliminado. Isso não acontecerá aqui. Se você recair, eu quero saber o que aconteceu para poder ajudá-lo. Se achar que não consegue falar comigo, então nós estamos perdendo tempo. Se você recair, posso aconselhá-lo a me ver com mais freqüência, ou posso lhe pedir que freqüente temporariamente um programa mais intensivo. Seja como for, se eu não souber como está indo a sua doença, não poderei tratá-la". Observe que, assim, está diferenciando claramente entre a doença do paciente e a escolha deste em revelar seus sintomas.

Se um paciente chegar ao seu consultório intoxicado, você deve vê-lo rapidamente, e apenas uma vez. Nessa ocasião, diga: "É impossível para mim tratá-lo de forma adequada enquanto você estiver intoxicado. Vamos marcar outro horário agora". Em geral, não cobro essa visita, embora sua situação possa ditar outro comportamento. Também acompanho o paciente até o pronto-socorro para instalá-lo se eu estiver trabalhando em um hospital. Se estiver na clínica, peço-lhe que permaneça na sala de espera para que venham apanhá-lo, principalmente se ele tiver vindo ao consultório intoxicado. Se o paciente for questionador ou hostil, não hesite em chamar uma ambulância ou a polícia, se necessário, para garantir a segurança dele, assim como a dos funcionários do seu consultório, a sua própria e a dos demais pacientes que estiverem na sala de espera.

▼ PONTO-CHAVE

Uma recaída deve levá-lo a aumentar, e não a diminuir, a freqüência com que proporciona cuidado, ou deve levar a um nível aumentado de cuidado (p. ex., de cuidado ambulatorial a cuidado ambulatorial intensivo). Os estudos de 2005 de McKay indicam que mesmo os telefonemas entre você e seu paciente são de grande valor. Se você não pode vê-lo duas vezes por semana, considere, além da visita semanal, dar-lhe um telefonema rápido, a fim de aumentar a freqüência do contato.

LIDANDO COM OS TELEFONEMAS

1. Diga a cada novo paciente que, no caso de uma situação de emergência em que sua vida esteja em risco, ele deve se dirigir imediatamente a um pronto-socorro ou telefonar para a Emergência (190), e, depois, entrar em contato com você. Ele deve estar avisado de que, se contatá-lo para uma emergência, você vai lhe retornar a ligação o mais rápido possível, mas que pode haver momentos em que esteja indisponível. Diga a seus pacientes que quer ter a certeza de que eles estão em segurança, mesmo que não consigam contatá-lo.
2. Dê a cada um de seus pacientes o telefone da sua casa e o seu *e-mail*. Você pode lhes fornecer um número de telefone secundário, que tenha um toque diferente na sua casa, ou que seja, na verdade, uma segunda linha. Na minha experiência, você verá que os pacientes tendem muito menos a contatá-lo para situações de rotina quando têm seu número direto. Se você lhes der apenas seu número do consultório ou o geral do hospital, vai receber chamadas o dia inteiro pedindo renovações de prescrição, mudanças de horário de con-

sulta e respostas a perguntas com relação a efeitos colaterais leves.
3. Se você tem um correio de voz, os pacientes devem ser informados de quanto tempo precisarão esperar para que retorne a ligação. É razoável que você espere o horário comercial para retornar as ligações de pacientes em situações não-emergenciais.

Você vai observar que essas instruções diferem daquelas comumente usadas para pacientes médicos ou psiquiátricos. Descobri que o sistema aqui descrito proporciona o melhor equilíbrio entre o cuidado adequado para cada paciente e, simultaneamente, um tempo para mim. Observe que esse sistema só é razoável se você for um especialista em adição que *não* é o cuidador principal do paciente. Se você for um médico de família ou especialista em medicina interna que também está se especializando em transtornos aditivos, e, portanto, também é o clínico geral do paciente, provavelmente vai precisar de um método de cobertura e acompanhamento mais intensivo fora de seu horário de atendimento.

Percebo que os clínicos em geral reagem marcadamente ao meu conselho de fornecer o telefone residencial aos pacientes. Alguns são muito favoráveis, encarando isso como uma referência aos dias do médico de confiança de antigamente, em cuja porta os vizinhos podiam bater ou fazer o que fosse necessário para encontrá-lo. Outros são inteiramente contrários, acham que essa invasão de privacidade é inadequada, ou que isso colocará em risco sua segurança. Você pode querer ignorar meu conselho ou segui-lo seletivamente. Minha opinião é que esses pacientes tendem a reagir bem à oferta de confiança e que esse cenário pode facilitar o trabalho.

LIDANDO COM O *E-MAIL*

Atualmente, a maior parte dos pacientes espera que você tenha um *e-mail*. Se der um deles aos pacientes, deve seguir os seguintes passos:

1. Esclareça que o *e-mail* que lhe está sendo proporcionado é um endereço do consultório ou seu especificamente. Os pacientes com freqüência escrevem informações pessoais nas mensagens que lhe dirigem e provavelmente não vão querer que elas sejam lidas por

outras pessoas. Seu *e-mail* em local de trabalho deve ser somente seu. Deve ser diferente de sua conta pessoal e da conta principal do local de trabalho.
2. Você pode ter de fornecer a senha do seu *e-mail* para um clínico que o esteja cobrindo enquanto estiver de férias. Pode, então, mudar a senha quando retornar. Os pacientes devem ser avisados sobre isso. Essa é uma boa razão para você ter um *e-mail* para seu consultório diferente do pessoal.
3. Há uma grande controvérsia sobre se se deve manter cópias de mensagens para registro médico. Algumas sociedades médicas, como a American Medical Informatics Association, dizem que você deve. Outras, como a American Medical Association, dizem que você deve desenvolver sua própria política e compartilhá-la com seus pacientes. Minha recomendação é que você trate a mensagem por *e-mail* como trataria um telefonema; não a adicione ao registro, mas anote que recebeu uma mensagem com relação a determinado tópico. Esse tipo de comunicação é informal. Grande parte do que não registramos de nossas sessões ou telefonemas dos pacientes também não devemos guardar – por exemplo, as divagações de um paciente com insônia às duas horas da manhã. Resuma as mensagens como resumiria qualquer conversa com um paciente. No entanto, minha recomendação aqui difere do conselho de muitos especialistas que estão preocupados com um risco aumentado de responsabilidade do médico por *não* salvar todas as suas mensagens.
4. Instrua os pacientes para não lhe enviarem mensagens para seu *e-mail* de trabalho. Elas podem ser vistas por outras pessoas da empresa e não serão necessariamente confidenciais. Do mesmo modo, certifique-se de que os pacientes têm conhecimento dos caprichos da Internet e da possibilidade de surgirem dificuldades similares àquelas que ocorrem com o serviço postal (entregas erradas) ou com os telefonemas (conversas escutadas por outras pessoas).
5. Instrua os pacientes a incluir o número de telefone, o nome e a dosagem de sua medicação nas mensagens enviadas a você. Às vezes, você vai ver seu *e-mail* fora do consultório e, portanto, não poderá acessar essas informações.

6. Isto é óbvio, mas deve ser incluído: sob nenhuma circunstância mostre, compartilhe ou venda a lista dos *e-mails* de seus pacientes.

Toda a questão da privacidade dos *e-mails* foi discutida bem além do que é realmente necessário. Na verdade, o uso do *e-mail* é um método bem mais privado de comunicação do que muitos outros utilizados atualmente. Enquanto sua linha telefônica pode ser facilmente acessada por outros por meio da caixa de serviço fora do consultório, e sua correspondência pode ser roubada da caixa de correspondência do lado de fora da sua casa, o *e-mail* é um modo de comunicação inerentemente seguro. Se você quiser melhorar o nível de segurança das comunicações entre paciente e médico, comece certificando-se de jamais usar um telefone celular ou um telefone sem fio para discutir questões relacionadas a seu consultório ou a um paciente. A tecnologia do telefone celular tem uma probabilidade de quebra de confidencialidade muito maior do que a do *e-mail*.

PONTO-CHAVE

Você vai ou não incorporar as mensagens enviadas pelos pacientes por *e-mail* ao registro médico? Esteja certo de que eles têm conhecimento da sua política com relação às mensagens que lhe enviam. Se decidiu guardar todas elas como parte do registro, seus pacientes devem assinar um formulário de consentimento indicando que entendem que você está seguindo esse protocolo.

ENTRANDO EM CONTATO COM O PACIENTE

Os pacientes recém-recuperados passam por grandes mudanças. Eles experimentaram dificuldades financeiras e conjugais e, em geral, estão reconstruindo suas vidas. Suas linhas telefônicas estão com freqüência desconectadas e suas correspondências são devolvidas. Até que a situação do paciente se estabilize, reserve um momento no início de cada sessão para perguntar se já existe um novo número de telefone ou endereço para seu registro. Os pacientes comumente telefonam com mensagens urgentes, mas se esquecem de deixar seu número de telefone. É fundamental assegurar que seus registros estejam atualizados. Obtenha a permissão do paciente para deixar mensagens em sua secretária eletrônica caso ele possua uma. Eles podem pedir que você se identifique por seu primeiro nome se outra pessoa na casa atender. Embora os desejos do paciente nessa área devam ser atendidos, sempre vale a pena explorar essas solicitações durante a terapia.

PARTICIPAÇÃO SIMULTÂNEA EM GRUPOS DE AUTO-AJUDA

No início da terapia, digo aos pacientes que minha expectativa é que eles freqüentem o AA ou um grupo de auto-ajuda similar diariamente, inclusive concordarmos com a possibilidade de uma freqüência menor. Embora eu não rejeite aqueles que não os freqüentam, não sou otimista sobre suas chances de uma recuperação bem-sucedida de longo prazo. Compartilho abertamente essa perspectiva e encorajo a freqüência ao AA em toda oportunidade possível. Não tenho qualquer dificuldade em ser franco com os novos pacientes, dizendo-lhes que, na minha opinião médica, eles têm pouca chance de conseguir a sobriedade sem participar de grupos de auto-ajuda.

EXEMPLO CLÍNICO

Você começa a atender uma paciente que está morando com o marido do outro lado da cidade. Marcy, uma mulher de 40 anos de idade, parou de beber há pouco, após passar por seu terceiro programa de reabilitação. O marido, que você já encontrou uma vez, parece extremamente co-dependente. Marcy lhe telefona certo dia quando você está no consultório com outro paciente. Como esse é seu consultório particular, você deixa a secretária eletrônica atender o chamado. Cinco minutos depois, toca seu *pager* do hospital. Enquanto continua sua sessão, dá uma olhada nele e vê que é a telefonista do hospital. Seguindo sua própria política, continua a sessão. Finalmente, três minutos mais tarde, seu *pager* toca de novo, dessa vez com o código de emergência precedendo o número da telefonista.

Você telefona para a ela, que lhe diz que telefone para Marcy, pois "Ela disse que era uma emergência". Marcy, como vai se comprovar, tem tido náusea há vários dias após a prescrição de Zoloft, que começou a tomar duas semanas antes. Você faz algumas perguntas a ela sobre o medicamento e rapidamente consegue retornar à sessão com o paciente.

Você provavelmente está zangado com a atitude de Marcy. Sua náusea não era uma emergência. Mais que os pacientes psiquiátricos, os pacientes dependentes com freqüência testarão seus limites, buscando comprovar a extensão de sua disponibilidade e determinar se você em geral está acordado às três da manhã. Isso enraivece alguns profissionais, mas não deve enraivecê-lo. Seja paciente. Isso faz parte do processo. Não se esqueça de que essa doença tem muita probabilidade de ter sido gerada por uma ausência de estabilidade no início da infância; é natural que o paciente busque aquilo que lhe faltou, mesmo que ele (e você) não entenda que é isso que está acontecendo. Você pode, por exemplo, dizer aos pacientes que vai atender os chamados durante as horas específicas do dia em que está no consultório, mas que em outras ocasiões devem deixar uma mensagem. Pode lhes dizer que, se em algum momento acharem que suas vidas estão correndo risco, devem ir até o pronto-socorro local em busca de tratamento e, ao mesmo tempo, deixar-lhe uma mensagem. Seja qual for a mensagem que você lhe transmita, seja consistente em segui-la.

Uma observação final sobre este último ponto. Os pacientes geralmente irão a extremos para determinar como lidar com seus limites. Pacientes de meus colegas têm telefonado para o Conselho de Saúde; meus próprios pacientes já telefonaram para o presidente e para o diretor-executivo do hospital. Essas ações costumam conduzir a uma super-reação maciça e a uma exigência de um supervisor de que você entre em contato imediatamente com o paciente, mesmo que o plano de tratamento especifique que isso não deve acontecer. Seu plano de cuidado deve garantir a segurança e a saúde do paciente, mas também deve garantir sua própria saúde. Sozinho, você não pode ser responsável por responder de imediato a todas as questões que os pacientes têm a fazer em qualquer momento do dia. Estabeleça limites e mantenha-se firme em relação a eles.

7 Estudos laboratoriais

> Os testes de drogas são testes médicos que podem ter conseqüências legais para seu paciente. Embora possam ajudar na determinação do uso atual e recente de substância e sejam uma parte importante de um plano contínuo de tratamento, seus resultados não diagnosticam dependência de substância.

TESTES DE DROGAS

Várias vezes, no decorrer dos anos, supus, equivocadamente, que poderia interpretar com segurança se um paciente estava dizendo a verdade sobre o uso recente de substâncias. Você verá pacientes nos quais acreditara quando disseram que estavam sem usar heroína há um mês voltarem, no dia seguinte, e reconhecerem que estavam sob o efeito da droga na última vez que o consultaram. Pacientes que estão evidentemente alcoolizados lhe dirão que há semanas não tomam um drinque. Haverá também aqueles que negarão com convicção estar fumando. Não confie em tais informações. Na maior parte das circunstâncias, os pacientes não relatam com precisão seu uso de substância.

Se eu lhe perguntar quantas caixas de leite consumiu no mês passado, sem dúvida você vai "chutar". A menos que o leite lhe seja muito importante, você não saberá quanto consumiu nos últimos 30 dias. E se eu lhe perguntar quanto álcool tomou no mês passado, mais uma vez, a menos que o álcool seja muito importante para você, ou a menos que nunca ou raramente beba, não saberá relatar com precisão seu uso. Por isso, se o uso de substância não for importante para o paciente, ele provavelmente lhe dará uma informação imprecisa. Se for importante, ele poderá mentir, diminuindo a quantidade relatada devido à culpa ou aumentando a quantidade para vangloriar-se. É raro um paciente contar honestamente uma história precisa do uso recente. Além disso, ele pode alterar sua resposta, dependendo do que acredita ser a exigência para ingresso em um programa. Esse comportamento é freqüente no tratamento com buprenorfina em consultório para usuários de opióide, em que os pacientes em geral acham que têm de estar limpos durante um certo período ou, ao contrário, que precisam ser usuários diários.

Seria indicado simplesmente perguntar: "Você fumou maconha desde a última vez que nos encontramos?". Um de meus pacientes, o Mike, faz parte de um programa de tratamento residencial após muitos anos de uso de maconha e álcool. Ele me garantiu estar sóbrio agora. Na verdade, Mike estava freqüentando as reuniões dos 12 passos e colecionava medalhas indicando que ele conseguiu ficar durante determinado período "limpo". Ele as mostrava para mim com orgulho à medida que os meses passavam. Além disso, seu companheiro de quarto, outro paciente, disse-me que estava impressionado com o modo como ele havia alcançado a sobriedade. Após seis meses de sobriedade, eu lhe disse que pediria um teste de droga para confirmar ao registro médico como ele ia bem. Mike não recebeu essa notícia bem. Pediu que eu esperasse para fazer o teste. Concordei. Na sessão seguinte, levantei mais uma vez essa questão.

> Mike: *Gostaria de lhe fazer uma pergunta hipotética. Se alguém fumasse maconha ocasionalmente, poderia continuar a viver na residência?*
> Médico: *O que você pensa sobre isso, Mike? Acha que haveria conseqüências?*
> Mike: *Acho que solicitariam a essa pessoa que deixasse a casa.*
> Médico: *Acho que você está certo sobre isso. Faria sentido alguém nessa situação usar maconha?*
> Mike: *Não, não faria.*
> Médico: *Você sabe, Mike, os vestígios do uso da maconha podem aparecer nos testes após 4 a 6 semanas do uso. Por que não adiamos o teste de droga por algumas semanas? Se você achar necessário trabalhar especificamente sobre algo até lá, será bem-vindo se for honesto sobre a sua situação sem temer as conseqüências.*

Como está indicado aqui, com freqüência a habilidade para interpretar um teste de droga é tão valiosa quanto os resultados reais do estudo laboratorial. Não se esqueça de que a quantidade de uso não é diagnóstica. Antes de perguntar "Quanto", você deve ter um raciocínio claro sobre a utilidade da resposta. O ponto importante é determinar se tem havido qualquer uso da substância em questão. Isso pode ser feito diretamente por um teste de droga, eliminando, assim, a necessidade percebida do paciente de encobrir um comportamento. Os pacientes com freqüência ficarão aliviados se você simplesmente lhes pedir um exame de sangue em vez de perguntar o que lhes parece ser uma questão difícil de responder.

PONTO-CHAVE

Alguns clínicos referem-se ao teste de droga como "avaliação de toxicidade". O termo "teste de droga" é mais descritivo e acurado nesses casos porque, na verdade, raramente se trata de uma avaliação toxicológica completa.

Estratégia de testagem de droga

Os pacientes em geral faltarão a uma consulta se acreditarem que você lhes pedirá um teste de droga e acharem que os resultados serão positivos. No início do tratamento, digo ao paciente que, se começar a usar qualquer substância enquanto estiver em terapia, isso não vai me deixar zangado nem resultar no fim dos meus cuidados. Digo-lhe que alguns pacientes têm uma pressão arterial elevada que parece desafiar a medicação, e que, quando voltam ao meu consultório com ela elevada apesar de estarem seguindo a medicação prescrita, não os encaro como um fracasso, mas como um fracasso da medicação. No caso de um paciente que usa droga, não considero que este tenha fracassado, mas que há uma evidência de um processo de doença ativo que não está sendo suficientemente tratado. Explico que os testes de droga são equivalentes à medição da pressão arterial para um paciente hipertenso. Assim como não pergunto ao paciente hipertenso "Como foi sua pressão nesta última semana", não pergunto a uma paciente dependente de opiáceo quanta heroína usou na semana passada. À medida que o tempo passa e uma aliança é formada, você pode alterar esse arranjo. Assim como seu paciente hipertenso pode comprar um esfigmamômetro doméstico para manter sua pressão sob controle, sua paciente usuária de substância pode aprender a confiar suficientemente em você para lhe relatar sobre seu uso. Não obstante, não confio nesses relatos. O tempo vai passar, e você vai se tornar mais confiante. Enquanto isso, o paciente vai sentir vergonha e culpa por desapontá-lo. Por isso, você deve reforçar, durante os períodos de sobriedade, que as recaídas são uma parte esperada da doença. Não se preocupe se o paciente interpretar isso como um encorajamento para recair. Você pode ter uma política em seu consultório de continuar os testes de droga em uma base aleatória durante todo o curso do tratamento para cada paciente com essa história. Também deve ter um plano pronto para o que fazer no caso de recaída.

A forma de realização do teste de droga pode variar conforme o local de sua prática. Você mesmo faz a coleta de urina e sangue ou ela é realizada em outro lugar? Você tem um relacionamento com um médico de família ou especialista em medicina interna cuja equipe pode ajudar com o processo de coleta? Se você trabalha em um hospital, provavelmente tem acesso a um laboratório que vai lhe proporcionar recipientes para a coleta de urina. Se tem um consultório particular, pergunte ao laboratório que dosa os níveis séricos de lítio ou de outros exames de sangue para você se também pode proporcionar testagem de droga. Você pode querer chamar um hospital próximo. Na minha clínica, em Massachusetts, há um hospital do outro lado da rua; eu dou aos pacientes um pedido para o teste e peço-lhes que o levem ao laboratório do hospital. Esse processo funciona muito bem. Se possível, você deve enviar o teste de droga a um laboratório autorizado pelo Ministério da Saúde. Isso garante que o laboratório usa as tecnologias atuais e que está familiarizado com a cadeia de cuidados e responsabilidades legais. Embora isso não seja requerido em todas as situações clínicas, proporciona um nível de certeza indisponível em laboratórios não-autorizados.

A freqüência com que você avalia os pacientes deve ser individualizada. Não avalie simplesmente todos toda semana – isso é caro e consome tempo de todos os envolvidos. Não os avalie de forma regular, pois seu calendário pode ser rapidamente percebido por pacientes que querem "vencer o sistema". Em vez disso, avalie de maneira irregular e aleatória, com uma freqüência baseada em sua avaliação clínica do paciente. Quando você começa a trabalhar com pacientes com transtornos relacionados ao uso de substâncias pode querer testá-los com uma freqüência maior do que a que usará mais tarde. Não fique à vontade demais pensando que vai sempre flagrar os que estão em uso. Certifique-se de testar todos os pacientes durante o primeiro ou os dois primeiros anos de recuperação. Além disso, se você continuar a vê-los, pode querer testá-los anualmente (embora de forma aleatória dentro do ano) a fim de documentar os resultados em seu prontuário.

Alcoolemia

Os relatórios de alcoolemia – concentração de álcool no sangue (BAC – *blood alcohol concentration*) são freqüentemente introduzidos nos registros médicos e nos relatórios de pronto-socorro sem considerar as unidades de medida. Em alguns casos, o relatório é apresentado em miligramas por decilitro; outras vezes, em uma percentagem de peso por volume. Uma BAC de 100 mg/dL equivale a uma BAC de 0,10%. A maioria dos relatórios apresenta um resultado positivo se ela foi maior que 0,02% ou 20 mg/dL. Os exames de urina não refletem a BAC atual do paciente; simplesmente indicam exposição recente ao álcool e são úteis para monitorar a abstinência. Uma BAC de 0,10% é alcançada em um homem de 80 kg bebendo 4 a 5 drinques em uma hora, sendo um drinque definido como 350 mL de cerveja, cerca de 120 mL de vinho ou 30 a 45 mL de uísque. A ingestão recente de álcool pode ser avaliada com leituras do bafômetro; elas são ao mesmo tempo sensíveis e específicas e se comparam bem à BAC. Uma advertência: a cooperação do paciente é necessária para a precisão do bafômetro. Igualmente importante é que ele é aceitável para propósitos legais, em parte devido a seu baixo índice de falso-positivo. Estudos indicam que o bafômetro tem uma tendência a subestimar a BAC real. Há vários dispositivos no mercado, alguns destinados ao uso do consumidor. Certifique-se de que aquele que você ou sua clínica tem está na lista dos produtos aceitos.* Vários produtos estão disponíveis para medir o nível de álcool na saliva, os quais são usados com freqüência em programas federais e são tão precisos quanto as medições do ar expirado e do sangue.

PONTO-CHAVE

Alguns clínicos referem-se à BAC como nível de álcool no sangue, ou NAS, que é o termo mais preciso e preferido.

Os pacientes apresentados à opção do teste do ar expirado ou da saliva freqüentemente vão admitir ter bebido e, por isso, não exigirão o teste real. De todo modo, você pode querer realizar o teste para documentar a BAC e os sintomas associados apresentados pelo paciente. Uma alternativa adicional é o teste de álcool na urina. Embora esses resultados finais não estejam diretamente relacionados aos níveis de álcool no sangue ou no ar expirado, o procedimento é uma medida eficaz que vai documentar o uso do álcool. Pode ser adicionado como um elemento a um teste rotineiro de droga na urina.

---

* N. de T.: No Brasil, verificar o *site* do INMETRO.

> **PONTO-CHAVE**
>
> Um homem de 70 kg metaboliza o álcool no nível de 15 a 20 mg/dL/h. Quando a BAC atinge o pico após a ingestão de álcool, um processo que demora cerca de uma hora, vai cair para esse nível, que corresponde a aproximadamente um drinque alcoólico por hora. As mulheres metabolizam o álcool mais ou menos na mesma velocidade, embora uma ingestão idêntica de álcool entre os sexos tipicamente apresentará uma BAC mais elevada nas mulheres. Aqueles que usam altas doses de álcool regularmente metabolizam o álcool mais depressa do que os bebedores eventuais.

A Tabela 7.1 apresenta as alterações esperadas no comportamento das BACs apresentadas em um indivíduo não-tolerante. A tolerância altera substancialmente esses resultados, a ponto de não ser incomum alguém com uma BAC de 0,3 ou mais entrar em um hospital sem evidência de embriaguez. Além disso, o indivíduo altamente tolerante ao álcool tem uma maior probabilidade de apresentar sintomas subjetivos e objetivos mais disfóricos e desconfortáveis em uma BAC de 0 do que em uma de 0,10.

A Tabela 7.1 reflete as reações que podem ser esperadas em indivíduos desacostumados com o uso de álcool. Os pacientes que desenvolveram uma tolerância importante podem ser observados andando e mantendo conversas claras, apesar de BACs de 0,5 ou superiores.

Exames de droga na urina

O objetivo típico de um teste de droga é determinar 1) se um paciente com uma conhecida dependência de substância continua a usar determinada droga ou 2) se um paciente com sintomas psiquiátricos pode estar tendo sintomas secundários à ingestão de substância externa. Observe que esse tipo de teste não implica ou descarta quaisquer transtornos relacionados ao uso de substâncias, embora essa evidência objetiva contribua claramente para a formulação.

Os exames de droga na urina são com freqüência mais sensíveis do que os de sangue e permitirão a detecção de uma grande variedade de substâncias, incluindo anfetaminas, cocaína, opiáceos, PCP e THC. Essas cinco substâncias são referidas como *NIDA 5*. Os critérios para positivos e negativos estão bem-estabelecidos nas diretrizes federais para os programas de teste de empregados. Você

Tabela 7.1 Alcoolemia (BAC)

BAC	Você pode experimentar
0,02-0,03%	Não há perda de coordenação. Leve euforia e perda da timidez. Não há efeitos depressivos aparentes. O humor e o comportamento começam a mudar.
0,04-0,06%	Sentimento de bem-estar, relaxamento. Redução na inibição, sensação de calor. Euforia. Pequeno prejuízo do raciocínio e da memória, redução do cuidado com o meio.
0,07-0,09%	Leve alteração do equilíbrio, da fala, da visão, do tempo de reação e da audição. Euforia. Redução do julgamento e do autocontrole. Cuidado, raciocínio e memória prejudicados.
0,08%	Limite legal de intoxicação em muitos estados.
0,10-0,125%	Legalmente intoxicado em todos os estados. Prejuízo importante da coordenação motora e perda do julgamento adequado. A fala pode estar arrastada. Alteração do equilíbrio, da visão, do tempo de reação e da audição. Euforia, incerteza do limite do que é socialmente aceitável.
0,13-0,15%	Prejuízo motor importante e ausência de controle físico. Visão enevoada e perda significativa do equilíbrio. A euforia se reduz e começa a aparecer disforia (ansiedade, inquietação).
0,16-0,24%	Vômito, incapacidade de coordenar os movimentos musculares, visão dupla, apagamentos, precisa de ajuda para caminhar.
0,25-0,29%	Predomina a disforia, pode aparecer náusea.
0,30-0,39%	Perda da consciência.
0,40% e acima	Apnéia, coma, morte decorrente de depressão respiratória.

© 1999, Mark S. Gold, MD, Department of Psychiatry, University of Florida Brain Institute.

deve sempre começar por esse quadro e assegurar-se de que sejam usados os pontos de corte do NIDA. Isso vai garantir um teste de droga básico confiável e defensável. Se precisar de testes adicionais, entre em contato com seu laboratório de confiança e especifique as substâncias de cuja presença suspeita. Mais uma vez, quando possível, é sempre preferível utilizar um laboratório autorizado pelo Ministério da Saúde.

Ao solicitar um teste de droga na urina, especifique as substâncias de cuja presença suspeita. Os testes de rotina nem sempre incluem os barbitúricos e os benzodiazepínicos; se seu paciente for um alcoolista, você vai querer descartar o uso de sedativos em comprimido, além do uso do álcool. Se ele tem uma história de dependência de opióides, você provavelmente vai querer acrescentar a metadona à lista de substâncias testadas. À medida que ultrapassa o NIDA 5, há pouca consistência ou padronização entre os laboratórios. Alguns dirão que estão testando para benzodiazepínicos, mas não incluirão todos eles. Uma conversa com vários laboratórios deve lhe permitir escolher o melhor para as suas necessidades.

Alguns laboratórios podem testar para LSD, fentanil, psilocibina, MDMA, MDA e algumas *designer drugs*. Esses testes podem ser valiosos para algumas populações, mas devem ser solicitados de forma clara.

Recentemente vem aumentando o uso dos *kits* para *screening* no local. Eles são bastante sensíveis como dispositivos de avaliação, mas alguns resultados positivos, como aqueles para as anfetaminas e os opiáceos, devem ser confirmados com uma análise mais específica, como cromatografia de gás/espectrometria de massa (GC/MS) em laboratório. Os resultados positivos podem ser causados por medicamentos inócuos vendidos sem prescrição ou por sementes de papoula. No entanto, a confrontação imediata de um paciente com essa informação de *screening* pode provocar uma admissão e, portanto, evitar uma testagem adicional. *Screenings* baseados na urina vão detectar a maior parte do uso de substâncias nas últimas 24 a 48 horas.

Durante a preparação deste livro, havia no mercado uma dúzia ou mais de diferentes *kits* de *screening* de urina. Todos têm diferentes níveis de sensibilidade, especificidade e preço. Se você quiser usá-los em seu consultório, deve preferir as companhias maiores e mais conhecidas, que podem proporcionar níveis de controle de qualidade e consistência mais elevados. Também é conveniente ter uma lista de adulterantes incluída no *kit* ou uma fita separada para captar adulterantes comuns.

Uma das perguntas mais freqüentes feitas anonimamente em *sites* sobre adição está relacionada a como escapar de testes de droga. Nesses *sites*, os especialistas são questionados sobre se aspirina, vinagre, produtos herbais ou outras substâncias vendidas sem prescrição levam a resultados de teste negativo, mesmo após o uso de substâncias. Mais preocupantes são as pessoas que perguntam se alvejante funciona. Enquanto alguns consideram adicionar alvejante à sua amostra de urina, outros parecem confusos sobre esse mito e parecem considerar a ingestão do alvejante uma técnica que vai resultar em um achado negativo no teste. Infelizmente, há muitos produtos disponíveis que podem de fato negar ou positivar um teste. Muitos laboratórios testam a presença de adulterantes; na maioria dos casos, se for descoberto um adulterante, o teste será considerado positivo.

De modo geral, você vai preferir enviar urina em vez de sangue para a toxicologia. Os níveis sangüíneos são bons para determinar alterações comportamentais relacionadas à droga, mas seu objetivo será rastrear evidências de uso recente. "Não confia em mim, doutor?", pode lhe perguntar um paciente quando você o envia ao banheiro para colher a amostra de urina. "Eu confio em você", pode ser a sua resposta, "é na sua doença que não confio".

Outras metodologias de teste

Tem-se coletado saliva para testá-la no consultório do médico e no laboratório. Coletar fluido oral com um salinete é muito menos problemático do que a coleta de urina. A dificuldade de adulteração é eliminada. A limitação do fluido oral é que ele é um destilado do compartimento do plasma e, por isso, tem uma concentração mais baixa da droga. O THC é um desafio particular, pois persiste apenas algumas horas no fluido oral.

O teste de droga no cabelo está disponível há cerca de três décadas, sendo freqüentemente usado para estudos de medicina legal. É possível testar a presença de substâncias em folículos do cabelo; vários laboratórios nacionais oferecem testes de cabelo, mas apenas para o NIDA-5. Todos têm metodologias diferentes, que em geral levam a resultados também diferentes. Mais uma vez, o THC é o mais desafiador para a detecção. O cabelo preto grosso concentra mais pesadamente as substâncias do que o claro fino, o que conduz a um possível viés racial. O método é valioso para examinar a história de um paciente, porque pode detectar drogas por vários meses, dependendo do comprimento do cabelo. Por isso, não pode ser usado em um programa aleatório, uma vez que não distinguiria o uso recente do de vários meses atrás. É possível segmentar as amostras de cabelo a fim de determinar o tempo de exposição, mas isso é difícil e dispendioso.

O teste do suor é oferecido por um laboratório nos Estados Unidos para o NIDA-5. As amostras são coletadas colocando-se um adesivo no braço ou no abdome do paciente. Ele é deixado ali durante 5 a 10 dias; depois disso, é enviado ao laboratório onde o teste é realizado. O adesivo é bastante eficaz para detectar cocaína, mas também apresenta grande dificuldade ao buscar o THC.

Uma combinação dessas várias metodologias deve ser usada para satisfazer as necessidades da sua prática, tendo como base a sua população de pacientes.

Resultados positivos

Digamos que você enviou ao laboratório um teste de droga de um paciente, e os resultados retornaram positivos. Duas conversas distintas são possíveis, dependendo da reação do paciente ao seu relato do resultado do laboratório.

Conversa 1:

Médico: *Judy, gostaria de discutir com você os resultados do teste de laboratório. Ele indicou que você usou cocaína em alguma ocasião nos dias anteriores ao teste. Vamos conversar sobre isso.*

Judy: *O teste está correto. Eu tive um lapso uma vez quando um velho amigo ficou hospedado na minha casa. Não aconteceu mais.*

Médico: *Você deve ter se sentido culpada por ter esse lapso, não é?*

Judy: *Sim. Especialmente depois de tudo o que já passei. Realmente não quero mais voltar a seguir esse caminho.*

Médico: *Por que não me deixa ajudá-la com essa sensação se isso acontecer de novo? É para isso que eu estou aqui: para trabalhar com você contra a doença. Não posso fazer um trabalho muito bom se você não compartilhar suas experiências comigo.*

Judy: *É difícil ser honesta sobre isso. Achei que já havia passado tempo suficiente para o teste não captar a droga.*

Há muito material aqui a ser trabalhado. Essa paciente está respondendo às perguntas de maneira direta e está receptiva ao meu encorajamento para que trabalhemos juntos.

Conversa 2:

Médico: *Judy, gostaria de discutir com você os resultados do teste de laboratório. Ele indicou que você usou cocaí-*

	na em alguma ocasião nos dias anteriores ao teste. Vamos conversar sobre isso.
Judy:	O teste está errado. Eu não usei cocaína desde que saí da reabilitação.
Médico:	Os testes às vezes estão errados. Você sabe que as informações que compartilha comigo permanecem confidenciais. Se usou cocaína e decidir conversar comigo a respeito, seria algo sobre o que poderíamos conversar e trabalhar juntos. Tudo bem se enviarmos outro teste de droga hoje para ver o que acontece? Os testes raramente erram duas vezes seguidas.

Judy agora pode admitir uma recaída ou o uso continuado, ou enfrentar outro possível resultado positivo. Se uma segunda avaliação for positiva e sua paciente continuar negando o uso contínuo da substância, você fica em uma posição interessante. Seu trabalho com a paciente pode ficar paralisado durante vários meses até ela confiar o bastante em você para lhe revelar seu uso continuado. Você não deve ficar zangado; a recaída é um sintoma, não um ato de agressão. A menos que a paciente queira admitir o uso e lidar com o problema, você fica em uma posição em que só pode trabalhar outras questões. Esse trabalho deve se concentrar na construção de seu relacionamento com ela. Abordar questões situacionais pode ser uma dificuldade devido ao uso contínuo de substância.

Evidentemente, você pode interromper o atendimento da paciente, achando que seus esforços não terão valia enquanto ela estiver usando droga e mentindo sobre isso, mas essa atitude só serviria para comprovar sua sensação de que a maior parte das pessoas desiste dela. Portanto, esse não é o caminho adequado a seguir.

Um nível mais elevado de cuidado pode ser um caminho razoável, mas só se a paciente estiver motivada. Você pode encorajá-la a vê-lo com mais freqüência ou a entrar em um programa ambulatorial intensivo ou em uma pensão protegida. Você pode se familiarizar com os programas disponíveis em sua área. Se sua prática for em uma área urbana, provavelmente haverá aí uma dúzia ou mais de locais com graus variados de especialização trabalhando com essa população. Reserve um dia para visitá-los e conhecer seus diretores. Se for um profissional com consultório particular, isso lhe ajudará não apenas a estabelecer quando encaminhar os pacientes para esses locais, mas também para lhe proporcionar uma fonte de encaminhamento de novos pacientes.

Evitando o teste de droga

Os pacientes que usaram substâncias ativamente, mas querem um resultado de teste negativo, com muita freqüência recorrem à Internet em busca de informações. Lá eles encontrarão *sites* que lhes dizem para tomar vinagre, colocar algumas gotas de determinada substância na amostra de urina, exercitar-se em excesso antes do teste ou tomar diurético. Outros *sites* vão lhes dizer para evitar essas bobagens e, em vez disso, ingerir produtos como Ready Clean ou XXtra Clean, que incluem uma mistura patenteada de ervas. Esses produtos, oferecidos a alto custo para entrega em uma caixa marrom sem identificação, têm riscos desconhecidos e nenhuma eficácia comprovada. Mesmo os grupos de discussão na *Web* estão cheios de mensagens de indivíduos que declaram que os produtos funcionam, mas permaneceram limpos durante vários dias antes do teste, apenas para garantir. Esse naturalmente é um jogo de gato e rato em que os laboratórios desenvolvem dispositivos cada vez mais sensíveis para testar produtos dessa natureza, o que faz com que estes, por sua vez, sejam alterados de modo a se tornarem indetectáveis, supondo-se, é claro, que eles funcionem. Aviso aos pacientes que um teste positivo para qualquer contaminante é considerado positivo para a maior parte das potenciais fontes de emprego e para as autoridades legais. No mínimo, implica o paciente em problemas de comportamento, não em manutenção de recuperação.

ESTUDOS LABORATORIAIS

É fundamental reconhecer que os testes de droga não serão úteis para demonstrar o uso contínuo da *maioria* das substâncias, incluindo o álcool, se tiverem se passado mais de alguns dias desde o último uso do paciente. Embora o uso crônico da maconha e da fenciclidina possa conduzir a resultados de teste positivos durante um mês, essa não é a norma para outras substâncias ou para o uso raro das mesmas.

A ingestão crônica de álcool pode ser avaliada examinando-se testes de função hepática e volume corpuscular médio (VCM) do exame de sangue. Os testes de função hepática, especificamente GGT (gamaglutamil transpeptidase), AST (aspartate aminotransferase) e ALT (alanina aminotransferase), são marcadores do dano tecidual. Podem indicar outros processos de doença e não devem ser usados como suposta evidência de uso crônico de álcool. Desses três testes de função hepática, o GGT é o mais sensível na detecção de consumo crônico de álcool. Se você quiser, os GGTs seriados podem ser usados como um marcador para a recaída. Isso lhe permite acompanhar as funções hepáticas sem conduzir testes de drogas, se assim o desejar. Triglicerídeos e HDL elevados também estão associados a níveis moderados de ingestão de álcool. Para todos os pacientes que fazem uso de substâncias, você deve pedir hemograma, AST, ALT, GGT, testes de função renal e um perfil lipídico.

Tenha em mente a possibilidade de os resultados serem falso-negativos para GGT, particularmente em jovens usuários de bebida que podem não ter uma elevação dessa enzima, apesar do uso ativo de álcool. Falso-positivos também podem ocorrer, pois há muitas causas possíveis para a elevação do GGT. O aumento do AST e do ALT é um indicador de estágio tardio do uso regular de álcool. Se não houver doença hepática crônica, todos os três vão tipicamente se normalizar após seis semanas de sobriedade. Os testes de transferrina deficiente em carboidratos (CDT) estão se tornando mais populares, apesar de seus resultados não serem bem caracterizados ou mesmo disponíveis em muitas situações. Os resultados do CDT parecem ser mais sensíveis e específicos do que os do GGT para o uso de álcool.

A incidência de hepatite e AIDS em pacientes que usam substâncias é extremamente alta. A hepatite C, por exemplo, está presente em mais de 80% dos usuários de drogas injetáveis em algumas partes dos Estados Unidos. Uma maioria torna-se infectada 6 a 12 meses após o início do uso da droga. O HIV e a hepatite B são transmitidos da mesma maneira. Por isso, o exame para hepatite B, hepatite C e HIV é indicado para todos os pacientes admitidos para tratamento relacionado ao uso de substâncias. Também são testes de admissão razoáveis um ECG, raio X de tórax, sorologia e papanicolau. Níveis anormais de eletrólitos podem ser corrigidos durante a desintoxicação. Além disso, os exames laboratoriais para a admissão inicial dos pacientes com uma história de álcool devem incluir níveis de potássio, fosfato, cálcio e magnésio.

PESO

Um processo muito simples a ser realizado com os pacientes em recuperação é obter seu peso, algo que a maior parte dos médicos faz rotineiramente, mas que com freqüência é negligenciado por psiquiatras e conselheiros. Os pacientes tendem a ganhar peso quando iniciam a recuperação, às vezes em quantidade significativa. Os adolescentes, por exemplo, ganham mais de 5 kg em seus dois primeiros meses de sobriedade. Como você pode imaginar, essa é uma questão fundamental para os pacientes, que com mais freqüência optam por um risco futuro do que por um aumento atual no peso.

SEÇÃO II
Exame das substâncias

8 Álcool

> Mais de 90% dos médicos omitem diagnósticos relacionados ao álcool em seu exame inicial de um paciente. Isso pode com freqüência resultar em tratamento para as complicações, sem tratamento para a doença principal.

EFEITOS SEDATIVOS

Vamos primeiro discutir os efeitos fisiológicos do álcool sem considerar a doença e seu relacionamento ou definição com respeito a essa substância. O álcool, em qualquer quantidade, causa dois grupos de efeitos, cada um com características opostas. O primeiro grupo, que vamos chamar de Grupo A, é identificado por sedação, relaxamento e desinibição. Esse grupo contém os efeitos para os quais o álcool é utilizado. Eles apresentam uma amplitude importante, mas têm vida curta, desaparecendo, na maioria dos indivíduos, cerca de duas horas. A amplitude dos efeitos do Grupo A pode ser ajustada alterando-se a quantidade de álcool ingerido. Sua duração pode ser aumentada bebendo-se lenta, mas constantemente, por um período prolongado. Para qualquer indivíduo, há doses específicas de álcool que, se tomadas rapidamente, vão conduzir à sedação, depois ao sono, à inconsciência e, finalmente, à morte. Essa dose depende da massa corporal do indivíduo, de sua capacidade metabólica e da tolerância à substância. Por isso, não pode ser predeterminada para uma pessoa

O segundo grupo de efeitos, que vamos chamar de Grupo B, acompanha o primeiro. Esse grupo é identificado por desconforto, agitação, insônia, irritabilidade e sensibilidade a luz forte e ruído alto. Os efeitos do Grupo B duram mais tempo do que os do A – em geral, até 10 horas após o momento do primeiro drinque. A amplitude desse grupo é menor que a do Grupo A, de forma que os efeitos do Grupo B estarão subjetivamente ausentes se os do A forem pouco percebidos. Mas entenda que os efeitos do Grupo B são aditivos. Por exemplo, digamos que Mike tomou cinco drinques durante a noite. Ele toma esses drinques durante várias horas, mantendo mais ou menos seu nível de sedação à medida que a noite progride. Embora ele só tenha percebido efeitos de sedação menores, mais tarde perceberá os efeitos aditivos desconfortáveis do segundo grupo, quando eles todos se juntam bem cedo na manhã seguinte. Por essa razão, Mike pode perceber que acorda antes que o desejado, incomodado pela luz brilhante da rua que entra através da janela nas horas anteriores ao amanhecer e angustiado porque, apesar de ser fim de semana, ele não consegue voltar a dormir. Os efeitos do Grupo B são, na verdade, efeitos da síndrome de abstinência de qualquer sedativo, sendo observados com álcool, benzodiazepínicos, barbitúricos e outros sedativos.

Na Figura 8.1, a curva A demonstra a rápida eficácia do álcool enquanto ele produz os efeitos sedativos do Grupo A. O índice em que essa curva desce até seu ponto mais baixo está relacionado ao índice de absorção do álcool, que pode ser diminuído pela ingestão simultânea de outras substâncias, como alimento. A amplitude da curva A está relacionada à quantidade de álcool absorvida em t = 0. A curva A dura aproximadamente um quarto do tempo da curva B. Esse gráfico é bastante similar àquele que seria traçado para qualquer agente sedativo. Os tempos diferem de sedativo para sedativo, dependendo da meia-vida e do índice de absorção da substância, e a relação da amplitude da curva A com a da B difere um pouco, mas em geral esse gráfico é uma representação adequada da experiência subjetiva do usuário de sedativo. Quando traço essa curva para os pacientes, descrevo a área dentro da curva A como sendo o "relaxamento", e a dentro da B como sendo a "agitação" ou a "irritabilidade".

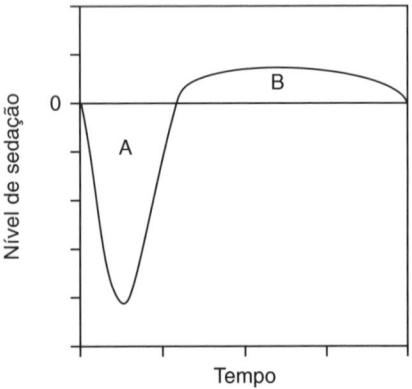

Figura 8.1

Na Figura 8.2, demonstrei as curvas individuais para cada drinque que Mike tomou durante a noite. Cada um proporciona sua própria curva sedativa seguida pela amplitude menor, mas mais duradoura, da curva da agitação. Entretanto, como eu disse antes, essas curvas são aditivas, como está indicado na Figura 8.3. Vemos nessa figura os efeitos reais de manter-se um certo nível de sedação durante um período de tempo ampliado; a amplitude dos efeitos da agitação é agora tão grande quanto a amplitude do efeito de sedação mantido. Por isso, Mike vai perceber a agitação tão

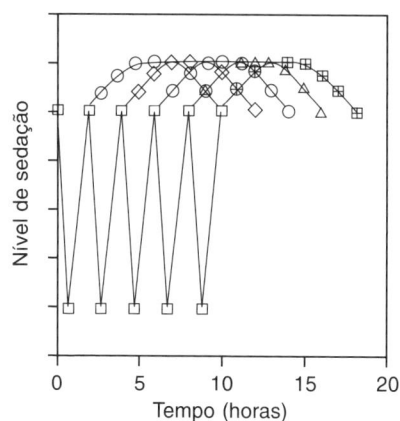

Figura 8.2

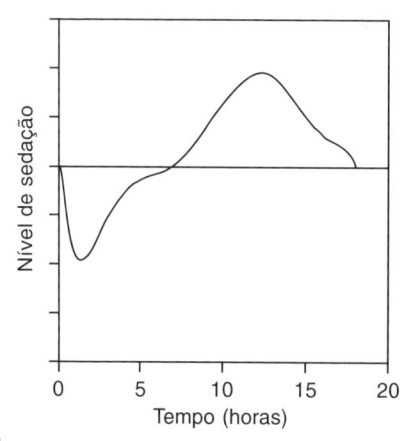

Figura 8.3

fortemente quanto percebeu a sedação. Ela dura muito mais tempo do que os efeitos sedativos desejados.

Cada uma das curvas é familiar para todos os que bebem álcool além da taça de vinho ocasional com uma refeição. Essas curvas e descrições não têm qualquer relação com alcoolismo. Beber em excesso durante um período prolongado leva a pessoa a experimentar subjetivamente a curva B, com freqüência conduzindo a uma decisão de não vivenciá-la de novo no futuro. Uma vez tomada essa decisão, experiências repetidas dessa curva inteira sugerem um possível diagnóstico.

A doença do alcoolismo é demonstrada em parte por indivíduos que passam por esse extenso desconforto repetidas vezes, declarando que nunca mais desejam experimentar novamente a curva B, e, apesar dessa decisão, voltam ao ponto de partida e começam de novo.

Na Figura 8.1, coloquei um eixo horizontal no ponto "0" para o "Nível de Sedação". Esse representa o ponto de partida para qualquer indivíduo. Mas, como foi discutido em um capítulo anterior, é provável que um único indivíduo tenha um ponto de partida que difira de outros indivíduos. Algumas pessoas são relativamente relaxadas, enquanto outras são agitadas ou ansiosas no seu modo basal. Há razão para acreditar que alguns alcoolistas podem começar acima da linha basal do indivíduo médio, de tal forma que pequenas quantidades de álcool inicialmente os conduzem a um nível confortável e "normal" de alerta. Quando os efeitos secundários do uso do álcool aumentam aditivamente, esses indivíduos percebem que precisam de quantidades cada vez maiores para atingir o mesmo efeito. Essa tolerância é observada em todos os que usam álcool, sofram ou não de alcoolismo. Entretanto, o nível de desconforto experimentado durante a curva B pode ser maior para alguns indivíduos do que para outros, dados os possíveis pontos diferentes de partida.

Observe que os sintomas presentes na curva B podem ser rapidamente resolvidos pela administração de um agente sedativo como o álcool. A dose deste vai causar outro período de agitação, que aliviará temporariamente a sensação de desconforto. Imagine um indivíduo que começa em uma linha de base relativamente alta; ele bebe, e sua curva A baixa para uma linha de base normal. Ele se sente "normal como todo mundo", mas sua curva B o leva não apenas ao nível habitual da irritação resultante, mas além dele. Por isso, seu desejo de uma solução será provavelmente mais alto do que seria para alguém que começou em um ponto médio da linha de base.

Educação do paciente

Esses gráficos são familiares para aqueles que bebem álcool regularmente. Eu os traço para meus pacientes, explicando o que as curvas representam, porque acho que a educação é o primeiro passo para a recuperação. Freqüentemente uso a seguinte descrição para acompanhar o traçado do meu gráfico:

> Seu cérebro prefere a estabilidade. Sua função é manter o corpo em boas condições, regulando a pressão sangüínea, a pulsação e a temperatura corporal. Ele também regula o nível de alerta e o faz de tal modo que você não dorme enquanto dirige, tampouco acorda a cada cinco minutos quando está dormindo. Quando você bebe, o álcool altera o modo como se sente. Ele o relaxa. Se beber muito, você dormirá. Seu cérebro luta contra o que essa substância externa está fazendo.

Aqui, levanto minha mão e peço ao paciente para empurrá-la levemente. Empurro sua mão em uma direção e digo-lhe que isso é o álcool empurrando seu cérebro. Depois peço-lhe que experimente empurrar minha mão para trás como se seu cérebro estivesse atuando contra o efeito do álcool. Quando ele faz isso, tiro minha mão, e a dele então se precipita além do ponto de partida. Eu digo:

> Seu cérebro conseguiu empurrar com força suficiente até o álcool começar a desaparecer. Viu como você ultrapassou o ponto de partida? Em vez de estabilizar as coisas onde elas começaram, você terminou muito mais alerta do que estava no início. Demora um tempo até seu cérebro corrigir isso, e esse nível de alerta pode ser desconfortável.

Entre a discussão, o exercício da mão e o traçado das várias curvas, em geral consigo fazer o paciente concordar com parte do que lhe digo. Ele começa a enxergar seu padrão de bebida como algo científico, fora de seu controle, e como algo que entendemos. Esse estabelecimento do *rapport* inicial pode ocorrer bem no princípio do tratamento.

Fatos e números

- A porcentagem de álcool por volume (%) está impressa em todos os rótulos de bebida alcoólica. Essa pode ser convertida à quantidade absoluta de álcool por bebida:

$$\% \times 0{,}78 = \text{g álcool}/100\ \text{mL}$$

- "Um drinque" é igual a 350 mL de cerveja, cerca de 120 mL de vinho ou 30 a 45 mL de bebida destilada. Cinco a seis drinques por dia, por exemplo, correspondem a uma embalagem com seis cervejas e conduzirão à cirrose em cerca de 15% dos seus consumidores e à hepatite alcoólica em cerca de 25%. Observe que há alguma variabilidade internacional, pois o drinque-padrão norte-americano contém 12 g de álcool, o drinque-padrão australiano contém 10 g, e, na Grã-Bretanha, 8 g. É importante levar isso em conta quando se examina a literatura, pois enfatiza a presença de dificuldades, mesmo sem considerar o fato de que aqueles que bebem em casa raramente se servem nas quantidades dos drinques-padrão.
- O uso de álcool por mulheres conduz a índices de morbidade e mortalidade que diferem dos efeitos do álcool nos homens. Elas têm uma incidência mais elevada de hepatite, um maior índice de mortalidade por cirrose e índices de doença hepática alcoólica (como fígado gorduroso) significativamente mais elevados com ingestão alcoólica equivalente. Estudos indicam que mulheres que nunca se casaram ou que estão divorciadas ou separadas apresentam maior incidência de dificuldades relacionadas ao álcool do que as demais.
- Estudos de gêmeos e estudos de adoção têm concluído que o principal fator de risco para o alcoolismo é genético.
- Um terço das pessoas com alcoolismo têm pelo menos pai ou mãe alcoolistas. Cinqüenta por cento das pessoas com alcoolismo têm pelo menos um outro membro da família com essa doença. Aqueles com uma história familiar têm um curso de doença mais grave do que os sem essa história.
- Se o pai ou a mãe é alcoolista, um filho tem 25% de chance de ter a doença. Se ambos o são, o risco dobra para 50%.

EXEMPLO CLÍNICO

Richie é um homem de 41 anos de idade que começou a tomar álcool aos 17. Durante a faculdade, bebia nos fins de semana. Conheceu sua esposa nessa época, quando saíam para beber juntos. Até os 20 e poucos anos, aparentemente não tinha dificuldades relacionadas ao álcool. Nessa altura, ele e a esposa começaram a passar grande parte do tempo com outro casal. Os quatro bebiam juntos e, pouco a pouco, foram aumentando o uso do álcool. Quando Richie entrou na casa dos 30 anos, estava tomando um coquetel e mais de meia garrafa de vinho por noite. Durante a década seguinte, a ingestão de álcool aumentou para dois coquetéis e uma garrafa de vinho em quase todas as noites. Nessa época, ele percebeu ocasionais apagamentos, dificuldades de concentração e piora nas habilidades organizacionais. Foi diagnosticado com doença por refluxo gastroesofágico (GERD) e depressão por seu clínico geral. Aos 36 anos, começou a tomar Zoloft.

Quando você o vê pela primeira vez, ele ainda está bebendo após três tentativas de recuperação e um tempo máximo de sobriedade de três meses. Ele bebeu durante todo o programa ambulatorial intensivo e ficou sóbrio após uma internação, até que sua esposa lhe pediu que saísse de casa. Ela continua a beber, e Richie desconfia que está tendo um caso. Sua empresa o colocou sob observação. Ele parou de freqüentar o AA.

Há muitos exemplos possíveis para o uso de álcool. Você observou na história de Richie que três fatores estão quase sempre presentes: médicos, psiquiátricos e sociais. Esse paciente manifesta complicações clínicas com seu uso regular de álcool, apresenta depressão e tem importantes estressores sociais. Cada um desses fatores deve ser manejado durante o processo de tratamento. Ignorar qualquer um deles conduz a maior probabilidade de fracasso no tratamento. O principal cuidador do paciente deve estar envolvido no processo de tratamento. Faça o paciente trabalhar com um conselheiro se você não puder vê-lo com a freqüência necessária para lidar adequadamente com a situação social.

QUESTÕES PSIQUIÁTRICAS CONCOMITANTES

Humor

O uso regular de álcool pode provocar disforia. Essa alteração do humor independe de o indivíduo ser alcoolista; também independe de sofrer de um transtorno do humor depressivo. Dificuldade com o sono, alteração do apetite e da concentração e mudanças nas habilidades funcionais são todas aparentes com a ingestão regular de álcool. Como a fase de abstinência conduz à irritabilidade e a um alerta aumentado, pode também ser observada uma labilidade do humor. O humor depressivo pode com freqüência originar-se em parte das questões psicossociais que acompanham um período prolongado de uso de álcool. Os sintomas descritos podem parecer se adequar aos *checklists* de verificação para distimia, depressão maior ou transtorno bipolar. Muitos daqueles que bebem com regularidade e cerca de um terço dos alcoolistas satisfazem os critérios para depressão maior. Isso não indica necessariamente que o transtorno do humor deva ser tratado de imediato. Várias semanas depois que cessa a ingestão de álcool, o perfil do sintoma com freqüência muda tanto que nenhum transtorno do humor poderá ser diagnosticado. Embora os estudos variem sobre essa questão e haja claras diferenças entre os gêneros, você pode esperar que cerca de metade de seus pacientes terá uma melhora no humor após a descontinuação da ingestão de álcool. Nos casos em que os sintomas de humor persistirem, é indicado tratamento adequado para o transtorno do humor. O não-monitoramento deste pode conduzir a recaídas do paciente. Como 70% dos indivíduos com alcoolismo e depressão já tentaram o suicídio, a monitoração dos sintomas relacionados deve ser um processo contínuo, particularmente nas fases iniciais de recuperação.

Há algumas evidências de que o humor depressivo pode conduzir a uma ingestão aumentada de álcool, particularmente entre as mulheres. A pesquisa mais recente indica que elas diferem dos homens, pois tendem a ter síndromes depressivas anteriores aos transtornos por uso de álcool, enquanto os homens têm a experiência inversa. Ainda não foi esclarecido se os transtornos depressivos ou os transtornos por uso de álcool causam um ao outro, mas certamente é visível que eles coexistem com grande freqüência.

PONTO-CHAVE

No caso de uma síndrome depressiva que coexiste com o uso contínuo de álcool, evite diagnosticar depressão maior ou distimia. Em vez disso, considere o transtorno do humor induzido pelo uso de substância como diagnóstico.

Critérios do DSM-IV para o transtorno do humor induzido por substância

A. Predomínio de uma perturbação proeminente e persistente do humor.

> B. Evidências de (A) se desenvolvendo dentro de um mês da intoxicação ou da abstinência do uso de substância OU uso de substâncias diretamente relacionado a (A).
> C. A perturbação não é mais bem explicada por um transtorno do humor não-induzido por substância.
> D. A perturbação não ocorre exclusivamente durante o curso de um *delirium*.
> E. Os sintomas causam sofrimento ou prejuízo clinicamente significativo.

PONTO-CHAVE

O DSM-IV sugere que se persistir por mais de um mês após o fim da abstinência, o transtorno do humor pode não ser induzido por substância. Esteja alerta para a possibilidade de um transtorno de ajustamento acompanhado de humor depressivo, dadas as muitas complicações psicossociais tipicamente presentes após um uso prolongado de substância.

Quando diagnosticar transtorno do humor induzido por substância, você deve também observar um dos três especificadores auto-explicativos:

- Com características depressivas
- Com características maníacas
- Com características mistas

Você também deve especificar se o transtorno teve início durante a intoxicação ou durante a abstinência.

Ansiedade

Os indivíduos em geral usam o álcool para controlar a ansiedade. Os sedativos que atuam de maneira similar ao álcool são muitas vezes prescritos especificamente para esse propósito. O uso prolongado de sedativos em comprimidos ou de álcool conduz, com freqüência, a maior dificuldade em lidar com a ansiedade devido às curvas que demonstrei anteriormente. Durante a retirada do álcool, e particularmente durante as fases iniciais da recuperação, quase todos os pacientes se queixam de sintomas marcantes de ansiedade. Relatos de insônia, nervosismo e irritabilidade geral estão sempre presentes. Os sedativos são contra-indicados para essa população, deixando-nos com poucas alternativas úteis na farmacoterapia. Alguns médicos prescrevem antidepressivos sedativos. Outros acham que a buspirona pode ser útil nessas circunstâncias. Qualquer uma dessas abordagens pode confundir a situação diagnóstica à medida que o tempo passa e levar o paciente a acreditar que pode continuar a obter um estilo de vida melhor por meio de um tratamento químico criativo. O uso de qualquer medicamento no início da recuperação deve ser um processo cauteloso.

PONTO-CHAVE

No caso de uma síndrome de ansiedade coexistente ao uso contínuo de álcool, evite diagnosticar transtorno de ansiedade generalizada ou transtorno de pânico. Em vez disso, considere como diagnóstico transtorno de ansiedade induzido por substância.

Critérios do DSM-IV para o transtorno de ansiedade induzido por substância

A. Ansiedade proeminente, ataques de pânico, obsessões ou compulsões predominam no quadro clínico.
B. Evidências de (A) se desenvolvendo dentro de um mês da intoxicação ou da abstinência do uso de substância OU uso de substância diretamente relacionado a (A).
C. O distúrbio não é mais bem explicado por um transtorno de ansiedade não induzido por substância.
D. O distúrbio não ocorre exclusivamente durante o curso de um *delirium*.
E. O distúrbio causa sofrimento ou prejuízo clinicamente significativo.

PONTO-CHAVE

O DSM-IV sugere que se o transtorno de ansiedade persistir por mais de um mês após o fim da abstinência, ele pode não ser induzido por substância. Esteja alerta para a possibilidade de um transtorno de ajustamento como está observado na seção do humor.

Quando diagnosticar transtorno de ansiedade induzido por substâncias, você também deve observar um dos três especificadores auto-explicativos:

- Com ansiedade generalizada
- Com ataques de pânico
- Com sintomas obsessivo-compulsivos
- Com sintomas fóbicos

Você também deve especificar se o transtorno de ansiedade teve início durante a intoxicação ou durante a abstinência. O Capítulo 20 apresenta uma discussão adicional sobre os transtornos induzidos por substâncias.

Efeitos cognitivos do uso do álcool

O dano cerebral devido à ingestão de álcool é bem mais comum do que se poderia pensar. Os exames de tomografia computadorizada e ressonância magnética têm revelado dano à matéria branca difuso em todo o cérebro após o uso prolongado dessa substância. As mulheres correm um risco mais elevado de apresentar esse problema do que os homens. É observada aceleração da perda de mielina relacionada à idade, com o uso crônico do álcool conduzindo a encolhimento cerebral, dilatação ventricular e aumento do volume do líquido cerebroespinal (LCS). O estado nutricional deficiente durante o uso de álcool contínuo pode piorar os efeitos de longo prazo sobre o cérebro. Análises neuropatológicas e neurorradiológicas têm revelado evidências extensas de dano cerebral às regiões corticais e subcorticais secundário ao uso regular de álcool. Mais da metade dos alcoolistas em recuperação tem uma deficiência perceptível da função cerebral. Embora a abstinência e a nutrição adequada sejam os pontos de partida iniciais para o tratamento, não há tratamentos farmacológicos comprovadamente eficazes para essa população.

O transtorno amnéstico persistente induzido por álcool, anteriormente chamado de encefalopatia de Wernicke e psicose de Korsakoff, com freqüência aparece de forma um tanto abrupta, acompanhando deficiências nutricionais e uso prolongado de álcool. Confusão e confabulação são observadas juntamente a paralisia do olhar lateral, nistagmo e ataxia. A memória fica claramente prejudicada, mas o funcionamento, em geral, não. Embora a reposição de tiamina possa reverter alguns sintomas, os déficits cognitivos podem ser permanentes. É improvável que você observe essa síndrome na prática, pois ela é um pouco rara. Bem mais comuns, e talvez simplesmente um estágio inicial do transtorno amnéstico persistente induzido por álcool, são os déficits mentais orgânicos na área das habilidades visuo-espaciais, da memória e psicomotoras rápidas. Esses sintomas costumam melhorar com rapidez durante o primeiro mês de sobriedade, e depois de forma mais gradual, mas em geral não desaparecem por completo. O uso de benzodiazepínicos pode conduzir a uma melhora mais lenta ou a nenhuma melhora. Idade acima de 50 anos pode ser um fator complicador, prolongando o tempo de recuperação. Os sintomas podem estar presentes de maneira muito sutil, como é observado no exemplo a seguir.

Aqueles que quiserem mais detalhes sobre esse tema importante devem obter uma cópia da NIAAA Research Monograph #22,

Alcohol-Induced Brain Damage, disponível, em inglês, gratuitamente no *site* do NIAAA em http://pubs.niaaa.nih.gov/publications/monograp.htm.

EXEMPLO CLÍNICO

Jonathan é um engenheiro elétrico aposentado de 72 anos de idade, ativo e cheio de energia. Muito criterioso, rapidamente ele apresenta uma história bem organizada e muito detalhada de uma fascinante vida criativa. Embora não tenha problemas clínicos, sua esposa indica que ele apresenta uma dificuldade crescente com a memória. Jonathan a interrompe para comentar que está envelhecendo e que certamente é essa a causa. Ela menciona seu uso de álcool. Ele concorda que sempre gostou de beber e que, com o passar dos anos, os médicos lhe disseram para reduzir a quantidade, mas nunca para parar. Na verdade, ele diminuiu, como pediram, mas jamais observou qualquer impacto do álcool em sua vida. De um ponto de vista retrospectivo, Jonathan não parece ter sofrido nenhum dos sintomas de alcoolismo. Um exame da condição mental não revela déficits importantes, exceto alguma dificuldade em citar os últimos presidentes. Eu lhe peço para parar por completo com o álcool, discutindo com ele a possibilidade de que essa substância tenha causado parte do déficit de memória que sua esposa tem observado.

Um mês mais tarde, Jonathan e a esposa retornam ao seu consultório. Ele não teve dificuldade em parar sua ingestão de álcool, embora relate sentir falta dele. Diz que se sente com mais energia, e sua esposa declara que ele parece ter menos momentos de dificuldades relacionadas à memória.

No mês seguinte, o próprio Jonathan relata não esquecer mais onde colocou sua chave, consegue resolver os problemas com mais rapidez e continua a sentir-se com mais disposição. Está confortável permanecendo abstinente. Pondera em voz alta por que nenhum médico jamais lhe pediu que parasse de beber.

PROBLEMAS MÉDICOS CONCOMITANTES

O estudo farmacológico do álcool revela efeitos tóxicos para coração, fígado, pâncreas, trato gastrintestinal, cérebro, sistema imunológico e sistema endocrinológico. Há uma incidência maior de malignidades, danos à pele e aos ossos e também danos musculoesqueléticos. A mensagem aqui é simplesmente incentivar os pacientes com alcoolismo a fazerem exames físicos completos regularmente. Seu papel nesse processo é averiguar se o paciente está sendo visto por um clínico geral, talvez você mesmo, com um sólido conhecimento das complicações clínicas relacionadas ao álcool. Muitos alcoolistas vão ignorar sua condição clínica e precisarão de um encorajamento contínuo da sua parte para realizar seus *check-ups*. Há vários textos excelentes disponíveis que discutem de forma detalhada as complicações clínicas do uso do álcool. Vamos encerrar esse tema com as duas seções a seguir.

O álcool e o coração

Segundo as publicações populares, todos os homens devem tomar duas doses de bebida alcoólica por dia, e as mulheres, uma. Dizem que isso reduz o risco de doença cardíaca coronariana. Na verdade, vários estudos sugerem uma associação entre a ingestão moderada de álcool e uma redução da doença coronariana. É interessante que o estudo mais longo em andamento (Hart et al., 1999) comparando os dados é um estudo de 21 anos realizado na Escócia, com 6 mil homens com idades de 35 a 64 anos, que não encontrou qualquer associação. É também interessante que todos os estudos que têm mostrado uma associação não tem demonstrado relação causal. Qualquer risco reduzido de doença cardíaca que pode ser associado à ingestão de álcool pode, na verdade, ser o resultado do estilo de vida ou dos níveis de estresse presentes em muitos daqueles que também bebem moderadamente, ou o resultado desses problemas presentes naqueles que não bebem nada. Mais uma vez, o que parte da literatura demonstra é um relacionamento ou uma associação, não uma causa e um efeito. Embora alguns queiram acreditar que os abstêmios poderiam reduzir seu índice de mortalidade tomando alguns drinques por dia, não há qualquer literatura corroborando tal mudança no comportamento.

Os pacientes abstêmios devem ser aconselhados a não começar a beber simplesmente pelo potencial decréscimo no risco de doença cardíaca coronariana. Embora o álcool talvez reduza esse risco, certamente aumenta o risco de cardiomiopatia, hipertensão, arritmia e acidente vascular cerebal (AVC). Fibrilação atrial e arritmias estão ambas associadas à ingestão dessa substância; o que pode explicar a alta incidência de morte repentina entre os bebedores. Mesmo pequenas doses de álcool são depressores diretos da atividade inotrópica do miocárdio. Observa-se que os portadores de doença cardíaca têm alterações no ECG com pequenas doses de álcool. Em geral, peço aos pacientes com doença cardíaca que não bebem. Acredito que o potencial de melhora é, no máximo, pequeno, enquanto os riscos potenciais são substanciais.

Aqueles que desejam mais detalhes sobre esse tópico devem obter uma cópia da NIAAA Research Monograph #31, *Alcohol and the Cardiovascular System*, disponível, em inglês, no *site* do NIAAA. Com mais de 700 páginas, essa publicação apresenta excelentes recursos e referências.

O álcool e o fígado

O álcool é hepatotóxico. Os homens que bebem mais de 180 mL de álcool por dia e as mulheres que bebem mais de 45 mL correm um risco significativo de cirrose após apenas 1 ou 2 décadas de ingestão de álcool. Por isso, você pode observar indivíduos na casa dos 30 anos com uma doença hepática marcante. Não deixe que a juventude de seu paciente o leve equivocadamente a pensar na improbabilidade de uma doença grave. Embora haja evidência de que a ingestão de álcool na presença de hepatite B não é mais prejudicial ao fígado do que o é para indivíduos sem doença hepática, o mesmo não parece ser o caso com a hepatite C. Os pacientes com essa doença que bebem normalmente têm uma doença hepática mais significativa em idade mais precoce. Aqueles com doença hepática alcoólica e hepatite C também têm níveis menores de sobrevivência. Dada a prevalência da hepatite C em populações que usam substâncias, convém obter um estudo laboratorial para revelar sua presença nos pacientes que usam substâncias, em especial aqueles que usam álcool e cocaína. Em geral, peço aos pacientes com qualquer forma de doença hepática que não bebam. Há um risco claro sem nenhum benefício potencial. Um estudo recente realizado por Lieber mostrando que uma ingestão moderada de álcool é suficiente para o desenvolvimento de um fígado gorduroso serve para enfatizar a necessidade de cautela.

EXEMPLO CLÍNICO

Dr. Michaelson é um médico de 42 anos de idade que contraiu hepatite C quando estava na faculdade de Medicina. Sua doença tem-lhe causado poucos problemas subjetivos no decorrer dos anos, mas ele continua preocupado e acompanha de perto seu curso. Certo dia, ele o encontra no corredor do hospital e o pára para perguntar se pode tomar uma taça de vinho no jantar. Diz que há 10 anos vem bebendo dessa maneira, sem qualquer preocupação, mas recentemente leu um artigo em uma revista que lhe fez pensar se deveria parar toda a sua ingestão de álcool.

Eu respondo:

Sabemos que o álcool é tóxico para o fígado. Também sabemos que ele parece, com o tempo, causar maior dificuldade hepática nos indivíduos que têm hepatite C. Parece que você bebe uma quantidade muito pequena por dia, mas qualquer quantidade pode ser prejudicial. Não sabemos, no seu caso específico, se essa é a quantidade que pode provocar maiores problemas ao longo do tempo. Talvez seu curso da hepatite C seja bastante benigno, e essa ingestão de álcool não faça mal algum, mas talvez essa minúscula quantidade seja a quantidade necessária para piorar as coisas. Como não sabemos, você tem de perguntar-se qual a importância do álcool em sua vida. Os benefícios que você obtém com ele valem o risco desconhecido, um risco que tanto pode ser zero ou como pode ser significativo?

AGRADECIMENTO

Agradeço a Daniel Casper, MD, PhD, da Concept•Image, por seu trabalho de *design* nas ilustrações deste capítulo.

9 Outros sedativos

1. Os benzodiazepínicos são sedativos sólidos com repercussões e efeitos colaterais muito similares ao seu equivalente líquido, o álcool.
2. O uso dos benzodiazepínicos deve ser evitado na presença de um transtorno relacionado ao uso de substâncias. Muitos acham que o seu uso é totalmente contra-indicado.
3. A redução da dosagem de um benzodiazepínico deve ser lenta, cautelosa e extremamente personalizada.
4. Reduzir os benzodiazepínicos no caso de dependência de sedativo não constitui em si tratamento para esse tipo de dependência.

Se empilhássemos toda a pesquisa que tem sido conduzida sobre os benzodiazepínicos e suas aplicações clínicas, a pilha formada provavelmente mediria quilômetros. Grande parte dos estudos realizados fala da segurança do uso a curto prazo dos benzodiazepínicos ou de seu valor para pacientes com transtornos de ansiedade crônicos. Muitos clínicos prescrevem pelo menos uma dose baixa de um sedativo para quase todos os seus pacientes que apresentam um sinal, ainda que mínimo, de ansiedade ou agitação. Por isso, é raro ver um paciente com uma doença aditiva, na época de sua apresentação inicial, que *não* esteja usando ativamente um sedativo prescrito pelo médico. Os poucos estudos que têm explorado o uso a longo prazo dos benzodiazepínicos em geral encontraram sinais de morbidade considerável. Os resultados desses estudos revelam benefícios importantes em abster pacientes com qualquer desconforto subjetivo devido a esse uso prolongado, mesmo na ausência de qualquer transtorno primário relacionado ao uso de substâncias (ver Ashton, 1987). Como observa a dra. Ashton em uma de suas publicações: "No uso a curto prazo, os benzodiazepínicos podem ser valiosos inclusive para salvar a vida em uma ampla série de condições clínicas. Quase todas as desvantagens dos benzodizepínicos resultam de seu uso prolongado, e é esse uso, envolvendo alguns milhões de pessoas pelo mundo afora, que lhes valeu uma reputação ruim, particularmente como substâncias de dependência".

O USO DE BENZODIAZEPÍNICOS E DE OUTROS SEDATIVOS

Ao discutir sobre outros sedativos, referimo-nos fundamentalmente a benzodiazepínicos como o diazepam, mas também estão incluídos nessa categoria barbitúricos como o secobarbital, carbamatos como o meprobamato, e outros como o hidrato de cloral. Cada um desses sedativos tem o mesmo efeito que o álcool. Eles proporcionam experiências similares, são produtores de dependência, sendo com freqüência prescritos de forma inadequada. Os barbitúricos apareceram na primeira metade do século XX; eram considerados seguros e eficazes para o uso na ansiedade, mas pouco a pouco descobriu-se que tinham alto potencial para a dependência. Observou-se que eram particularmente letais em *overdose*, com um índice terapêutico estreito, em que uma dose correspondente a 20 vezes a dose terapêutica é mortal. Os carbamatos apareceram em meados do século, mas também se descobriu que causavam efeitos colaterais inaceitáveis em longo prazo. No final do século passado, os benzodiazepínicos eram a classe de fármacos mais amplamente prescrita no mundo todo. Entretanto, mais uma vez, nos 50 anos de sua introdução, se descobriu que conduziam a efeitos colaterais e dependência maiores do que o inicialmente esperado. Existem vários novos sedativos não-benzodiazepínicos que vamos discutir mais adiante neste capítulo, conhecidos como "Drogas-Z", com base na primeira letra de seus nomes genéricos. Inicialmente considerados sedativos mais seguros, a literatura está começando a indicar que apresentam os mesmos problemas que os medicamentos anteriores.

Muitos estudos têm mostrado que doses baixas de benzodiazepínicos afetam adversamente a aprendizagem de novas informações e causam prejuízo da memória imediata. As atividades motoras também são prejudicadas como resultado do uso de benzodiazepínicos. Uma única dose de 10 mg de diazepam resulta em prejuízo da função visual, velocidade perceptual e habilidades de reação e coordenação de até sete horas. Indivíduos que usam benzodiazepínicos têm uma probabilidade cinco vezes maior de sofrer um acidente de automóvel do que os demais. Doses mais elevadas estão associadas a sedação diurna residual, depressão, apreensão, insônia e pensamentos suicidas. Tem sido observado que se desenvolve dependência em pacientes sem sintomas passados de doença aditiva. Está claro que os benzodiazepínicos, embora "mais seguros" do que os barbitúricos, compartilham os riscos fundamentais dos outros sedativos, incluindo o álcool. Os efeitos colaterais e os sintomas de abstinência são praticamente idênticos. A dependência clínica observada é a mesma.

EXEMPLO CLÍNICO

As sras. Smyth e Smith têm, cada uma delas, uma queixa principal de ansiedade que, com rapidez, relatam estar razoavelmente bem controlada com o clonazepam. Quando você as vê pela primeira vez, ambas relatam uma história de uso diário desse medicamento nos últimos seis anos. Em geral, o clonazepam é administrado conforme prescrição médica; mas ambas declaram tomar um comprimido extra quando se sentem particularmente "estressadas". Elas ainda estão um pouco ansiosas, mas a ansiedade é tolerável enquanto o medicamento estiver à mão.

A sra. Smyth, como se veio a descobrir, teve dificuldades conjugais e ocupacionais há muitos anos devido ao uso de álcool; sua história demonstra claramente que é alcoolista. Ela declara que agora está sóbria e atribui essa sua capacidade de permanecer assim ao benzodiazepínico. Ao lhe ser perguntado se a sua ansiedade era anterior à dificuldade com o álcool, ela hesita um pouco, mas confessa ter sido sempre nervosa.

Já a sra. Smith não tem história de uso de álcool. Relata ter sido sempre ansiosa. Só recentemente começou a apresentar problemas conjugais ou ocupacionais, quando sua ansiedade começou a causar dificuldades em sua capacidade de concentração no trabalho.

O que você deve fazer? Deve continuar a prescrever o clonazepam? Há alguma razão para oferecer uma alternativa? Essas duas pacientes devem ser tratadas de forma diferente?

A situação mais comum, a da sra. Smyth, tem provocado uma enorme controvérsia no campo. O Council of Scientific Affairs da AMA declarou em um relatório de 1999: "A experiência clínica sugere que os benzodiazepínicos com freqüência aumentam o índice de recaída e o uso de álcool. Embora tenham um lugar no tratamento de ataques de pânico e transtornos de ansiedade generalizada, devem ser usados com cautela em pacientes com transtornos relacionados ao uso de álcool". A American Society of Addiction Medicine discorda que devam ser usados com cautela, observando, em vez disso, que "métodos farmacológicos alternativos devem ser buscados em pacientes com transtornos relacionados ao uso de álcool". Em 1987, o Royal College of Psychiatrists, na Grã-Bretanha, declarou que o ideal é que os benzodiazepínicos sejam prescritos por "não mais que um mês" e que "as conseqüências do uso em longo prazo podem superar muito o alívio sintomático" em transtornos de ansiedade contínuos, com ou sem qualquer diagnóstico concomitante relacionado ao uso de substâncias.

O próprio *Physician's Desk Reference* (PDR) tem entradas notavelmente similares para cada um dos benzodiazepínicos, bastante parecidas com as três aqui apresentadas:

> A eficácia do Ativan no uso a longo prazo, ou seja, por mais de quatro meses, não tem sido avaliada por estudos clínicos sistemáticos.
>
> A eficácia do clonazepam no uso a longo prazo, ou seja, por mais de nove semanas, não tem sido sistematicamente estudada em experimentos clínicos controlados.
>
> A eficácia do diazepam no uso a longo prazo, ou seja, por mais de quatro meses, não tem sido avaliada por estudos clínicos sistemáticos.

Não há dúvida de que os benzodiazepínicos têm efeitos colaterais sobre a função da memória (amnésia retrógrada de curto prazo) e que podem causar sonolência, letargia e fadiga. Mas, de longe, o maior problema é o desenvolvimento inevitável de dependência física. Tenho percebido que, quanto mais tempo um paciente usa um benzodiazepínico e quanto mais alta a dosagem prescrita, maior a probabilidade de ele experimentar sintomas de abstinência leves ou moderados entre as doses. O principal sintoma observado é a ansiedade, o próprio problema para o qual o paciente está sendo freqüentemente tratado. Como se pode determinar se a ansiedade é provocada por sua enfermidade primária ou por um sintoma de abstinência leve e inicial experimentado várias horas após a última dose sedativa? No caso da primeira alternativa, você pode considerar aumentar a freqüência da dosagem, mas isso aumentaria a chance de experimentar a segunda possibilidade e, na verdade, só dificultaria uma eventual redução.

Voltemos às questões do nosso exemplo clínico. Será que o dano potencial da dependência fisiológica em um indivíduo sabidamente dependente de substância é suficiente para justificar a redução de um agente sedativo que o paciente acredita estar sendo proveitoso? Será que o desconforto de sintomas de abstinência leves sob forma continuada em um paciente sem dependência de substância conhecida é suficientemente indicativo para justificar uma redução similar?

Encare isso sob outra perspectiva. Todos os sedativos, incluindo o álcool e os benzodiazepínicos, causam mudanças de humor e danos às funções psicomotora e cognitiva. Todos causam dependência física. Os benzodiazepínicos e o álcool produzem um dano significativo à memória. Os receptores GABA, alvo das ações agudas do etanol, também são o alvo para as ações agudas desses fármacos. Como essas duas substâncias – o álcool e os benzodiazepínicos – são incrivelmente similares, talvez tão similares quanto o vinho e a cerveja, a prescrição contínua de benzodiazepínicos aos alcoolistas em recuperação não constitui o equivalente da bebida controlada? Dada a determinação clara de que o *controle* duradouro do uso do álcool pelos alcoolistas não é possível, parece razoável colocar outros agentes sedativos de tolerância recíproca na mesma categoria.

Isso não significa que a sra. Smyth não será a única paciente alcoolista que você tem capaz de ir bem durante muitos anos sem a prescrição de um agente sedativo. Isso é certamente uma bomba-relógio, o equivalente a pedir ao paciente que, em vez disso, bebesse duas – e somente duas – cervejas por dia para tratar sua ansiedade persistente. Da mesma forma, com a sra. Smith – paciente sem história de alcoolismo, mas com um perfil de sintomas atuais semelhante –, o tratamento deveria incluir uma redução gradual do medicamento. Assim, pode-se estabelecer um diagnóstico adequado, e sua doença, caso exista alguma, poderá ser tratada adequadamente. (Ver Cap. 10 para uma discussão dos métodos de redução.)

Existem duas fortes razões para prescrever-se benzodiazepínicos para pacientes com diagnósticos relacionados ao uso de substâncias. Em geral, creio que essas razões também são as únicas para prescrever-se benzodiazepínicos àqueles sem diagnósticos relacionados ao uso de substâncias. No entanto, sou um pouco preconceituoso, tendo visto tantos pacientes com graves dificuldades diretamente relacionadas ao seu uso prolongado. Eis as duas razões:

- Reduzir um medicamento que já está sendo dado
- Proporcionar desintoxicação do álcool em um ambiente controlado

Faço uma exceção a essas regras: na provisão de agentes sedativos de dose única para indivíduos que estão passando por uma experiência incomum para a qual são fóbicos. Por exemplo, se um paciente tem de voar de repente para outra cidade e tem medo de avião, ele com freqüência obterá um alívio sintomático com uma dose única de benzodiazepínico tomada pouco antes do vôo.

> **PONTO-CHAVE**
>
> Os benzodiazepínicos e outros sedativos em comprimido são o mais seco dos martinis. Com raras exceções, não devem ser prescritos a pacientes com uma história de álcool ou de outro tipo de dependência de sedativo, a menos que você tenha certeza de que os potenciais benefícios superam os significativos riscos. Essa advertência se aplica tanto aos sedativos não-benzodiazepínicos quanto aos próprios benzodiazepínicos.

> **PONTO-CHAVE**
>
> As interações entre substâncias são de particular preocupação com o triazolam. O uso de cimetidina ou eritromicina com o triazolam pode resultar em duplicação da meia-vida e dos níveis plasmáticos dos benzodiazepínicos. Os anti-histamínicos e outros depressores do SNC, sobretudo o álcool, não devem ser usados enquanto se toma qualquer benzodiazepínico.

Sedativos não-benzodiazepínicos

EXEMPLO CLÍNICO

"Estou por cima!", disse-me um paciente na semana passada. Ricky, um homem casado, de meia-idade, com dois filhos adolescentes, havia ido ao meu consultório dirigindo seu recém-adquirido Firebird 1969. Quando chegou, aumentou a rotação do motor para certificar-se de que não apenas o pessoal do consultório, mas todos na área notassem seu carro novo. Ricky havia saído de duas semanas de reabilitação após 2 anos de uso de maconha e álcool. Esta fora sua segunda reabilitação em 2 anos. A primeira resultou em descontinuação do uso de álcool durante alguns anos, tendo persistido, contudo, o uso da maconha; por fim, Ricky retomou o uso do álcool. Agora ele está limpo há pouco mais de um mês. Sente-se no topo do mundo. Uma voz dentro da minha cabeça sussurra a possibilidade de um transtorno bipolar, mas há questões prioritárias a serem tratadas.

Ricky queixa-se de dificuldade de sono e tira três frascos de comprimidos de sua jaqueta. Entrega-me o primeiro, agora vazio, de trazodona. "Este é bem bom, doutor", diz ele. Então, levo-o a recordar-se dos efeitos colaterais eréteis que tivera com essa substância no passado. Ele ri e me sugere que isso parecia "muito bem" para ele. Não obstante, reconhece minha preocupação e me entrega o segundo frasco. Este contém comprimidos de 25 mg de amitriptilina que eu lhe prescrevera em nosso último encontro. "Estes funcionaram bem, mas eu não conseguia me levantar pela manhã e tinha prisão de ventre." Sugeri, então, que poderia haver melhor resultado se ele partisse os comprimidos, tomando apenas a metade antes de dormir.

Mas Ricky já havia resolvido assumir o controle da situação. Nas duas semanas desde que o vira pela última vez, ele fora a outro médico local. Estende o terceiro frasco, com comprimidos de zolpidem. "O dr. A prescreveu-me esses comprimidos na semana passada. Eles são perfeitos, mas eu queria checar com o senhor se posso tomá-los sem problema. Eles parecem um pouco bons demais, se o senhor entende o que quero dizer."

Eu sabia o que Ricky queria dizer. O zolpidem, uma imidazopiridina, funciona de maneira similar aos benzodiazepínicos, ligados aos mesmos locais do receptor. Já o zaleplon é uma pirazolopirimidina, que também interage com o complexo receptor GABA-BZ. Esses dois medicamentos produzem tolerância e dependência, do mesmo modo que os outros sedativos. Seu uso deve ser evitado em todos os pacientes com transtornos relacionados ao uso de substâncias, assim como o uso dos benzodiazepínicos nessas ocasiões. A eszopiclona é o sedativo-hipnótico mais recentemente liberado até a publicação deste livro; o resumo geral do produto indica a crença de que seu mecanismo de ação "se deve à sua interação com, e com a modulação alostérica do complexo receptor GABA-A". Foi observado que o eszopiclona compartilha algumas das propriedades farmacológicas dos benzodiazepínicos. Pelo menos um quarto de todos os meus pacientes com problemas de adição só recaiu após a prescrição de agentes sedativos por parte de médicos que não se informaram sobre uma história de uso de substâncias ou não entenderam que os medicamentos que produzem dependência devem ser evitados com pacientes que têm essa história.

Observe que, na história de sedativos em comprimido, quase todo novo produto tem sido liberado com representantes da companhia dizendo aos médicos que seus novos fármacos não resultam em abstinência, não causam adição, sendo de algum modo mais seguros do que todos os sedativos anteriores. Em todo caso, até agora, isso não tem sido corroborado pela experiência. Esses medicamentos são como cães – uma raça pode ser um pouco mais fácil de treinar, enquanto outra é mais rápida do que a maioria, mas nenhum deles age como um gato. Seja particularmente cauteloso cada vez que for lançado um novo medicamento desse tipo. Você será informado de que *este* é o seguro. Até agora, ainda estamos esperando pelo fármaco seguro. Foi descoberto que o zaleplon causa rebote de insônia após descontinuação de doses altas tomadas por períodos breves. Vários relatos publicados sobre dependência, uso inadequado e fenômenos de abstinência da zopiclona são preocupantes; um relato de caso, de Wong e colaboradores, no *Age and Ageing,* indica delírio em uma mulher idosa que teve abruptamente interrompido o uso dessa substância. Já Hajak e colaboradores relataram, no *Addiction*, em 2003, que o zolpidem e a zopiclona pareciam relativamente seguros quando comparados aos benzodiazepínicos, mas também identificaram uma série de casos problemáticos em que a maioria dos pacientes tinha uma história de "abuso anterior de droga ou álcool e/ou outras condições psiquiátricas". Por sua vez, Jones e Sullivan relataram, no *British Medical Journal*, em 1998, que a zopiclona "pode causar dependência com o uso a longo prazo" e que esse uso "deve ser limitado às indicações de curto prazo para as quais ela é licenciada". A zopiclona é um agente amplamente disponível fora dos Estados Unidos e contém eszopiclona como o isômero ativo. É possível que achados aplicáveis à zopiclona não sejam aplicáveis à eszopiclona, mas a cautela é obviamente justificada. Um novo medicamento antiinsônia, o ramelteon, está hoje disponível para o tratamento da insônia. Agonista altamente seletivo para os receptores de melatonina, parece que o ramelteon, nesse estágio inicial, não tem potencial aditivo. Como ainda não se passou tempo suficiente desde o lançamento desse medicamento para que aparecessem publicações a respeito, é aconselhável esperar de 1 a 2 anos após seu lançamento a fim de examinar a literatura e determinar a segurança antes de prescrevê-lo a pacientes com doença aditiva.

Outro medicamento freqüentemente negligenciado como um agente aditivo é o carisoprodol. Muitas vezes prescrito como um relaxante muscular, ele é metabolizado em parte para o meprobamato, outra substância de tolerância cruzada com álcool e outros sedativos. Não se trata de uma substância controlada, apesar de seu metabólico farmacologicamente ativo ser controlado. O *status* legal do carisoprodol pode levar alguns médicos a acreditar que ele não produz dependência. Na verdade, dependência e sintomas de abuso têm sido ambos relatados (ver Littrell, 1993). Zolpidem, zaleplon e carisoprodol devem ser retirados como você retiraria os benzodiazepínicos desses pacientes. Se está buscando um medicamento ansiolítico, a buspirona não é farmacologicamente similar aos benzodiazepínicos e pode ser usada com segurança naqueles com doença aditiva. Se está buscando um auxílio ao sono, doses baixas de amitriptilina podem ser usadas de forma moderada, em particular se por um período breve, enquanto o ciclo de sono do paciente volta naturalmente ao normal. A trazodona e provavelmente o ramelteon são outras alternativas seguras. Já a sedação com antidepressivos ISRSs também pode ser usada como alternativa. Embora alguns prescrevam sedação com agentes antipsicóticos, os efeitos colaterais potenciais com freqüência desaconselham seu uso. Não considero necessário seu uso. Nessa área, muitos desaprovam o uso de hipnóticos anti-histamínicos, como a difenhidramina. O Talbott Recovery Campus, por exemplo, acredita que esse uso deve ser evitado por aqueles com histórias de uso de substâncias. Como se encontra disponível para venda sem prescrição médica, você pode querer discutir isso previamente com seus pacientes. Pode, também, proporcionar-lhes uma lista dos medicamentos que contêm essa substância.

Rohipnol

Devemos reservar um momento para discutir o flunitrazepam (Rohipnol), que não é aprovado para uso sob prescrição nos Estados Unidos, mas que é amplamente usado na Europa e no México como um agente sedativo. Esse benzodiazepínico é usado via oral ou intranasal, sendo freqüentemente usado nas festas de *clubbers* no Texas e na Flórida. O Rohipnol é dissolvível em bebidas carbonadas e, por isso, usado às vezes como parte de um ataque sexual. Há relatos freqüentes de amnésia anterógrada (apagamentos) similar àquela observada no uso de álcool, mas aparentemente até 24 horas após a ingestão inicial. Outros efeitos adversos são similares àqueles observados com outros agentes sedativos, incluindo o álcool. A dosagem terapêutica varia de 0,5 a 2 mg. Os níveis sangüíneos atingem um pico após 1 a 2 horas, caindo para a metade do pico após 16 a 35 horas, com um metabólito duradouro e potente durante mais tempo.

GHB

O ácido gama-hidroxibutírico (GHB), também referido como oxibato sódico, é um sedativo-hipnótico disponível para o tratamento de complicações de cataplexia. É freqüentemente chamado de *ecstasy* líquido nas festas de *clubbers*, mas, do ponto de vista químico, é bem diferente do MDMA. É usado no mesmo ambiente e em geral fabricado em casa, usando-se *kits* e ingredientes prontamente disponíveis em lojas de alimentos saudáveis ou de suplementos dietéticos. Como o hidróxido de sódio é usado na manufatura, uma síntese incorretamente realizada pode deixar substâncias muito tóxicas no produto de fabricação doméstica. Os usuários descrevem ter 1 a 4 horas de relaxamento, desinibição e maior abertura para as atividades sociais. Os efeitos se iniciam após 10 a 20 minutos. A *overdose* é possível com uma dose bem baixa, com sintomas similares àqueles observados com outros agentes sedativos, incluindo o coma e a morte. Os efeitos colaterais em dose baixa incluem tremores, náusea e deficiência de concentração. A potencialização de sedativos parece resultar do uso de GHB, que resulta em riscos particulares quando este é consumido concomitantemente com o álcool.

Como acontece com muitas substâncias, a qualidade do GHB disponível varia muito. Um único comprimido pode conter muito pouco GHB para ser percebido ou o suficiente para causar sono em vez dos efeitos desejados. Sua *overdose* pode ser confundida com a de opiáceo e com a de sedativo. Como ele é metabolizado muito rapidamente, com freqüência não é detectado nos exames toxicológicos-padrão, deixando os médicos de emergência confusos sobre a origem dos sintomas de um paciente.

OVERDOSE DE SEDATIVO

Talvez você queira saber sobre uma substância usada principalmente no pronto-socorro. O flumazenil pode ser usado para reverter os efeitos graves da *overdose* de um benzodiazepínico. Trata-se de um antagonista receptor de benzodiazepínico destinado à administração intravenosa. Observe que o flumazenil funciona para o etanol, para os barbitúricos e também para alguns anestésicos gerais. Os pacientes dependentes de sedativo (e, por isso, em risco de convulsões de abstinência) devem receber um processo de dosagem mais lento, com observação cuidadosa de confusão, agitação, labilidade ou dificuldades perceptuais, assim como convulsões. Por isso, o pessoal do pronto-socorro deve saber se uma *overdose* de sedativo está presente no contexto de dependência deste. Dependendo da disponibilidade de monitoramento, pode-se optar por não usar o flumazenil em um indivíduo com uma conhecida dependência de sedativo (incluindo álcool). Têm sido relatadas fatalidades secundárias ao uso desse medicamento; por isso, deve-se ter muita cautela ao recomendá-lo.

Finalmente, vamos esclarecer algumas más interpretações comuns.

EXEMPLO CLÍNICO

Durante uma revisão de caso forense, examinei um relato de medicação psiquiátrica em que o médico que estava tratando o paciente escreveu: "Prefiro adicionar o lorazepam do que o alprazolam ao seu regime de tratamento, porque ele... é menos aditivo que o alprazolam".

Má interpretação 1: Os benzodiazepínicos de início rápido têm um potencial de dependência física mais elevado do que aqueles com um início de ação menos rápido. Embora isso pareça sensato, Senay observa que não têm surgido evidências científicas indicando qualquer diferença real entre os vários benzodiazepínicos em termos de seu potencial de dependência ou risco de abuso. A dependência física ocorre com todos os benzodiazepínicos conhecidos. Há notadamente uma relação entre a meia-vida e a gravidade da abstinência, pois aqueles sedativos com meia-vida mais curta têm uma abstinência mais grave e que ocorre mais cedo após a descontinuação do que aquela observada com agentes sedativos de meia-vida mais longa. Tanto o uso do lorazepam como o do alprazolam com freqüência resultam em fissura e desconforto entre as doses.

Má interpretação 2: A retirada de qualquer benzodiazepínico pode ser conduzida com segurança com o uso de qualquer outro benzodiazepínico. Triazolam e alprazolam são ambos triazolobenzodiazepínicos. Essas substâncias têm uma afinidade mais elevada para os receptores centrais e periféricos dos benzodiazepínicos do que os outros benzodiazepínicos. Alguns não estão de modo algum ligados aos receptores periféricos. A literatura tem apresentado relatos de convulsões durante a abstinência do triazolam e do alprazolam, mesmo enquanto são administradas doses elevadas de diazepam ou clordiazepóxido. Para o nível mais elevado de segurança, a abstinência de um paciente de qualquer benzodiazepínico deve ser realizada sem a mudança para outro medicamento.

As equivalências, na Tabela 9.1, são aproximações grosseiras; por exemplo, 50 mg de diazepam não devem ser substituídos da noite para o dia por 2,5 mg de alprazolam.

Tabela 9.1 Tabela de equivalência

Nome genérico	Dose equivalente
Alprazolam	0,5 mg
Clordiazepóxido	25 mg
Clonazepam	0,5 mg
Clorazepato	15 mg
Diazepam	10 mg
Estazolam	1-2 mg
Flurazepam	15-30 mg
Lorazepam	1 mg
Oxazepam	20 mg
Termazepam	20 mg
Triazolam	0,5 mg

EXEMPLO CLÍNICO

Jennifer é uma mulher de 43 anos de idade que, há muitos meses, relata depressão profunda. Há mais de um ano ela vem recebendo tratamento psiquiátrico. Tem uma longa história de uso de alprazolam, clonazepam e zolpidem à noite para controlar sua ansiedade. O uso de álcool foi um fator no passado, mas a paciente nega uso recente. Ela passou por desintoxicação há seis meses, mas saiu após 12 horas, sentindo-se "desconfortável". Durante os últimos dias, tem tido dores e incômodos, tem chorado quase constantemente e experimentado automedicar-se usando uma dosagem maior de sedativos que a habitual. Está preocupada com a possibilidade de recomeçar a beber. Complicações médicas não estão presentes, o apetite é deficiente, e há presença de insônia. O afeto é lábil, com alguns soluços profundos alternando-se com retardo psicomotor e aparência apática.

Quando examina o registro de Jennifer, você vê que, no ano passado, lhe foram receitados fluoxetina, centralina, citolopram, trazodona, mirtazapina, quetiapina, risperidona, diazepam, clordiazepóxido, buspirona e outra substância que não pode distinguir muito bem devido à caligrafia ilegível na prescrição. Esses medicamentos foram mal tolerados; muitos foram descontinuados devido à falta de eficácia. Apesar disso, você observa que a paciente continuou a tomar alprazolam e clonazepam.

Com alguma modificação, esse exemplo reflete um caso que examinei recentemente. Não é incomum ver os pacientes receberem esse tipo de tratamento de seu médico. Não caia na armadilha de prescrever tudo o que está disponível em seqüência, em vez de simplesmente reduzir um sedativo para um indivíduo que, ao que tudo indica, se acha dependente deste.

EXEMPLO DE PESQUISA

Em 1995, Mumford e colaboradores estudaram 14 homens com história de abuso de sedativos para determinar o risco de abuso do alprazolam de liberação prolongada. O estudo foi financiado em parte pela Upjohn, fabricante do alprazolam ZXR, e durou 24 horas, medindo efeitos positivos do medicamento como "avaliações de gostar ou bons efeitos". Um procedimento de "fármaco *versus* dinheiro" destinado a avaliar os efeitos de reforço do fármaco foi aplicado um dia depois da administração do medicamento. As várias medidas de resultado indicaram a presença de diferenças entre o alprazolam de ação imediata e o de liberação prolongada. A conclusão: "Esses dados indicam que o alprazolam de liberação prolongada tem menos potencial de abuso do que o de ação imediata".

É possível que um indivíduo com um transtorno relacionado ao uso de sedativos preferisse o uso de formas IR a formas XR do alprazolam. Pode ser que isso signifique que o IR tem um maior potencial de abuso. Mas não é isso que nos preocupa. O que nos preocupa é se o uso de um ou outro tipo pode conduzir ou contribuir para o novo início de dependência de sedativo ou para uma recaída do uso suficiente para satisfazer os critérios de abuso ou dependência. Também gostaríamos de saber se o XR tem uma possibilidade menor do que o IR de levar a esse resultado. As medidas do estudo foram uma boa indicação do tempo do início farmacológico, do declínio do início e do reforço imediato. No entanto, essas medidas podem não ser clinicamente relevantes.

PONTO-CHAVE

Os benzodiazepínicos são apropriados para o uso de curto prazo (2 a 4 semanas). Não são medicamentos benignos para aqueles com transtornos relacionados ao uso de substâncias nem para aqueles que não os apresentam. Como declarou o National Institute for Clinical Excellence (Reino Unido), os sedativos não-benzodiazepínicos mais recentes têm os mesmos efeitos terapêuticos e adversos que os benzodiazepínicos, incluindo a tolerância, a dependência e o abuso.

10 Desintoxicação de sedativos

> 1. O tratamento farmacológico para a desintoxicação de sedativos deve ser individualizado.
> 2. A medicação deve acompanhar outras formas de tratamento se o objetivo for a sobriedade em longo prazo.
> 3. Embora a convulsão e o *delirium tremens* provocados pelo uso prolongado do álcool sejam uma possibilidade, sua presença é mais uma exceção do que norma.

Durante 10 anos, Diane tomou 20 g diários de diazepam sob prescrição médica. Ela chega se queixando de ansiedade e dizendo que gostaria de parar de tomar esse medicamento. Já Mark vem bebendo entre 10 e 12 cervejas por dia nos últimos cinco anos. Chega se queixando de depressão e declarando que sua esposa está exigindo que pare de beber "de uma vez por todas". Por sua vez, Bill é admitido no hospital com uma concentração de álcool no sangue (BAC) de 0,3, o que é surpreendente devido à sua aparência de sobriedade.

Cada um desses pacientes requer desintoxicação de sedativo. Embora a farmacologia da abstinência seja similar para cada paciente, o processo a ser seguido será bastante diferente e individualizado. Temos vários objetivos importantes:

- Evitar os perigos da abstinência de sedativos: convulsões e *delirium tremens* (DTs)
- Afastar o paciente do uso de sedativos com sucesso e sem desconforto substancial
- Providenciar acompanhamento adequado para evitar recaída

Deve-se ressaltar que as convulsões são raramente observadas na abstinência de álcool ou de sedativos. Ocorrem em menos de 5% dos casos, mais provavelmente entre 6 e 48 horas após a suspensão do uso do sedativo, e têm maior probabilidade de manifestar-se em pacientes com história de convulsões (devido a transtorno não-relacionado ou abstinência prévia).

Os DTs são observados com menos freqüência do que as convulsões, com menos de 1% apresentando disfunção dos sinais vitais, confusão grave, alucinações, agitação e tremor intensificado típicos do processo. Os DTs podem levar à morte, mas isso é algo atípico e costuma relacionar-se a dificuldades médicas concomitantes. Embora a desintoxicação de sedativo seja em geral baseada em intervenção farmacológica, observe que esta só é clinicamente necessária em apenas 8% daqueles que se apresentam para atendimento. Whitfield e colaboradores demonstraram que os 92% remanescentes podem ser tratados com técnicas de orientação para a realidade e em um centro de desintoxicação baseado no modelo social fazendo uso de apoios não-farmacológicos gerais.

Instruções para a desintoxicação de álcool

Uma vez tomada a decisão de usar um protocolo de sedativo para o tratamento de uso prolongado de álcool, tal protocolo deve ser individualizado para o paciente. Muitas instituições usam protocolos padronizados; estes são simples, para que o residente que cobre o pronto-socorro os implemente como uma medida rápida durante a noite, mas devem ser substituídos o mais rápido possível por um protocolo que seja mais adequado ao paciente específico. Tanto os benzodiazepínicos quanto os barbitúricos são usados nos protocolos de desintoxicação de álcool. Algumas instituições não estão familiarizadas com o uso de barbitúrico para esse propósito. É melhor empregar o padrão adotado em seu local de trabalho. Durante o processo de desintoxicação, você deve corrigir os níveis anormais de eletrólitos (ver Cap. 7), prescrever multivitamínicos com ácido fólico, prescrever tiamina diariamente e hidratação se for indicado. Em geral, esta não é indicada de início, mas pode ser necessária à medida que a abstinência progride; isso deve ser monitorado.

Protocolo inadequado para desintoxicação de paciente internado

Em geral, um protocolo inadequado para desintoxicação é adotado como padrão em pronto-socorros para todos os pacientes admitidos que requeiram desintoxicação de álcool. Aqui é apresentado um exemplo de método *inadequado*.

Primeiro dia: clordiazepóxido 100 mg p.o./IM na admissão e, depois, 50 mg a cada 4h
Segundo dia: clordiazepóxido 50 mg p.o./IM a cada 6h quando necessário.

Terceiro dia: clordiazepóxido 50 mg p.o./IM a cada 8h quando necessário
Hidrato de cloral 500 mg qhs x 72h
Lorazepam 2 mg p.o./IM a cada 4h com um máximo de três doses apenas para o primeiro dia.

Essa é uma abordagem um pouco confusa, dada a combinação de três agentes sedativos diferentes. Por que se usaria o lorazepam no primeiro dia se o clordiazepóxido é dado rotineiramente nesse dia? Se o clordiazepóxido que está sendo prescrito é insuficiente para resolver os sintomas iniciais de abstinência, então simplesmente aumente sua dosagem e estenda a duração da redução. E por que usar hidrato de cloral para o sono? Esse hipnótico exibe uma tolerância cruzada com os sedativos benzodiazepínicos; seu uso vai provocar sintomas adicionais de abstinência que poderiam ser evitados. Se o paciente está tendo dificuldade com o sono devido a sinais ou sintomas de abstinência, mais uma vez a redução do clordiazepóxido pode ser ajustada. Por fim, esse medicamento não deve ser administrado IM devido à absorção deficiente quando administrado dessa maneira.

A dose inicial nesse protocolo pode ser maior ou menor do que a requerida pelo paciente. Se for muito baixa, o paciente terá sintomas de abstinência desconfortáveis apesar do tratamento. Se for muito alta, ele dormirá durante todo o primeiro dia de tratamento.

Um procedimento prático deve ser sempre seguido durante a desintoxicação de sedativo: se o paciente estiver dormindo, o medicamento sedativo deve ser retirado. Um corolário a essa regra é que os pacientes não devem ser acordados para a verificação dos sinais vitais a fim de determinar se sedativos devem ser administrados.

Melhor protocolo de desintoxicação para o paciente internado

A mesma instituição oferece esse protocolo como uma escolha para o residente do pronto-socorro se o paciente tiver uma história de convulsões ou DTs.

Um protocolo de fenobarbital é dado com dosagem oral às 8h da manhã, ao meio-dia e às 10h da noite, todos os dias, da seguinte maneira:

Primeiro dia: 25 cc (100 mg), 20 cc e 20 cc
Segundo dia: 20 cc, 15 cc e 15 cc
Terceiro dia: 10 cc, 15 cc e 15 cc

Quarto dia: 5 cc, 5 cc e 10 cc
Quinto dia: 5 cc pela manhã

Observe que, à medida que a redução progride, as doses mais altas são dadas à noite para auxiliar no sono. Muitas pessoas do programa podem se sentir desconfortáveis com o uso do fenobarbital como um medicamento de desintoxicação. Na verdade, ele não tem sido usado em nenhum dos três hospitais universitários nos quais passei algum tempo na unidade de adições. Usado adequadamente em um ambiente hospitalar, esse medicamento é bastante aceitável para ser usado em desintoxicação. Também pode ser facilmente usado em pacientes que apresentam uma ampla variação no uso de sedativos, incluindo naqueles que usam uma combinação de álcool e sedativos em comprimidos.

Os benzodiazepínicos de ação prolongada são comumente usados como sedativo na desintoxicação de álcool. Esses medicamentos, como o diazepam e o clordiazepóxido, são convenientes devido à sua eliminação suave durante um período prolongado. É pouco provável que causem efeitos de abstinência se usados por um breve período durante uma sedação por etapas. No entanto, sua desvantagem é que os pacientes com doença hepática podem rapidamente desenvolver uma toxicidade pelo sedativo, que será difícil de dissipar. Os benzodiazepínicos de ação mais curta, como o oxazepam e o lorazepam, são escolhas mais sensatas quando a doença hepática está presente ou para pacientes com distúrbios médicos concomitantes.

Esse protocolo apresenta algumas das mesmas dificuldades que o primeiro, pois a dosagem não é ajustada para cada paciente.

Protocolo de desintoxicação recomendado para o paciente internado

Essa abordagem é uma desintoxicação em etapas mais razoável a ser usada com pacientes após o uso prolongado de álcool.

> Administrar 20 mg de diazepam por hora até o paciente exibir melhora clínica ou sedação leve. Três dessas doses são a quantidade média necessária. Esse medicamento é administrado apenas quando necessário para estabelecer a dose inicial da redução. Se o paciente está dormindo ou não exibe sinais de abstinência, não são dadas doses adicionais. Se ele está exibindo sinais de abstinência, aí sim elas são administradas.
>
> Após o estabelecimento da dosagem do primeiro dia, a dose passa a ser reduzida durante os 4 ou 5 dias subseqüentes. A duração

da redução está relacionada à dose inicial. Doses mais altas requerem reduções mais longas para evitar o desconforto do paciente. A dose de redução é dada de maneira estabelecida, não sendo administrada quando necessário. Entretanto, o medicamento não é administrado se o paciente estiver dormindo. A redução pode, então, ser ajustada à medida que os dias passam, caso o paciente tolere doses mais baixas do que o inicialmente esperado.

Protocolo do CIWA para a desintoxicação

A desintoxicação orientada pela Clinical Institute Withdrawal Assessment for Alcohol (CIWA-Ar – Avaliação da Abstinência do Álcool do Clinical Institute) pode ser oferecida em um ambiente hospitalar. Essa é uma abordagem mais padronizada, que permanece individualizada enquanto segue, ao mesmo tempo, um protocolo determinado. Nesse tipo de protocolo, os pacientes são avaliados para uma pontuação em uma série de cada um dos seguintes subconjuntos.

Náusea e vômito
Tremor
Suores em salvas (episódios de suor)
Ansiedade
Agitação
Perturbações táteis
Perturbações auditivas
Perturbações visuais
Cefaléia, sensação de cabeça cheia ou pesada
Orientação e obnubilação sensorial

A CIWA-Ar é facilmente acessada na Internet. Os pacientes são classificados e recebem medicação para desintoxicação, conforme seus sintomas (leves, moderados ou graves). No início, a CIWA-Ar é administrada a cada duas horas e, depois, com menos freqüência, quando o paciente se estabiliza. A dosagem pode então ser administrada como em um hospital:

Lorazepam 1 mg p.o. para abstinência leve
Lorazepam 2 mg p.o. para abstinência moderada
Lorazepam 4 mg p.o. para abstinência grave

Outro método hospitalar:

Nenhum medicamento para pontuação abaixo de 8 pontos na CIWA-Ar

> *Clordiazepóxido 25-50 mg a cada hora para uma pontuação de 8 a 15 até que esta diminua*
> *Clordiazepóxido 100 mg seguido de uma dosagem de 50 mg a cada hora para pontuações acima de 15*
> *Dosagem máxima de 350 mg de clordiazepóxido por dia*

Alguns hospitais podem usar versões diferentes do CIWA, com diferentes metodologias de pontuação. Familiarize-se com a versão usada no local em que trabalha, em vez de assumir que a pontuação é similar àquela apresentada aqui ou àquela que você pode ter usado em outro hospital.

Observe que, para pacientes com uma história de convulsões prévias na abstinência ou com doença médica concomitante, o medicamento deve ser administrado até para sintomas leves e pontuações mais baixas na CIWA-Ar.

DICA

Registre, todos os dias, a pontuação da CIWA em suas evoluções. Isso lhe fornece uma maneira rápida de determinar o nível de melhora do paciente. Registrar a pontuação todos os dias também possibilita a revisão pessoal para determinar rapidamente a necessidade de continuação do tratamento do paciente. Se a pontuação do paciente é zero, cabe a você explicar por que considera que ele deve estar internado.

Clonidina

A clonidina não pode ser usada como um agente de desintoxicação, mas pode ser útil se a hipertensão e/ou a retirada simultânea de opióide forem problemáticas. A clonidina só deve ser administrada para hipertensão se a pressão sangüínea do paciente não responder às medidas de desintoxicação padronizadas. Você pode usar 0,1 a 0,2 mg a cada 2 a 4 horas, conforme a necessidade.

Magnésio

Alguns hospitais rotineiramente administram magnésio aos pacientes que se encontram em abstinência de álcool. Embora os níveis de magnésio com freqüência caiam no decorrer da abstinência, eles voltam ao normal quando os sintomas desaparecem. Os estudos não têm mostrado se a suplementação com magnésio é necessária ou proporciona proteção.

Protocolo de desintoxicação para paciente ambulatorial

Essas abordagens são métodos de desintoxicação ambulatorial razoáveis para uso com pacientes com pouca probabilidade de experimentar sintomas graves de abstinência. Observe que aqui a dosagem não é individualizada, pois o local não permite uma observação do paciente durante todo o primeiro dia. Esses dois métodos podem ser ajustados se o paciente puder ser observado em um leito de pronto-socorro durante 23 horas para a determinação da dose do primeiro dia:

Método 1: Oxazepam
Dia 1: 30 mg p.o. q.i.d.
Dia 2: 15 mg p.o. q.i.d.
Dias 3-4: 15 mg p.o. b.i.d.
Dias 5-6: 15 mg p.o. x 1

Método 2: Clonazepam
Dia 1: 2 mg p.o. t.i.d.
Dia 2: 2 mg p.o. b.i.d.
Dias 3-4: 1 mg p.o. b.i.d.
Dias 5-6: 1 mg p.o. x 1

Durante a aplicação de um desses métodos de tratamento ambulatorial, se a pulsação exceder a 110 ou os parâmetros da pressão arterial excederem a 200/100, deve ser considerada uma modalidade de tratamento alternativa. Observe que o esquema de dosagem menos freqüente do clonazepam aumenta a probabilidade de aderência ao medicamento, mas que o oxazepam tem menor probabilidade de provocar dificuldades metabólicas no caso de doença hepática, de particular preocupação no tratamento ambulatorial.

Mesmo muito tempo após o término da desintoxicação de álcool, seu paciente pode ter sintomas remanescentes substanciais. Dificuldade de sono, irritabilidade, depressão, ansiedade e perturbação da memória são os mais freqüentes, mas um tremor persistente também é ocasionalmente observado. Esses sintomas podem persistir durante vários meses, embora a depressão decorrente do uso de álcool com freqüência ocorra logo após a suspensão deste. Medicamentos para dificuldade de sono e ansiedade não devem ser oferecidos, pois é provável que aumentem o tempo necessário para que o paciente se ajuste naturalmente à vida sem sedativos. O paciente pode ter um transtorno do sono primário ou um transtorno de ansiedade primário, o que deve ser avaliado à medida que o tempo passa, mas não diagnosticado como uma certeza durante pelo menos 12 meses após o atingimento da sobriedade e na ausência de tratamento psicofarmacológico.

A desintoxicação ambulatorial de qualquer substância com freqüência fracassa devido à falta de desenvolvimento de um *rapport* adequado entre o paciente e o clínico antes do próximo ato impulsivo do primeiro. Embora esse argumento possa parecer circular, há razões para acreditar que, quanto maior o tempo que você tem com o paciente em um ambiente estruturado e seguro, maior a probabilidade de ele conseguir resistir a um impulso futuro para o uso de substância. Entretanto, o segredo não é a permanência no ambiente seguro, mas o quanto você usa essa permanência para estabelecer um *rapport* significativo.

Sintomas de abstinência

Sem receber qualquer medicação de desintoxicação, os pacientes que usam constantemente álcool exibirão evidências de sintomas de abstinência bem característicos. Nas oito primeiras horas após a suspensão da ingestão dessa substância, podem experimentar:

Náusea
Tremor
Insônia
Taquicardia

Durante os dois dias seguintes, vão exibir uma piora gradual e, depois, um quadro de melhora definido por:

Diaforese
Ansiedade
Agitação
Cefaléia
Pressão arterial elevada
Sensibilidade a estímulos

Os pacientes com sintomas de abstinência mais graves podem experimentar alucinações e convulsões durante esse período. A abstinência grave é indicada pela continuação e pela piora dos sintomas do segundo ao quarto dia após a suspensão do uso do álcool. Tais sintomas incluem:

Anormalidades dos sinais vitais (pulso, temperatura e pressão arterial elevados)
Convulsões e delirium tremens *(DTs)*
Desorientação
Alucinações auditivas e visuais contínuas

Até seis dias após a suspensão do uso do álcool, podem ocorrer convulsões. A probabilidade de sintomas graves de abstinência, observados em mais ou menos 10% dos pacientes, é aumentada naqueles com:

Altas doses de ingestão regular de álcool
Idade mais avançada
Complicações médicas concomitantes, como distúrbios gastrintestinais
TGO elevada
História de convulsões ou DTs

Desintoxicação de sedativo

As reduções do uso de benzodiazepínicos podem seguir um curso mais individualizado. No tratamento do paciente internado, o sedativo pode ser reduzido usando-se a mesma medicação que o paciente vem tomando. Alguns recomendam uma transição de sedativos de curta ação para sedativos de ação mais prolongada. Você pode achar essa abordagem conveniente. Alternativamente, barbitúricos podem ser usados para desintoxicação.

Um teste com pentobarbital pode ser realizado administrando-se ao paciente 200 mg via oral. Há, então, três resultados possíveis:

- Se o paciente adormece nas duas horas seguintes, pode não ser necessária uma redução do sedativo.
- Se o paciente parece bem após duas horas, continue a administrar barbitúricos de ação intermediária a cada quatro horas durante todo o primeiro dia, dosagem em que o paciente não dorme nem experimenta sintomas de abstinência. Some sua dose total e a redução em 100 mg ao dia.
- Se não forem observados sinais graves de abstinência nas duas horas seguintes ao teste do pentobarbital, o paciente deve então receber 400 mg de barbitúrico via oral e, depois, continuar a dose e a reavaliação quando necessário durante todo o primeiro dia. A titulação da dose

diária final deve ocorrer gradualmente. Pode ser necessária uma desintoxicação prolongada.

No tratamento ambulatorial, recomendo a redução usando a mesma medicação que o paciente vem tomando. É raro encontrar um paciente que esteja usando seu benzodiazepínico da maneira como foi prescrito. Quando chegam ao meu consultório, normalmente estão tomando a medicação necessária, mas em geral de maneira variável.

Haverá grau de uso fora dos parâmetros recomendados ou prescritos, algum grau de dano pelo uso da medicação e, pelo menos, alguma preocupação de sua parte de que ela tenha sido prescrita por um período muito prolongado. O paciente pode se tornar hostil, perturbado ou, no mínimo, desconfortável após uma discussão sobre a esperança de retirar o medicamento de seu tratamento. Pode decidir procurar outro médico ou tentar negociar com você para um período prolongado do tratamento com sedativo. Mais de dois terços dos pacientes que usam uma dose baixa de benzodiazepínico de ação prolongada recusam-se até mesmo a considerar umas férias da substância. Aqueles que se recusam são com freqüência encarados por seu médico como mais queixosos, mais difíceis de satisfazer e menos colaborativos, com evidência de comportamento de busca da substância.

PONTO-CHAVE

A redução deve ser lenta. Um ano ou mais de consumo de sedativo não pode terminar confortavelmente com uma redução de um mês. Alguns estudos têm mostrado que os sintomas de retirada dos benzodiazepínicos podem durar até 4 a 6 meses. Pensando nisso, com freqüência recomendo programas de redução de longo prazo. Tenho tido grande sucesso abstendo os pacientes de qualquer dose de benzodiazepínico com uma redução de 6 a 12 meses.

Recomendo o seguinte procedimento para uma descontinuação ambulatorial bem-sucedida de sedativo:

- Crie um *rapport* com o paciente. Discuta o plano para descontinuar o sedativo. Verifique se este foi prescrito ao paciente, pois muitos dos sintomas psicológicos comumente presentes em outras substâncias podem não estar presentes aqui. Entretanto, nem sempre esse é o caso.

- Oriente o paciente. Explique que:
  a) Ele vai se sentir desconfortável cada vez que sua dose for reduzida. Esse desconforto vai durar de 2 a 3 semanas. Nesse período, ele provavelmente experimentará alguma ansiedade, insônia, irritabilidade e até mesmo hipersensibilidade à luz, ao som e ao toque.
  b) Vocês não prosseguirão com a redução até que o desconforto gerado pela redução anterior tenha passado.
  c) Caso o paciente esteja ansioso, diga-lhe: "Você agora está se queixando de alguma ansiedade. Vai piorar antes de melhorar, devido ao fenômeno de rebote associado à descontinuação dos sedativos". Trace as curvas discutidas no Capítulo 8.
- Peça ao paciente para manter um diário do uso da medicação. Peça-lhe para não tentar aumentar ou reduzir o uso em função do diário, mas anotar honestamente a tomada da medicação.
- Reveja o diário com o paciente. Determine a dose máxima a ser usada por dia, assim como a dose média tomada cada dia. Peça-lhe para continuar mantendo o diário embora agora esteja tomando a dose diária média como uma dose diária fixa. Peça-lhe, ainda, que mantenha um registro dos sintomas observados.
- Esse é seu ponto de partida para a redução. Após um uso prolongado de benzodiazepínico, recomendo um mínimo de seis meses para terminar a redução. Discuta os sintomas que o paciente observou. Você pode querer tratá-los separadamente, via fármacos ou via outras modalidades.
- Assegure-se de que o paciente está tomando a dose diária em doses divididas. Três vezes ao dia é um ponto de partida razoável, mesmo que ele não esteja acostumado a tomar a medicação dessa maneira. Isso vai resultar na diminuição dos sintomas de retirada em qualquer momento do dia durante o curso da redução.
- Enquanto reduzo a medicação, em geral tento manter inalterado o programa de dosagem. Ou seja, se um paciente esteve tomando 1 mg de sedativo três vezes ao dia, minha redução inicial pode ser para 0,75, 1 e 1 mg. Todos os meses vou reduzir, na dose do paciente, outro quarto de miligrama, removendo essa quantidade quando ele relatar o mínimo de sintomas, mas também me certificando de que as três doses sejam mais ou menos equiva-

lentes uma à outra. Se o paciente não perceber qualquer desconforto após um ponto de redução, podemos concordar em acelerar um pouco o processo. A retirada de sedativos na presença de substâncias que deprimem o limiar convulsivo deve ser realizada com cautela. Os antidepressivos e os antipsicóticos são de particular preocupação.

- Mesmo em doses muito baixas perto do fim da redução, alguns pacientes provavelmente descreverão um alívio notável após a ingestão da dose. Os pontos de redução final podem se mostrar surpreendentemente difíceis para certos pacientes, apesar de sua observação de que a quantidade é tão pequena que tornaria improvável a produção de quaisquer efeitos observados. Outros, no entanto, podem surpreendê-lo, relatando que interromperam o medicamento, aborrecidos com o passo lento da redução.

Certamente é possível e seguro reduzir com mais rapidez o sedativo de um paciente. No entanto, não se sabe se uma redução mais rápida pode ser confortável para ele e tão bem-sucedida em termos da probabilidade de recaída. Quanto menor o número de sintomas experimentados durante a redução, maior a probabilidade de ela ser fundamentalmente bem-sucedida. No final da redução, seu paciente sente-se muito melhor ou continua a queixar-se de sintomas. Nesta última situação, tenho percebido que é comum os sintomas não serem piores do que eram na dosagem original do benzodiazepínico. A ansiedade é, com freqüência, bastante similar àquela observada em alcoolistas quando completam a desintoxicação e pode ser tratada de maneira similar.

Durante uma redução gradual de benzodiazepínico, alguns pacientes acham a buspirona útil para reduzir seu nível de ansiedade. Outros reagem bem a antidepressivos mais sedativos, como a paroxetina e a mirtazapina. As observações sobre essas abordagens são ambivalentes. Há razões claras para não encorajar o paciente a confiar em um medicamento para conseguir o resultado desejado. Mas se ele for incapaz de atingir seu objetivo sem ajuda, vale a pena considerar esses fármacos. Muitos especialistas em adição preferem que o paciente faça uso de interação pessoal, como reuniões do AA, para reduzir o nível de ansiedade. Para abordagens adicionais à retirada de benzodiazepínico, este *site* da Web proporciona excelentes sugestões: http://www.benzo.org.uk/manual/bzcha02.htm.

11 Medicamentos durante a recuperação de sedativos

1. A medicação durante a recuperação da dependência de sedativos não é curativa. Destina-se apenas a reduzir a probabilidade de recaída e não a preveni-la. Não significa que o paciente possa ignorar, com segurança, a doença.
2. A medicação não deve ser administrada se o paciente não cumprir a terapia concomitante e os programas de 12 passos.
3. Complicações com a naltrexona e com o dissulfiram são possíveis. Esses medicamentos devem ser usados com cautela.

FARMACOTERAPIA

Até este momento, não foi demonstrado um valor significativo da farmacoterapia no tratamento da dependência de álcool ou de sedativos. Há muitos estudos, e sem dúvida haverá muitos mais, demonstrando a "eficácia" de várias substâncias para o tratamento da dependência de álcool. A maior parte desses estudos, no entanto, padece por estudar o tema errado. Estudos recentes, por exemplo, têm abordado pontos como "uma porcentagem maior de dias de total abstinência" ou uma redução no "número de drinques por dia". Outros têm se voltado para temas como "uma redução do desejo de álcool" ou "o número de dias até a recaída do consumo pesado de álcool".

Lembre-se de que a dependência do álcool não está relacionada com quantidade ou freqüência de uso. Por isso, sua gravidade e seu curso não são medidos ou previstos por quaisquer dados diretamente relacionados à quantidade ou à freqüência do uso. Não há estudos demonstrando que qualquer das medidas citadas esteja sequer relacionada a – ou seja a causa de – uma recuperação prolongada da doença. Você pode obter resultados aparentemente positivos usando quaisquer dessas medidas por meio da provisão de barbitúricos, mas não estaria fazendo nada em prol do tratamento do paciente. O uso de álcool é apenas um marcador da doença e, embora sua diminuição ou eliminação por um breve período sem dúvida reduza o potencial para a ocorrência de alguns tipos de dano durante esse período, não há evidências de que essas mudanças tenham qualquer impacto – positivo ou negativo – no índice de recuperação ou nos índices de morbidade e mortalidade da doença.

Os estudos que se referem à presença de compulsão (*craving*) nas doenças relacionadas ao uso de sedativos estão simplesmente equivocados. Enquanto a doença relacionada com opióides apresenta a compulsão como um fator-chave, na doença relacionada com sedativos, menos de 5% dos pacientes experimentam uma real compulsão. A Organização Mundial da Saúde, há muitas décadas, recusou-se a reconhecer o alcoolismo como uma adição pelo fato de não envolver compulsão. Na época, a presença desta era considerada fundamental para a definição de uma doença aditiva. Felizmente, a definição foi alterada, mas a ausência de compulsão, não.

Ao examinar a pesquisa na área, você busca encontrar a recuperação duradoura como uma meta final. Não quer apenas a abstinência de álcool, mas uma abstinência mais consistente e acompanhada, no tempo, por melhora evidente em várias medidas funcionais. Certamente, também gostaria de verificar que proporcionar uma medicação a pacientes com essa doença não reduz a capacidade destes para ingressar em uma recuperação de longo prazo, algo que ainda tem de ser analisado. Por fim, gostaria que o verdadeiro valor de um cuidado de longo prazo proporcionado por clínicos especializados no tema, claramente distinto do cuidado especializado *mais* medicação, fosse retratado. Um grupo-controle de cuidado composto por outros terapeutas, além dos médicos, não é mais suficiente em um estudo de pesquisa do tratamento do alcoolismo do que seria em um estudo do tratamento para outras doenças crônicas da vida toda.

Esta é uma época preocupante para o tratamento do alcoolismo. As companhias farmacêuticas estão investindo em seminários educacionais, "pesquisa" e publicidade destinados a convencer os clínicos a prescreverem medicação para alcoolistas. O *Clinical Psychiatry News*, em seu número de janeiro de 2006, tinha o seguinte título na capa: *New Paradigm Embraced for Alcohol Treatment* (Novo paradigma propugnado para o tratamento do álcool). O artigo aborda o conceito de evitar danos causados pela redução na ingestão de álcool. Na verdade, aponta que não só existe pouca pesquisa com respeito a essa abordagem de tratamento, mas que não foi demonstrado que a redução do beber resulta em menos problemas médicos e sociais. O *Psychiatric Times*, em seu número de novembro de 2005, publicou um artigo intitulado *ASAM Speakers Urge Medication Use for Alcoholism* (Os porta-vozes do ASAM recomendam o uso de medicamentos para o alcoolismo). A American Society of Addiction Medicine (ASAM) não tem estimulado o uso de medicamentos para o tratamento do alcoolismo, mas alguns de seus porta-vozes o fizeram durante um painel apresentado em um simpósio em seu encontro anual em 2005. O artigo incluía várias citações de um médico que recebe apoio de pesquisa dos laboratórios Forest e que é consultor da Alkermes, bem como de outro médio, funcionário da Alkermes. O laboratório Forest produz acamprosato; e a Alkermes produz uma versão da naltrexona.

Muitos médicos que praticam na área jamais prescreveram naltrexona, acamprosato ou dissulfiram. Esses medicamentos, que não utilizam um mecanismo neuroquímico comum, não são necessários para o tratamento do alcoolista em recuperação. Entretanto, podem ter um valor ainda a ser elucidado na literatura. Por isso, você deve estar consciente de sua existência e de seu potencial. Esteja consciente de que os pacientes com freqüência pensarão que a abordagem sem substâncias, usada nos programas de 12 passos, inclui os medicamentos aqui discutidos. Você deve estar preparado para discutir isso com eles.

Naltrexona

A naltrexona está disponível em comprimidos de 25, 50 e 100 mg e foi originalmente destinada ao uso em casos de adição de opióides – as dificuldades de aderência resultaram em uso raro nessa população. Em meados da década de 1990, passou a ser administrada de forma associada em alcoolistas que iniciavam recuperação. Ela reduziu a porcentagem de dias passados bebendo e a quantidade de álcool consumido no período de 12 semanas dos estudos originais. Durante esse mesmo período de estudo breve, cerca de 40% do grupo da naltrexona voltou a beber, enquanto 60% do grupo controlado por placebo experimentou recaída. Esses resultados são de valor mínimo na determinação da eficácia do medicamento para o tratamento da dependência de álcool. Uma revisão geral de 11 experimentos duplo-cegos controlados por placebo indicou que 61% dos pacientes voltaram a beber com a naltrexona, e 69%, sem. As experiências mais prolongadas mostraram um valor potencial ainda menor. A naltrexona é um antagonista de opióide; por isso, bloqueia os efeitos subjetivos deste. Por exemplo, se fossem administradas simultaneamente a um paciente heroína e naltrexona, ele não perceberia os efeitos farmacológicos da heroína. Como o álcool estimula a liberação de opióides endógenos, existe a sugestão que há uma redução na euforia pelo uso do álcool, e, conseqüentemente, uma redução no reforço da gratificação com base na dopamina experimentada com o álcool.

A revisão de Bouza apontou que a administração de curto prazo da naltrexona "não estava associada a uma modificação importante no índice de abstinência". Essa mesma revisão encontrou que "havia dados insuficientes para apurar a eficácia da naltrexona em períodos mais prolongados".

Se for prescrever naltrexona, além de um exame psiquiátrico-padrão, você deve incluir:

- Exame físico
- Testes de função hepática (pelo menos ALT, AST e bilirrubina)
- Teste de gravidez, se aplicável
- Exame toxicológico de urina

Inicie seu paciente na naltrexona com um comprimido de um quarto (12,5 mg) no primeiro dia ou nos dois primeiros dias, e depois passe para 12,5 mg b.i.d. até o fim da primeira semana, depois para 25 mg b.i.d por mais uma semana, e finalmente para 50 mg com uma dosagem q.d. Isso vai reduzir o risco de efeitos colaterais adversos (tipicamente náusea) para quase zero e provavelmente aumentará a aderência. Você vai perceber que alguns pacientes se sentem bem com uma dose final de 25 mg q.d. O uso ocasional de 100 mg q.d. pode ser considerado, mas deve ser acompanhado de perto com a monitoração da função hepática.

Efeitos colaterais graves do uso da naltrexona são raros, mas você deve estar consciente da possibilidade de dano hepático em altas doses ou naqueles pacientes com dano hepático anterior. Por isso, é aconselhável fazer o teste da função hepática básica e realizar testes de função hepática (LFTs) seriais enquanto um paciente estiver tomando naltrexona. Se as funções hepáticas básicas estiverem normais, solicito LFTs a cada três meses. Se os LFTs básicos estiverem elevados, espero que a bilirrubina se normalize e que os outros LFTs reduzam a um nível não maior que o dobro do limite superior do normal antes do início da naltrexona e, depois, verifico mensalmente esses testes até eles estarem estáveis e normais. Alguns médicos sentem-se confortáveis com LFTs abaixo do triplo do limite superior do normal. Se os LFTs começam a piorar, a naltrexona deve ser suspensa. Apesar de minha abordagem cautelosa, considere que esse medicamento tem uma possibilidade menor de ser prejudicial ao fígado do que o uso continuado do álcool. Os pacientes com hepatite crônica não devem ser excluídos de seus planos de prescrição, mas é preciso ter mais cuidado com esses pacientes. Eles também devem ser instruídos a evitar excesso de acetaminofeno. Com todos os pacientes, você deve ser especialmente cauteloso ao prescrever dissulfiram, juntamente com naltrexona. Embora isso possa ser feito, você deve ter em mente que essas duas substâncias são potencialmente hepatotóxicas. O uso de ambas conjuntamente não é recomendado. Se decidir usá-las de forma simultânea, inicie-as em momentos diferentes e monitore os LFTs a cada duas semanas durante dois meses e, depois, a cada mês.

EXEMPLO CLÍNICO

George começou a tomar naltrexona quando estava na unidade de internação. Ele tem uma história de hepatite C, mas suas funções hepáticas na unidade não estavam significativamente elevadas. Ele foi liberado para consultá-lo. O seguro-saúde permite que George o veja uma vez por mês, e, ao terapeuta, uma vez por semana. Você o vê pela primeira vez alguns dias após ele ter recebido alta. A segunda vez, no mês seguinte. Você está preocupado com as funções hepáticas de George e lhe dá uma requisição de LFTs para um laboratório próximo. A terceira vez que o vê, ele admite ter a) perdido, b) esquecido ou c) não ter tido dinheiro para pagar seu exame de sangue. Agora já faz dois meses desde seu último (e primeiro) LFT.

Você deve:

a) Parar de prescrever a naltrexona?
b) Fornecer a George outra requisição e lembrar-lhe da importância desta quando marcar a consulta do mês seguinte?
c) Fornecer a George a requisição do exame de sangue e a prescrição de alguns dias de medicação, pedindo-lhe que retorne ao consultório daí a um dia ou dois com o resultado do exame? Nessa ocasião, você vai lhe fornecer o restante da prescrição do mês.
d) Convencer o seu local de trabalho de que você necessita de equipamento de coleta de sangue no consultório?

Se você tem consultório particular, (d) é uma escolha maravilhosa. Descobri que nenhum centro comunitário de saúde mental e, surpreendentemente, poucos hospitais psiquiátricos querem que seus psiquiatras de ambulatório extraiam sangue. Nesses locais, em geral escolho (c); por isso, raramente prescrevo mais que um suprimento mensal de naltrexona, sem refis, durante os primeiros 3 a 6 meses de terapia. Você também deve obter os resultados dos exames de sangue do paciente rapidamente após a coleta; dessa maneira, pode entrar em contato com ele se o resultado o preocupar com relação ao uso continuado da naltrexona.

As mulheres devem ser testadas para gravidez antes de começarem a usar esse medicamento, pois há dados mínimos com relação à segurança. Ele também deve ser evitado em mães que estiverem amamentando.

Em geral, não prescrevo naltrexona para pacientes com história de uso de opióide. Isso evita duas condições potencialmente perigosas:

- Pacientes que usaram opiáceos recentemente podem ter um exame toxicológico limpo, mas os opiáceos permanecem no corpo. Se tomarem naltrexona, podem experimentar uma síndrome de abstinência aguda. Os pacientes devem ficar sem usar opiáceos por, pelo menos, 10 dias antes da indicação do uso de naltrexona. Você nunca deve administrá-la a pacientes que fazem qualquer terapia de longo prazo com opióide, incluindo metadona.
- Pacientes com história de dependência de opiáceos podem decidir usá-los enquanto utilizam naltrexona. Se tomarem essa decisão, vão perceber que são necessárias doses muito altas para conseguir um efeito perceptível. A dose requerida para tal efeito tem alto potencial para causar comprometimento ou parada respiratória.

Não obstante, alguns médicos prescrevem naltrexona como parte de um regime de tratamento para dependência de opiáceo. Embora, em teoria, essa abordagem pareça razoável, a pesquisa não demonstrou uma taxa de sobriedade significativamente melhor para esses pacientes. O mais importante é que, dado o curso típico da doença, o potencial para dano está presente, e os pacientes podem recair enquanto ainda estão usando naltrexona. Se decidir usá-la em um paciente com uma história anterior de uso de opiáceo, primeiro realize um teste de desafio com naloxona. Deve-se administrar 0,1 mg de naloxona subcutaneamente. Após cinco minutos, observe se o paciente apresenta sintomas de retirada de opiáceo: sudorese, náusea, cãibras, desconforto extremo, etc. Se não houver sintomas nesse período, ele pode receber naltrexona. Não faça esse teste de desafio em gestantes.

Todos os pacientes que tomam naltrexona devem ser instruídos a levar consigo um cartão indicando seu regime de medicação. Nunca rejeite a possibilidade de seu paciente terminar em um pronto-socorro (PS) após um acidente. Antes da administração dos analgésicos habituais baseados em opiáceo, o médico do PS deve ter conhecimento da presença da naltrexona. Se seu paciente sabe que vai passar por um episódio de dor, como um trabalho dentário programado, a naltrexona deve ser suspensa três dias antes e reiniciada somente após 5 a 7 dias depois da descontinuação do analgésico opiáceo. Ela não deve ser dada a pacientes que requerem o uso ocasional de opióides como tratamento médico de uma condição existente.

O custo da naltrexona é um pouco menor que o de seis cervejas, e você deve lembrar isso aos pacientes que estão preocupados com o custo da medicação adquirida uma vez por mês.

A naltrexona e o dissulfiram devem ser usados apenas como adjuntos à terapia psicossocial. Parece que os efeitos terapêuticos da naltrexona podem, na verdade, ser sinergísticos com aqueles da terapia cognitivo-comportamental. Não prescreva simplesmente esses medicamentos aos pacientes e os mande tocar a vida!

Ao encerrar o uso dessas substâncias, é seguro fazê-lo sem redução, mas recomendo firmemente realizá-la. Isso permite ao paciente acostumar-se gradualmente a ficar sem o medicamento. Vai lhe permitir sentir lentamente a transição, que sem dúvida perceberá, de ter uma muleta farmacológica para andar com suas próprias pernas. Tenha em mente que aqueles que têm transtornos relacionados ao uso de substâncias atribuem um nível de importância inadequado a comprimidos, líquidos e remédios. Eles têm seguido suas vidas dessa maneira. Um pó para despertá-los; um comprimido para ajudá-los a dormir; um drinque para relaxar... E, nos últimos meses, um comprimido para ajudá-los a não precisar do líquido! Parar com a saída da medicação no fim da terapia pode ser uma mudança psicológica tão potente quanto a transição original do próprio álcool. Para aqueles que tomam naltrexona e dissulfiram simultaneamente, recomendo que aquela seja descontinuada primeiro, e então, após um período razoável, que se descontinue o último.

Naltrexona injetável de ação prolongada

A naltrexona de ação prolongada tornou-se recentemente disponível. Esse medicamento se acha disponível como suspensão injetável de ação prolongada. Um ensaio clínico randomizado foi publicado há vários meses (ver Garbutt, 2005). Embora o propósito do estudo fosse determinar a eficácia e a tolerabilidade dessa substância, a principal medida de resultado foi "a taxa de dias de uso pesado de álcool na população destinada ao tratamento". A conclusão: "A naltrexona de ação prolongada... resultou em reduções no uso pesado de álcool entre os pacientes dependentes de álcool buscando tratamento, durante seis meses de terapia. Esses dados indicam que a naltrexona de ação prolongada pode ser benéfica no tratamento da dependência de álcool". Infelizmente, os dados não indicam isso. Indicam apenas que os dias de "uso pesado de álcool", definidos no artigo, foram reduzidos. Mais interessante ainda, *não houve diferença significativa nos índices de abstinência* entre os grupos de medicamento e de placebo. Como foi administrada nesse estudo, a naltrexona não funciona como tratamento para dependência de álcool.

Na seção "Comentários" do mesmo artigo, há uma sentença que diz: "A principal medida de resultado neste estudo – o uso pesado de álcool – é a condição *sine qua non* do alcoolismo, sendo ao mesmo tempo clinicamente significativa e de importância para a saúde pública". O uso pesado de álcool não tem absolutamente nada a ver com o alcoolismo. Sua presença não é diagnóstica dessa doença; sua ausência não a descarta. A medida de resultado aqui é, no entanto, importante para a saúde pública, e os achados finais podem ser clinicamente significativos em relação ao uso de álcool – mas não em relação ao alcoolismo.

Ainda não há qualquer estudo que tenha comparado a naltrexona injetável com a versão oral. A injetável reduz a vantagem hipotética de que o alcoolista pense em sua doença todos os dias quando toma o seu medicamento. A naltrexona injetável é muito mais cara que a dosagem via oral; portanto, potencialmente não há vantagem na forma injetável *versus* a oral (se é que esta tem algum benefício), havendo, ainda, um custo adicional importante.

Existem dados significativos demonstrando que a maioria dos pacientes não deseja a abstinência. Por isso, pode-se concluir que os medicamentos para diminuir a quantidade da ingestão de álcool seriam prontamente aceitos se os pacientes percebessem qualquer possibilidade de continuar a usar o álcool sem experimentar as dificuldades que acompanham sua doença. A disponibilidade dessa medicação pode tornar mais lento o seu progresso na educação dos pacientes sobre a importância da abstinência para a redução bem-sucedida da morbidade relacionada à doença.

EXEMPLO DE PESQUISA

Comer e colaboradores, em 2006, relataram os resultados de um ensaio de oito semanas, duplo-cego, randomizado, controlado por placebo, envolvendo 60 adultos dependentes de heroína, para avaliar a segurança e a eficácia da naltrexona de ação prolongada. De 75 a 80% das amostras de urina foram negativas para opióides, independentemente da administração de medicamento ou placebo. Foi observado que a naltrexona aumenta a adesão ao tratamento; na oitava semana, somente 39% do grupo-placebo permaneceram em tratamento, enquanto 60% do grupo com 192 mg de naltrexona e 68% do com 384 mg permaneciam em tratamento.

A sugestão desse estudo é que os pacientes que continuam a participar do programa de tratamento ambulatorial provavelmente ficarão sem usar opióides, independentemente da variável naltroxena/placebo, mas considerando que a naltrexona conduz a uma maior taxa de permanência nesses programas durante um estudo de prazo muito curto. Há muitos métodos para aumentar a permanência em um programa em um ambiente ambulatorial. Por isso, o estudo de seguimento deveria comparar a naltrexona de ação prolongada com outras abordagens a fim de determinar sua vantagem – se é que esta existe.

Acamprosato

O acamprosato, disponível em comprimidos de 333 mg, destina-se a ser prescrito como dois comprimidos, três vezes ao dia, com uma dosagem de um comprimido t.i.d. para pacientes com um dano renal moderado. O medicamento parece ser eficaz, pois restaura os sistemas neurotransmissores alterados pelo uso crônico de álcool. Também parece reduzir os sintomas de retirada de longo prazo, incluindo insônia e ansiedade. Perturbações gastrintestinais, como diarréia e cãibras, são efeitos colaterais possíveis; tontura e fraqueza muscular também têm sido observadas com álcool ou outros sedativos, ISRSs ou naltrexona. Diferentemente da naltrexona e do dissulfiram, o acamprosato pode ser administrado a pacientes com lesões hepáticas. O medicamento demora de 5 a 8 dias para ter qualquer efeito, e alguns o introduzem durante o primeiro dia de sobriedade. Estão sendo atualmente estudados benefícios potenciais na prescrição simultânea dessa substância com a naltrexona.

Observe que a literatura apenas apóia o valor potencial do acamprosato para o tratamento da dependência de álcool. Em um ensaio clínico randomizado prospectivo, com 538 pacientes, duplo-cego e controlado por placebo (ver Paille, 1995), o acamprosato não produziu qualquer vantagem significativa após um ano de uso. Outro estudo conduzido de modo similar, publicado no ano seguinte (ver Sass, 1995), acompanhou pacientes durante dois anos: um em que eles receberam tratamento, e outro após o tratamento ter sido concluído. Trinta e nove por cento do grupo de acamprosato e 17% do grupo-placebo permaneceram abstinentes, uma diferença estatisticamente significativa.

Há interpretações obviamente diferentes destas e outros dados disponíveis. Mann e colaboradores, seguindo sua metanálise, concluíram, em 2004, que o acamprosato tem um efeito benéfico significativo na melhora da abstinência em indivíduos dependentes de álcool há pouco desintoxicados. A revisão de Garbutt, em 1999, concluiu que não houve evidência clara de que o acamprosato melhora a abstinência contínua.

Como a doença aditiva é de longo prazo, pode parecer que o surgimento de uma eficácia de curto prazo para a naltrexona ou o acamprosato não passa de um efeito *band-aid,* sem melhora importante em todo o resultado da doença.

Dissulfiram

O dissulfiram está disponível em comprimidos de 250 mg. Inibindo o aldeído dehidrogenase, ele resulta em concentração aumentada de aceltadeído (5 a 10 vezes a usual) após o consumo de álcool. Nessa concentração elevada, o acetaldeído produz desconforto sob forma de náusea, cefaléia e fraqueza. Mesmo pequenas quantidades de álcool podem levar a esses sintomas. A reação é proporcional à quantidade de álcool ingerida e à dosagem do dissulfiram. Com doses maiores de álcool, o paciente pode experimentar uma reação grave, incluindo colapso cardiovascular, depressão respiratória, infarto do miocárdio, convulsões e morte. Sintomas importantes são observados com um BAC de 0,05%. Pode-se desenvolver inconsciência quando atinge 0,125%. A reação normalmente dura de 30 a 60 minutos.

Antes de prescrever o dissulfiram, recomendo que você comece a discutir o tema com o paciente enquanto ele ainda está no processo de desintoxicação. A decisão de usar esse medicamento deve ser tomada depois de o paciente ter vários dias para considerar a questão. Durante a discussão, provavelmente você vai observar várias oportunidades para discutir o medo de recaída do paciente. Você pode perceber que ele tem um plano para recair do qual pode ou não estar consciente. Os pacientes que tenho percebido serem bons candidatos para o dissulfiram são aqueles que não foram bem-sucedidos no passado na manutenção de sua sobriedade devido a comportamentos impulsivos após estressores psicossociais. Em geral, não acho que esse fármaco seja uma opção apropriada para um paciente que faz sua primeira tentativa de recuperação. Há importantes riscos potenciais, incluindo neurite óptica, neurite periférica, neuropatia periférica e hepatite. Por isso, o benefício potencial deve ser cuidadosamente avaliado em contraposição a esses riscos antes de prescrever-se o medicamento. Como o paciente que usa essa substância pela primeira vez ainda não exibiu necessidade da medicação, não a ofereço como opção de tratamento.

A pesquisa tem demonstrado baixo índice de aderência, resultados mistos nos ensaios controlados com placebo e nenhuma melhora nos índices de recaída em comparação ao placebo. Por isso, a vantagem geral do dissulfiram pode ser pequena, mas você pode determinar que, de vez em quando, ele é indicado em determinados casos.

Nunca prescreva o dissulfiram enquanto o paciente estiver intoxicado. Em geral, espero 72 horas após o último uso de álcool antes de prescrever esse medicamento.

Deve-se perguntar aos pacientes se eles usam ou usaram recentemente metronidazol, paraldeído ou alguma preparação contendo álcool, como xarope para tosse. O dissulfiram não deve ser dado concomitantemente ou antes de 72 horas após a ingestão dessas substâncias. Além disso, ele pode alterar o metabolismo da fenitoína e causar efeitos colaterais quando administrado em associação com a isoniazida. Se o paciente estiver usando esses medicamentos, devem ser tomadas as devidas precauções. Como o dissulfiram pode prolongar o tempo da protrombina, provavelmente a dosagem do anticoagulante oral vai requerer ajuste. Qualquer aparecimento de alterações no estado mental ou no modo de andar com o uso concomitante de isoniazida e dissulfiram indica que este deve ser descontinuado.

Os pacientes devem ser advertidos de que podem ter uma reação álcool-dissulfiram devido ao álcool em loção pós-barba, óleo de massagem, molhos, sobremesas e vinagres. Devem ser aconselhados a ter cautela com comidas preparadas que possam conter álcool, mesmo em pequenas quantidades.

PONTO-CHAVE

O dissulfiram não deve ser usado durante a gravidez. Não deve ser administrado se o paciente tem diabete, hipotireoidismo, epilepsia, lesão cerebral, nefrite ou cirrose. Os pacientes devem fazer testes de função hepática (LFTs) no início, hemograma completo e dosagem de substâncias (painel de 12 substâncias). Os LFTs devem ser repetidos duas semanas após o início do dissulfiram, e cada um desses exames laboratoriais deve ser repetido de seis em seis meses.

A dosagem do dissulfiram pode variar de 125 mg (meio comprimido) a 500 mg por dia. Tenho sempre dado 125 mg aos meus pacientes. O risco de uma reação grave caso o paciente beba é menor, e o custo para ele é reduzido.

Mais difícil ainda do que a decisão de iniciar esse medicamento é a decisão de quando suspendê-lo. Comece a considerar a suspensão quando o paciente já apresenta recuperação sólida. Por recuperação sólida, estou indicando que não só o paciente teve um período de sobriedade suficientemente longo, como está freqüentando com regularidade reuniões de auto-ajuda e consultas médicas, além de ter começado a reconstruir sua vida. As questões conjugais, ocupacionais, legais e educacionais devem estar todas razoavelmente em ordem. Doenças psiquiátricas ou médicas concomitantes devem se achar no grau mais estável possível. Isso estabelecido, você vai começar a discutir com o paciente a suspensão do dissulfiram. Como no início, essa não deve ser realizada de maneira inconseqüente. A primeira discussão não deve ocorrer no mesmo dia que o medicamento é interrompido, mas algumas consultas antes. Isso vai permitir ao paciente tempo para reconhecer os sentimentos provocados pelo plano de parar o que alguns vêem como uma "muleta" que os mantêm sóbrios.

EXEMPLO CLÍNICO

Mercado é um homem hispânico de 33 anos de idade que está em seu terceiro programa de tratamento para alcoolismo. Ele recaiu pouco depois dos dois tratamentos anteriores. Dessa vez, durante sua permanência em um programa de hospitalização parcial, ele concorda em iniciar o dissulfiram. O médico que o prescreve comenta brevemente com Mercado sobre a ausência de contra-indicações e fala sobre o risco potencial de usar álcool ao mesmo tempo que o medicamento. Não há mais discussão, e o paciente recebe uma prescrição. Alguns dias mais tarde, ele é transferido para um programa ambulatorial intensivo. Uma semana depois do início do dissulfiram, começa a chegar atrasado para suas consultas. Exibe um comportamento irritado. Nega o uso de álcool e declara: "Não posso beber. Estou tomando o remédio que você me prescreveu". O resultado do bafômetro é negativo. O que você faz?

- A aderência freqüentemente é uma dificuldade com a terapia recém-iniciada com o dissulfiram. Durante qualquer forma de programa diário para o paciente, recomendo que ele use o medicamento diante de um membro da equipe de tratamento. Dizer a Mercado para tomar o fármaco na sua frente no dia seguinte pode levá-lo a inferir que você não confia nele. É melhor pedir aos pacientes que sigam essa diretriz desde o início.
- Considere que o paciente pode estar usando outros sedativos, como benzodiazepínicos ou barbitúricos, que causam efeitos quase idênticos àqueles do álcool, mas não provocam uma reação ao dissulfiram. Nesse caso, é indicado um exame toxicológico.
- Tenho visto vários clínicos, em casos como esse, tirarem de sua gaveta um frasco de dissulfiram e oferecerem meio comprimido ao paciente. Como é improvável que essa dose cause qualquer efeito se o paciente a) não estiver bebendo e b) já estiver tomando dissulfiram, imagina-se que sua resposta possa indicar a verdade. Em um caso que observei, o paciente deixou o consultório zangado após se tornar hostil com o clínico devido à sua falta de confiança. Em um caso similar, o paciente imediatamente admitiu não ter aderido ao medicamento. Ele bebera na noite anterior à consulta, com tempo suficiente para sua BAC ser zero, mas o bastante para ele apresentar sintomas leves de abstinência, como irritabilidade e desconforto. Embora não recomende essa tática – tal abordagem é pouco escrupulosa –, tenho sempre dissulfiram na minha mesa e, às vezes, considero sua utilidade.

Medicamentos alternativos durante a recuperação do álcool

É possível que você tenha ouvido dizer que os ISRSs, o lítio ou a memantina podem ser úteis no tratamento do alcoolismo. Embora esse não seja o caso do lítio, e um estudo-piloto sobre a memantina tenha mostrado apenas uma redução na ingestão de álcool, alguma evidência mostra que os ISRSs são úteis na redução da probabilidade de recaída nos pacientes que têm transtornos concomitantes do humor ou de ansiedade. Você pode abordar tal situação de duas maneiras:

- Quase todos os pacientes que vêm bebendo sistematicamente por um longo período terão sintomas de humor e ansiedade como resultado direto do próprio uso de álcool, dos estressores psicossociais que resultaram desse uso ou como um efeito dos sintomas de retirada do álcool. A maioria dos alcoolistas espera que um medicamento possa resolver seu desconforto e busca farmacoterapia. O resultado é o conhecido comportamento de busca de medicação. O diagnóstico de um transtorno do humor ou de ansiedade logo após o início da desintoxicação é francamente impossível. Mesmo a história passada pode ser mascarada pela perspectiva atual do paciente ou pelo uso de substância além da quantidade reconhecida. Fora isso, recomendar medicação durante a fase inicial da recuperação pode diminuir a capacidade do paciente para reconhecer a importância de permanecer sem a substância, particularmente se ele presume que o antidepressivo que está recebendo é um pouco diferente do sedativo que estava tomando. Alguns programas de 12 passos desaprovam o uso de farmacoterapia no início da recuperação, o que possivelmente coloca o paciente que toma ISRSs em uma desvantagem subjetiva. Isso, além da falta de evidência de que a prescrição de ISRSs ajuda os pacientes que não têm transtornos psiquiátricos concomitantes, leva um segmento dos clínicos a não recomendar o uso desse medicamento durante 2 a 6 meses após o início da sobriedade.
- Uma fração importante, possivelmente até a metade, de todos os pacientes com alcoolismo também tem um transtorno do humor concomitante. Muitos deles revelarão uma história significativa de sintomas relacionados ao humor ou à ansiedade durante longos períodos de sobrie-

dade ou antes do primeiro uso de álcool. Tais pacientes podem ter automedicado seu transtorno do humor pelo uso de álcool, reconhecendo a capacidade de curto prazo da substância de reduzir a ansiedade e seu humor deprimido. Uma redução ou eliminação desses sintomas pode diminuir o anseio pelo álcool, bem como o risco de recaída. Por isso, de uma perspectiva psiquiátrica, iniciar o tratamento com ISRSs imediatamente após a desintoxicação é indicado para esses pacientes e também pode ser benéfico sob a perspectiva da adição. Aqueles clínicos que iniciam todos ou quase todos os pacientes de adição com antidepressivos após a desintoxicação acham que o medicamento ajudará a metade com transtorno do humor concomitante, mas não prejudicará aqueles sem esse transtorno. Entretanto, este último ponto não foi demonstrado na literatura. Esteja também consciente da qualidade cíclica dos principais transtornos depressivos em alguns indivíduos. Pelo simples fato de seu paciente lhe dizer que estava com um humor razoavelmente bom durante um encarceramento de um ano, não está descartado um transtorno depressivo. Ele pode apenas ter estado entre episódios depressivos durante esse período.

Essas duas abordagens são razoáveis. Minha tendência é evitar os dois extremos. Eu costumo iniciar os antidepressivos quando indicado pela história ou quando o paciente continua a exibir sintomas de depressão e/ou uma ansiedade significativa após os primeiros meses de sobriedade. Se você está confortável com o fato de determinado paciente ter uma história clara de transtorno do humor, além do relacionado ao uso de substâncias, não há razão para não iniciar mais cedo. Continue a acompanhar pesquisas em artigos que discutem esse tópico, mas tenha cautela com os estudos que duram apenas alguns meses. Para uma avaliação real do alcoolismo em que se queira conhecer a eficácia da capacidade de um medicamento a fim de aumentar o período de sobriedade, o estudo deve durar, pelo menos, de 2 a, de preferência, 5 anos. Também leia com atenção para determinar os critérios de exclusão para dada pesquisa. Os candidatos a um estudo não devem ser excluídos por razões que podem ser resultado do uso de substâncias ou pelo fato de a população envolvida não ser representativa daquela usuária da substância desejada para a pesquisa. Em teoria, isso parece claro, mas é necessário um trabalho rigoroso durante a fase de planejamento do estudo.

Por fim, não ignore a enorme dificuldade de diagnosticar um transtorno psiquiátrico primário em separado em pacientes com história de doença aditiva.

EXEMPLO CLÍNICO

Bud começou a usar álcool aos 13 anos de idade. Seu uso persistiu durante vários anos; agora, ele tem 35 anos e declara estar sóbrio há um ano. Uma revisão de sua história médica indica que vários clínicos o diagnosticaram com um transtorno depressivo. Já lhe foram prescritos vários antidepressivos. No último ano, tem tomado sertralina. Bud se mudou recentemente e acaba de apresentar-se a você como um novo paciente para o cuidado continuado de sua "depressão" e para uma prescrição continuada de sertralina.

Bud pode ou não ter doença depressiva. A menos que você tenha registros médicos que documentem claramente sintomas depressivos antes dos 13 anos de idade, o que é improvável, sua melhor opção seria uma descontinuação da sertralina e uma reavaliação de seus diagnósticos.

EXEMPLO CLÍNICO

Billy começou a usar álcool aos 13 anos de idade. Seu uso também persistiu por muitos anos; agora, ele tem 35 anos. Declara estar sóbrio há um ano. Uma revisão da sua história médica indica que vários clínicos o diagnosticaram com um transtorno de ansiedade. Já lhe foram prescritos muitos sedativos e, no último ano, ele vem tomando clonazepam. Billy também se mudou e apresenta-se a você como um novo paciente para o cuidado de sua "ansiedade".

Billy pode ou não ter um transtorno de ansiedade. Mais uma vez, o melhor curso de ação é uma redução gradual do clonazepam, uma discussão com o paciente sobre sua possibilidade de experimentar uma piora da ansiedade enquanto ocorre a redução e, vários meses após a retirada desta, uma reavaliação do diagnóstico. A continuação do sedativo não é do interesse de Billy até que tenha sido determinado um diagnóstico apropriado. Reconheça que ele não tem uma história de um ano, mas de 22 anos de uso de sedativo. Por isso, a redução terá de ser gradual (normalmente, sugiro seis meses), e os sintomas residuais podem durar até um ano. Assim, o diagnóstico correto pode ter de ser determinado muitos meses após você tê-lo visto pela primeira vez.

Sob a perspectiva de uma pesquisa, imagine esses dois pacientes sendo inseridos em um protocolo de estudo. Como eles seriam categorizados?

Ou seriam excluídos? Em uma revisão crítica da literatura, é crucial que você entenda a metodologia que está por trás dos critérios de inclusão a fim de determinar se os autores têm uma compreensão clara das questões e como os achados devem ser interpretados. Mesmo as declarações da literatura que afirmam que mais ou menos a metade de todos os pacientes com transtorno relacionado ao uso de substâncias tem outros achados psiquiátricos primários são questionáveis, dependendo de como e quando esses diagnósticos foram estabelecidos.

EXEMPLO DE PESQUISA

Em janeiro de 2005, o *Archives of General Psychiatry* publicou um artigo de autoria de Salloum e colaboradores, intitulado *Efficacy of Valproate Maintenance in Patients with Bipolar Disorder and Alcoholism* (Eficácia da manutenção do valproato em pacientes com transtorno bipolar e alcoolismo): participaram 59 pacientes com transtorno bipolar tipo I e dependência de álcool. As medidas de desfecho relacionadas ao álcool para as quais os achados foram significativos eram relacionadas a número de dias de uso pesado de álcool, número de drinques bebidos por dia, e recaída de uso pesado de álcool durante um ensaio de 24 semanas de duração, com grupos paralelos, duplo-cego, randomizado e controlado por placebo. O grupo do valproato apresentou uma proporção menor de dias de uso pesado de álcool, bem como menos drinques por dia de uso pesado de álcool. Na conclusão, "A terapia com valproato reduz o uso pesado de álcool em pacientes com transtorno bipolar co-mórbido e dependência de álcool. Os resultados desse estudo indicam a utilidade clínica potencial do... valproato no transtorno bipolar com" alcoolismo concomitante.

A *Pittsburgh Post-Gazette* apresentou um relato sobre o estudo dizendo que o valproato "... pode ajudar a reduzir o uso de álcool em pessoas com transtorno bipolar".

Esse estudo foi bem-planejado, com um diagnóstico bem-definido de alcoolismo e uma duração razoável. Os resultados foram escritos com clareza e concisão, e a conclusão segue logicamente esses achados. Na verdade, esse estudo demonstra que o uso do valproato reduz a ingestão de álcool sob certas condições em pacientes bipolares com alcoolismo. Também indica que esse medicamento pode ter uma utilidade clínica potencial. Observe que os autores não disseram que ele era útil no tratamento da dependência de álcool. Mesmo o jornal local foi bastante racional com uma redação que sugere possibilidades sem fazer declarações absurdas. O valproato tem utilidade clínica no tratamento da dependência de álcool em pacientes com transtorno bipolar? Não, de acordo com esse estudo, mas aguardaremos um estudo de acompanhamento que enfoque as medidas de resultado que lidem com essa pergunta. Seria interessante não somente responder essa questão, mas também descobrir se o valproato provoca redução no uso de álcool por parte de pacientes bipolares que bebem de maneira não-patológica.

Materiais promocionais

Seja particularmente cauteloso ao examinar materiais financiados por companhias farmacêuticas. Alguns médicos, em 2005, receberam uma correspondência que incluía um livreto de 52 páginas intitulado *Emerging Pharmacologic Treatments for Alcohol Dependence: Case Studies in Naïve and Refractory Therapies* (Tratamentos farmacológicos inovadores para a dependência de álcool: estudos de caso em terapias simples e refratárias) de autoria de Charles O'Brien, MD, PhD, e Robert Swift, MD, PhD. Os dois autores reconhecem relações significativas com a Forest Pharmaceuticals e com a Alkermes, e o próprio livreto foi patrocinado por uma subvenção irrestrita da Forest. O texto contém declarações como "... houve 25 ensaios clínicos randomizados com alcoolistas no mundo todo, com quase todos os estudos exibindo uma vantagem importante para os pacientes randomizados para a naltrexona. O desfecho bem-sucedido é, em geral, a não-recaída dos pacientes que fazem uso pesado de álcool, mais do que a abstinência total". Como não há indicação de que a redução do uso leve a qualquer resultado benéfico, a segunda sentença sugere que a primeira é factualmente incorreta. Experiências bem-sucedidas e resultados significativos indicam apenas que um resultado final foi selecionado permitindo que o sucesso fosse declarado, mas são o resultado final escolhido e os dados disponíveis sobre esse resultado final que determinam se o sucesso é clinicamente relevante.

Conhecimento público

O número de 19 de janeiro de 2006 da *Medical Technology Stock Letter* continha algumas informações de advertência aos investidores em relação às transações na Alkermes, a companhia que produz o Vivitrol (naltrexona). A discussão incluía:

É claro que as notícias mais importantes deste ano sobre o desenvolvimento de produto sem dúvida serão a aprovação e o lançamento do Vivitrol para o tratamento da dependência de álcool ... Esperamos que o Vivitrol cause um impacto imediato no tratamento da dependência de álcool durante o ano fiscal de 2007. Tenha em mente que as atuais opções de tratamento para essa doença são muito poucas. Este é também um mercado significativamente subtratado, em grande parte devido à concepção equivocada e penetrante de que a dependência de álcool não é uma doença grave, apenas um mau hábito. Para isso, à medida que a consciência dessa doença é aumentada por meio dos esforços educacionais, a população potencial de pacientes tratáveis deve se expandir drasticamente.

Essa é uma perspectiva fascinante, comum na discussão geral da mídia sobre a doença e essa nova intervenção. Destaca o fracasso da comunidade médica em comunicar de forma adequada que já podemos tratar 100% dos pacientes com alcoolismo e que temos atualmente muitas opções de tratamento. Como acontece com qualquer doença, os pacientes têm apenas de ser direcionados para um clínico com a devida especialização. Embora medicamentos eficazes sejam sempre bem-vindos no ambiente clínico, há muitos tratamentos médicos (p. ex., uma atadura rígida para imobilização de um osso quebrado, alterações dietárias para alguns distúrbios metabólicos, tratamento comportamental para o autismo, etc.) que não os envolvem necessariamente.

PONTO-CHAVE

Tratamento Médico ≠ Medicamentos
 Os medicamentos são um subconjunto do tratamento médico que pode ou não ser útil.

12 Nicotina

> 1. O uso de tabaco causa taxas de mortalidade mais altas do que o uso de qualquer outra substância. Quase 450 mil mortes por ano poderiam ser evitadas se não houvesse uso de cigarro.
> 2. A dependência de nicotina, apesar de sua prevalência, de sua taxa de mortalidade e da existência de medidas de tratamento apropriadas, é subdiagnosticada e subtratada.
> 3. Os pacientes com outros transtornos de uso de substâncias têm uma taxa incrivelmente alta de uso de tabaco. Esse uso deve ser tratado assim como qualquer outro uso de substância.

Cerca de um quarto dos adultos nos Estados Unidos fuma cigarro todos os dias. A metade deles vai morrer como resultado direto da dependência. Os pacientes psiquiátricos têm ainda maior probabilidade de cair nessa categoria; 83% dos pacientes com esquizofrenia, 69% das pessoas com transtorno bipolar e 37% daqueles com depressão maior fumam. Embora tenha sido computado que quase metade dos pacientes com transtorno de ansiedade generalizada fuma, há uma dificuldade óbvia de admitir-se essa doença no caso de um paciente dependente de uma substância que causa significativos sintomas de ansiedade.

Em muitas instituições psiquiátricas, apesar de uma pesquisa indicar que a proibição do uso de tabaco em unidades de internação não causa deterioração nos resultados, esse uso ainda é permitido. Na verdade, os formulários de admissão de muitos hospitais incorporam um regulamento padronizado de que o paciente pode fumar, mas ele recebe advertências apropriadas sobre o uso contínuo de tabaco. Estudos revelam que os pacientes realmente ouvem os médicos quando lhes é dito que precisam reduzir o uso do tabaco e deixar de fumar. Outros estudos indicam que os médicos muitas vezes não se dão ao trabalho de falar sobre essa necessidade crítica.

Os produtos de dispensação de nicotina conduzem a maiores taxas de morbidade e de mortalidade e a mais gastos para a sociedade do que o uso de qualquer outra substância. Com quase um quarto dos norte-americanos fumando, deveria discutir-se essa questão com pelo menos um quarto dos pacientes cada vez que são vistos. Se sua prática consiste principalmente no uso de substâncias, você provavelmente descobrirá que quase todos os seus pacientes fumam. Aqueles mais jovens que não começaram a fumar devem ser encorajados a permanecer não-fumantes. Você não pode cair na armadilha de ignorar a causa mais provável de morte entre seus pacientes simplesmente devido à sua alta prevalência. Da forma também crítica, uma vez que seus pacientes estejam em recuperação de outras substâncias, eles morrerão mais pelo fato de fumarem do que por qualquer outra causa. Por isso, um dos principais pontos de enfoque deve fazer com que pacientes em recuperação de longo prazo de outras substâncias deixem o uso continuado de tabaco.

DIAGNÓSTICO DE DOENÇA RELACIONADA À NICOTINA

A dependência de nicotina é diagnosticada similarmente à dependência de outras substâncias. Você pode supor que existam tanto a tolerância quanto a retirada para aqueles que fumam cinco cigarros por dia ou mais. Isso o leva a necessitar de apenas um critério adicional para satisfazer a exigência de diagnóstico de dependência. Não há diagnóstico possível para o abuso de nicotina. Como acontece com outras substâncias, nem todo uso é qualificado como dependência. Você vai descobrir pacientes que relatam fumar um cigarro por dia ou que fumam apenas em ocasiões sociais. Esse tipo de uso, com freqüência chamado de *chipping*, deve ser monitorado, mas não está claro se conduz a maior uso, tanto quanto não está claro se beber apenas em ocasiões sociais leva inevitavelmente a maior consumo de álcool.

PONTO-CHAVE

Se você fez o diagnóstico de dependência de nicotina, inclua isso no registro médico. É importante. Trata-se de um diagnóstico real com alta taxa de mortalidade. Não o negligencie simplesmente pelo fato de o paciente também sofrer de alcoolismo ou esquizofrenia. Essas doenças têm altas taxas de complicação devido ao uso continuado de tabaco; seja como for, seu enfoque no uso continuado de tabaco deve ser ainda maior do que o típico com essas doenças. Acrescentar o diagnóstico à lista vai levá-lo a desenvolver um plano de tratamento, o que fará com que você passe algum tempo em cada sessão trabalhando nessa dificuldade. Você descobrirá que a sua taxa de sucesso no tratamento dessa doença aos poucos melhorará.

Resistência

A maioria dos pacientes – cerca de 70% – quer deixar de fumar. Entretanto, você com freqüência vai encontrar resistência:

Estou preocupado com o fato de poder ganhar peso.

Normalmente, os fumantes pesam 3 a 4 kg menos do que os não-fumantes. Quando um fumante deixa de fumar, em geral ganha até 5 kg de peso. O apetite e a ingestão de alimentos aumentam, e a taxa metabólica diminui. Apesar de essas alterações serem transitórias, o aumento do peso muitas vezes é permanente. O risco à saúde associado a um leve ganho de peso é bem menor do que o associado a continuar a fumar. Além disso, uma dieta apropriada combinada a um programa de exercícios normalmente é útil com pacientes motivados.

Digo aos pacientes para esperarem um aumento de peso. Admito que isso constitui uma dificuldade para algumas pessoas, mas que as vantagens compensam esse mudança física.

Preciso do cigarro para me acalmar.

Embora a nicotina eleve a pressão sangüínea e a pulsação, os fumantes com freqüência relatam a sensação de calma que o cigarro lhes proporciona. Em parte, o estresse em geral é causado pela retirada da nicotina. Como o estresse e a ansiedade associada vão se dissipar após o término do processo de retirada, os pacientes terão menor necessidade do alívio proporcionado pelo uso da nicotina. Por tudo isso, a ansiedade é uma dificuldade temporária que deve ser trabalhada.

Realmente sinto falta de alguns cigarros.

Os pacientes com freqüência associam alguns momentos ao uso do cigarro: antes ou depois das refeições, quando estão ao telefone, quando estão dirigindo, antes ou depois da atividade sexual ou com uma xícara de café. Esses cigarros são normalmente descritos como mais difíceis de abandonar. Mostre ao seu paciente que você entende esse processo. Discuta sobre quais desses cigarros são os mais importantes. Isso não só ajudará a construir o *rapport* necessário, como auxiliará no processo de finalmente ajudar seu paciente a deixar de fumar. Pode ser muito difícil eliminar gatilhos, desencadeantes ambientais, mas mudanças comportamentais são quase sempre úteis. Por exemplo, um paciente que fuma depois do almoço, no restaurante próximo ao trabalho, pode alterar seu comportamento, levando um sanduíche para o trabalho ou comendo em um ambiente onde seja proibido fumar. Aquele que tem tempo para um cigarro depois do café da manhã é orientado a programar seu despertador para cinco minutos mais tarde, o que fará com que mude sua programação e desfaça seu desencadeante ambiental.

Minha(meu) esposa(o) fuma.

Essa situação é especialmente difícil. Admito ter tido pouca sorte com pacientes que tentam deixar de fumar enquanto seu cônjuge ou outras pessoas com quem coabita continuam a fumar. Em alguns casos, o outro membro da família está disposto a fazer o tratamento junto com o paciente. Isso pode ser de grande valor, pois ambos vão trabalhar juntos para atingir seu objetivo. Você pode encorajar seu paciente a fazer com que o seu familiar participe dessa parte do tratamento.

TÉCNICAS DE TRATAMENTO

Tratamento comportamental

Uma vez que o paciente está pronto para deixar a dependência e disposto a tentar esse processo, há muitas abordagens possíveis. Alguns pacientes podem querer parar abruptamente, mas outros acham isso atemorizante.

EXEMPLO CLÍNICO

Viola tem 55 anos. Sua voz tornou-se rouca em função dos anos em que fumou. Ela trabalha em um balcão de recepção próximo à porta de entrada. Ela sempre se aproveita do fato de poder cuidar os telefones enquanto fuma fora do prédio. Viola fuma dois maços de cigarro por dia. Não tem problemas médicos relacionados e diz que está pronta para deixar o cigarro. Relata que fuma mais por hábito do que por sentir necessidade.

Pedi a Viola para observar o quanto fumava e para me trazer, na próxima consulta, um diário indicando o quanto fumou em cada dia. Na semana seguinte, ela voltou ao consultório. Alguns pacientes, nesse ponto, relatam que já deixaram de fumar. A maioria, no entanto, diz que o simples ato de manter um diário os fez reduzir a quantidade de cigarros. No caso de Viola, ela reduziu seu uso para 25 cigarros por dia. A partir disso, concordamos em começar um processo de desabituação.

1. Pedi para ela comprar uma marca diferente de cigarro, com mais ou menos o mesmo teor de nicotina da sua marca atual. O sabor alterado geralmente é menos atrativo e resulta em alguma redução no uso.
2. Pedi a Viola para, no início de cada dia, separar 25 cigarros e colocá-los em uma prateleira em sua casa. Cada vez que fumasse, teria um lembrete de quantos cigarros ainda lhe restavam para o dia. Se saísse, deveria levar os cigarros com ela em algum outro tipo de embalagem que não o maço de cigarros. Os fumantes com freqüência têm hábitos em relação a seus maços de cigarros; esses hábitos podem ser tratados dessa maneira.
3. Viola e eu discutimos sobre a rapidez com que gostaria de deixar de fumar. Ela concordou em um processo de 50 dias, em que diminuiria um cigarro a cada dois dias. Ela me perguntou o que eu achava da troca por cigarros mais fracos. Estes raramente são aconselhados, pois os indivíduos alteram seu método de fumar para obter a mesma quantidade de nicotina a que estão acostumados.
4. Quando nos aproximamos dos últimos dias, foi dado a Viola um plano para o último dia. Esse plano envolvia livrar-se de cinzeiros, fósforos e isqueiros, renovando sua casa com cortinas e colchas novas, além de outros itens que podiam reter o odor de cigarro.
5. Solicitei que mantivesse uma jarra na cozinha dentro da qual começou a colocar 7 dólares por dia, mais ou menos a quantidade que gastava para comprar cigarros. Combinamos que, a cada três meses, ela usaria os 630 dólares para recompensar-se, fazendo um passeio ou comprando algo para sua casa. Também combinamos que, durante as primeiras semanas, Viola seria recompensada com mais freqüência, usando suas economias para reforçar seu novo comportamento.

É importante notar que alguns modelos de desabituação recomendam que o paciente deixe abruptamente de fumar quando tiver atingido a metade da sua dose inicial.

Tratamento com medicação

A dependência de nicotina precisa ser tratada da mesma forma que todas as outras dependências de substâncias. Quando um paciente entra em recuperação, ele precisa de aconselhamento regular para permanecer sem a substância. Embora alguns possam achar engraçado o conceito de um grupo de Fumantes Anônimos, esse processo pode ser muito valioso, assim como o é para outras substâncias. Para determinarmos se os medicamentos são eficazes, precisamos nos assegurar de que eles levam não apenas a parar de fumar em curto prazo, mas à recuperação de longo prazo, e que fazê-lo com eficácia é, no mínimo, igual a realizar uma terapia comportamental e de apoio continuada. Infelizmente, dada a alta prevalência dessa doença, isso não tem sido conseguido. Observe que até 95% dos pacientes que foram tratados com nicotina transdérmica voltam ao uso do tabaco. Assim como acontece com outras farmacoterapias para doença aditiva, o resultado de longo prazo é a medida-chave, uma medida freqüentemente negligenciada na pesquisa relacionada à eficácia lidando com o uso de produtos farmacêuticos. Na verdade, alguns dos estudos sugerem que a farmacoterapia de longo prazo pode ser aconselhável, ou adequada. Como o tratamento de longo prazo com terapia de reposição de nicotina tem um potencial de dano, mas menor do que o fumo, é uma opção que vale a pena considerar.

Há duas abordagens de uso comum atualmente: a terapia de reposição de nicotina e a terapia com bupropiona. A nicotina está disponível em forma de adesivo transdérmico, *spray* nasal, goma de mascar, pastilhas, comprimidos sublinguais e inalador de vapor. Os adesivos são essencialmente um sistema passivo, pois são colocados todos os dias, enquanto as demais abordagens são sistemas ativos muito usados dependendo da necessidade. Nos Estados Unidos, os adesivos estão disponíveis nas seguintes formas:

1. O NicoDerm CQ vem em doses de 21, 14 e 7 mg. O processo dura 10 semanas e inicia com a dose de 21 mg para aqueles que fumam meio pacote ou mais por dia, ou, nos demais casos, com a de 14 mg. O adesivo deve ser usado por 16 horas, a menos que o paciente fume pela manhã depois que acorda, em cujo caso deve ser deixado na pele durante 24 horas, e então substituído por um novo adesivo.
2. O Nicotrol vem em adesivos de 15 mg para serem usados durante seis semanas, 16 horas por adesivo, com

uma transição para duas semanas cada para formulações de 10 e 5 mg.
3. O Habitrol vem em doses como aquelas do NicoDerm CQ, mas o primeiro adesivo está prescrito para quatro semanas, e depois por duas semanas para cada uma das dosagens de seguimento.

A duração de 24 horas parece ser a técnica de tratamento mais adequada. Todos os adesivos devem ser colocados em diferentes locais da pele a cada dia para evitar irritação. Os pacientes que continuam a fumar (ou mascar tabaco), apesar de usar o adesivo, devem ter prescrita uma forma alternativa de terapia. Eles devem ser advertidos sobre possíveis palpitações ou outros sinais de toxicidade por nicotina (náusea, vômito, tontura, taquicardia) e alertados para contatá-lo se experimentarem esses sintomas. Naturalmente, os pacientes podem experimentar esses mesmos sintomas fumando.

Tenho tratado vários pacientes que perguntam sobre a segurança dos adesivos de nicotina. Como a quantidade de nicotina que vão obter dos adesivos é provavelmente menor do que a quantidade que já estão proporcionando a si mesmos, é bastante irônico que tenham essa preocupação. Explico a cada um deles que o perigo da dependência de nicotina está relacionado principalmente ao veículo que a está proporcionando, e não à nicotina em si. Os adesivos de nicotina usados segundo a prescrição são bem mais seguros do que os cigarros.

Os pacientes também vão questionar o custo dos adesivos, particularmente porque a maior parte das seguradoras de saúde não vai cobri-lo. Ao custo de 3 a 5 dólares o maço de cigarros, os indivíduos que fumam um maço por dia vão descobrir que o custo mensal do adesivo é menor do que seu gasto com cigarros. Há a questão de ter de comprar de uma vez só um suprimento para muitos dias, mas a recompensa de não ter de comprar cigarros no fim do tratamento é significativa. Vencer a resistência do paciente a esse argumento em geral é bem-sucedido se ele realmente quiser parar de fumar.

Os sistemas ativos não devem ser usados apenas quando a fissura é experimentada, mas regularmente durante o dia todo.

1. A goma de mascar de nicotina encontra-se disponível em formulações de 2 e 4 mg. Os fumantes devem usar uma goma a cada 1 a 2 horas durante as seis primeiras semanas, reduzir para cada 2 a 4 horas durante três

semanas e, depois, uma a cada 4 a 8 horas por três semanas. A dose de 4 mg deve ser usada para pacientes que fumam mais do que 25 cigarros por dia.
2. As pastilhas encontram-se disponíveis em doses de 2 e 4 mg. A dose é baseada em quanto tempo após acordar o paciente começa a fumar. Quanto mais cedo ele fuma, maior a probabilidade de ter prescrita a dose de 4 mg.
3. Os inaladores são aspirados como um cigarro e foram planejados para satisfazer os aspectos comportamentais do fumar. São recomendados para o uso de três meses, com redução em 6 a 12 semanas.
4. O *spray* nasal pode ser usado iniciando-se com 1 ou 2 doses por hora, até um máximo de 40 doses por dia, quando necessário.
5. Os comprimidos sublinguais ainda não estão disponíveis nos Estados Unidos.

A bupropiona melhora a capacidade dos pacientes para parar de fumar. O mecanismo preciso desse processo permanece incerto. Dada a segurança da bupropiona comparada à da nicotina, com freqüência a prescrevo a pacientes que não tenham tido sucesso em parar usando primariamente métodos comportamentais. Todas as formulações desse medicamento só devem ser usadas na ausência de um transtorno convulsivo. Deve ser feita uma revisão dos medicamentos do paciente para garantir que nenhum outro possa baixar o limiar convulsivante (preste particular atenção aos antipsicóticos, aos esteróides e a alguns antidepressivos). Os pacientes devem ser advertidos sobre o uso concomitante do álcool ou de outros sedativos capazes de alterar o limiar convulsivante.

A bupropiona acha-se disponível em doses de 150 mg de liberação gradual. Em geral, recomendo que o paciente comece tomando uma por dia. Depois de uma semana, se não houver efeitos colaterais, a dose pode ser aumentada para 150 mg duas vezes ao dia, podendo ser implementado um plano comportamental como o processo de desabituação descrito. Dada a eficácia desse medicamento no tratamento dos transtornos depressivos, esse é um excelente fármaco para o tratamento de depressão maior concomitante à dependência de nicotina.

No entanto, ainda está por ser demonstrado o valor de um período de cessação do tabagismo em meio a uma continuada dependência de nicotina. Por isso, para que a cessação do uso de tabaco auxiliada por medicamento surta efeito, devemos fazer uma demonstração de sua eficácia de longo prazo na produção de uma recuperação sólida. Você deve pensar: "Não é porque um paciente deixa de usar uma substância durante um período que suas chances de permanecer sem usá-la durante o resto da vida são maiores do que se nunca tivesse parado de usá-la um tempo". Esse argumento infelizmente não é válido:

> Se sabemos que o paciente A nunca parou de fumar, podemos dizer que sua chance de deixar o tabagismo é de 0%.
>
> Se sabemos que o Paciente B pára de fumar durante seis meses enquanto está usando terapia de manutenção, podemos dizer com segurança que as chances de ele deixar permanentemente de fumar são de 0 a 100%.
>
> Se sabemos que o Paciente C pára de fumar por seis meses sem terapia de manutenção, podemos dizer com segurança que suas chances de deixar o tabagismo permanentemente são de 0 a 100%.

Existe a possibilidade para todos os pacientes de que o verdadeiro resultado seja de 0%. Em vista disso, até conduzirmos estudos, não podemos rejeitar uma hipótese que declare que o Resultado A = Resultado B = Resultado C = 0%. Talvez a significância só seja alcançada quando tiver sido atingido um certo tempo de abstinência. Pode-se também estabelecer um plano de estudo comparando o Paciente B com o C. Haveria alguma diferença no resultado de longo prazo entre os dois pacientes? Se existe, que duração de terapia de manutenção é necessária? Podemos descobrir, por exemplo, que seis meses de abstinência com terapia de manutenção conduzem a uma melhora importante no resultado de longo prazo, mas sem essa terapia são necessários 12 meses de abstinência para a obtenção de significância. Ou pode ser o inverso. Não sabemos.

Os estudos com a bupropiona sugerem que a probabilidade de recuperação de longo prazo pode melhorar com o uso desse medicamento por longo prazo em vez da simples prescrição de medicação por um breve período. Estudos recentes com um novo agonista de receptor de nicotina, a vareniclina, sugerem que quase metade dos pacientes que usam esse medicamento deixa de fumar após 12 semanas, e – também é interessante notar – metade deles volta a fumar depois.

O que tudo isso nos diz é que a dependência da nicotina provavelmente deve ser tratada de maneira similar àquelas de outras substâncias, com combinação de terapias que incluem cuidado prolongado. A farmacoterapia para a dependência de nicotina parece ser uma intervenção adequada, mas são necessários estudos com duração mais prolongada, os quais devem incluir uma terapia de apoio, assim como um período mais longo de farmacoterapia. É também fundamental que a pesquisa demonstre de forma adequada que essas terapias não têm resultados negativos com o passar dos anos quando comparadas com a intervenção comportamental. Embora a resposta de curto prazo possa ser positiva, pode-se especular que a recuperação de longo prazo é mais bem obtida na ausência de intervenção baseada em farmacoterapia. Entretanto, pode ser que as farmacoterapias para dependência de sedativo e nicotina dêem origem a resultados epidemiológicos totalmente diferentes.

A vareniclina e o rimonabant, agonista de receptor canabinóide do tipo 1, são medicamentos que podem se tornar disponíveis para essa população nos próximos anos. Os antidepressivos tricíclicos, a clonidina e as vacinas de nicotina estão todos sob investigação continuada para o uso em dependência de nicotina.

CONDIÇÕES MÉDICAS CONCOMITANTES

É prudente explorar rapidamente as complicações médicas da dependência de nicotina, todas bem documentadas em outras fontes. Cânceres de orofaringe, laringe, pulmão, esôfago e bexiga têm sua incidência aumentada entre os usuários de tabaco. Alguns tipos de câncer têm uma incidência aumentada de forma marcante entre aqueles que bebem álcool e fumam cigarros. O potencial para doença cardiovascular entre os fumantes é bastante conhecido. Entretanto, é freqüentemente ignorada a incidência mais elevada de doença esofágica secundária ao refluxo, talvez devido aos efeitos relaxantes da nicotina na junção esôfago-gástrica. Os pacientes podem conseguir descontinuar os medicamentos para doença do refluxo se descontinuarem o uso do tabaco por completo. Como acontece com pacientes com outras formas de uso regular de substâncias, convém encorajar o paciente dependente de nicotina a ser examinado anualmente por seu clínico geral.

13 Estimulantes

> A abrangência de população usuária de cocaína é extraordinária, estendendo-se desde aqueles com um enorme sucesso social e profissional até os sem êxito algum. Os usuários de cocaína freqüentemente a consomem como parte de sua rotina diária, em vez de, como acontece com a heroína, em substituição às atividades diárias. A sensação de invulnerabilidade alcançada com a cocaína leva a uma grande negação que, quando associada ao relacionamento psicológico da cocaína com trabalho e diversão bem-sucedidos, dificulta muito sua recuperação.

Tanto a cocaína quanto a metanfetamina destroem o sistema neurotransmissor de dopamina no cérebro. A disponibilidade aumentada desta resulta na elevação do humor e da atividade psicomotora. Quando a concentração do estimulante cai, a elevação do humor produzida diminui muito rapidamente, resultando em maior fissura logo após a administração inicial. Isso leva ao comportamento de *binge*, visto com freqüência quando há uso de estimulante. Não está claro se o uso contínuo de doses altas de estimulante resulta em dano permanente dos neurônios em humanos, embora estudos recentes sejam cada vez mais sugestivos desse resultado. Tem sido observado que, em alguns casos, os danos à cognição e os sintomas psiquiátricos contínuos após a recuperação do uso de estimulante são persistentes.

Além dos efeitos intoxicantes, o uso de estimulantes causa:

Aumento da pressão sangüínea
Taquicardia
Aumento da freqüência respiratória
Dilatação das pupilas

Com doses mais elevadas:
Arritmia cardíaca
Hemorragia cerebral
Convulsão
Falência respiratória
Morte

Com o uso contínuo também pode se desenvolver psicose tóxica. Ilusões paranóides, alucinações táteis e visuais e maneirismos estereotipados não são incomuns. Esses sintomas com freqüência se manifestam quando se desenvolve tolerância aos efeitos intoxicantes de um estimulante. Entretanto, além da tolerância, algumas pessoas exibem evidência de sensibilização. Com a tolerância, observamos a necessidade de doses mais elevadas para se alcançar dado efeito; com a sensibilização, a mesma dose, dada no futuro, conduzirá a efeitos adicionais, em geral indesejados. Por exemplo, com o uso repetido, uma determinada dose de cocaína pode provocar convulsão, mesmo que uma dose comparável tomada anteriormente não tenha provocado esse resultado.

COCAÍNA

O hidrocloreto de cocaína é um estimulante potente extraído da coca. Geralmente se acha disponível como um pó cristalino branco que pode ser usado por via intranasal. A pasta de coca ("base"), da qual o pó é derivado, pode ser fumada, levando a uma intoxicação ainda mais rápida do que o uso do pó. A forma de *freebase* da cocaína difere da pasta de coca: aqui o alcalóide da cocaína é separado dos outros componentes. Então, pode ser volatilizado e fumado. Essa *freebase* em geral é conhecida como *crack*. Familiarize-se com as *speedballs*, uma mistura de opiáceos e cocaína comumente usada em alguns locais que parece suavizar os efeitos de cada substância. A maioria dos usuários de cocaína combina o uso com álcool, relatando que isso prolonga a sensação de euforia e reduz a agitação após o fim do *binge*. O cocaetileno, uma substância particularmente hepatotóxica, é formado no fígado quando a cocaína e o álcool são usados de forma concomitante. Combinações de maconha com cocaína também são populares, pois esse uso parece aumentar a rapidez com que a cocaína leva a efeitos eufóricos.

EXEMPLO CLÍNICO

Vanessa está sentada em sua casa miserável e imunda fumando *crack*. Ela está sentada há 16 horas, fumando rapidamente o cheque de pagamento que teve a felicidade de receber. De início, sentiu-se eufórica, mas agora, quando busca a excitação, sente-se apenas irritada e deprimida. Pouco a pouco, sua mente vai se desorganizando, e ela fica cada vez mais desconfiada do carro que está estacionado do outro lado da rua. Começa distraidamente a beliscar sua pele. Por fim, adormece, e o pequeno incêndio que provocou com a queda do seu cachimbo felizmente se extingue após alguns minutos. Ao acordar, Vanessa está com fome, mas desmotivada e sem energia. Ela perambula pela casa olhando repetidas vezes os armários vazios, buscando algo para comer. Depois de alguns dias, Vanessa retorna ao seu patamar normal de atividade, volta a trabalhar e espera seu próximo cheque de pagamento.

Apesar de usar cocaína, Vanessa não precisa buscar uma desintoxicação farmacológica. O período potencialmente perigoso desse uso é limitado ao período de intoxicação aguda, particularmente se estão presentes hiperpirexia ou convulsões. Após esse período, embora a letargia e a depressão sejam comuns, não é necessária medicação para a desintoxicação. Entretanto, isso não significa que o tratamento formal não seja indicado. Se seu paciente estiver experimentando dificuldade para descontinuar o uso de cocaína, mesmo após um período de tratamento, você não precisa recorrer a medidas farmacológicas. Em vez disso, aumente a freqüência do tratamento, peça ao paciente para obter terapia concomitante de outro médico, ou determine se ele seria mais bem tratado em outro ambiente de tratamento, como uma casa de recuperação ou um hospital-dia. Seu *rapport* contínuo vai se mostrar de grande valor. Não desista simplesmente porque o paciente teve uma recaída.

Atividade sexual e cocaína

A cocaína e outros estimulantes são freqüentemente usados para melhorar a atividade sexual. A escolha indiscriminada de parceiros sexuais aumenta o risco de doença sexualmente transmissível. A relação entre sexo e cocaína torna-se mais forte à medida que o uso aumenta. Isso pode ser um grande obstáculo quando seu paciente resolver iniciar a recuperação. A atividade sexual leva a um grande desejo de cocaína e a maior risco de recaída; sem a presença da cocaína, um indivíduo que se acostumou à atividade sexual com ela, às vezes, se sente aborrecido ou ansioso diante da potencial ausência de desempenho.

O sexo é apenas uma das muitas questões do estilo de vida relacionadas ao uso de cocaína. Devido ao custo dessa droga e pelo fato de ela com freqüência permitir um padrão de ingestão de *binge*/não-uso, os indivíduos muitas vezes compram grande quantidade de cocaína quando recebem seu pagamento. A partir disso, associam o recebimento do pagamento às sensações provocadas pela substância. Festas e outras reuniões sociais também podem ser encaradas como um desencadeante para esses pacientes. Uma mudança marcante no estilo de vida é necessária para que eles não recaiam durante o processo de recuperação.

PONTO-CHAVE

No caso de disfunção sexual coexistente com o uso ou a recuperação de cocaína, evite diagnosticar uma disfunção sexual primária. Em vez disso, considere a disfunção sexual induzida por cocaína como diagnóstico.

Critérios do DSM-IV para disfunção sexual induzida por substância

A. Predomina, no quadro clínico, uma disfunção sexual clinicamente significativa, que tem como resultado um acentuado sofrimento ou dificuldade interpessoal.
B. Evidência de (A) se desenvolvendo no período de um mês da intoxicação ou retirada do uso de substância ou diretamente relacionado a (A).
C. A perturbação não é mais bem explicada por uma disfunção sexual não induzida por substância.

PONTO-CHAVE

O DSM-IV sugere que, se a disfunção persistir por mais de um mês após o fim da retirada, o transtorno do humor pode não ser induzido por substância. Em minha experiência, um mês é um período curto demais para a resolução dessas dificuldades, mesmo quando o seu início está diretamente relacionado ao uso de substância, em particular se o uso durou muitos anos ou se seu início ocorreu durante a adolescência e o começo da atividade sexual.

Ao diagnosticar disfunção sexual induzida por substância, você também deve observar um de quatro especificadores auto-explicativos:

- Com prejuízo do desejo
- Com prejuízo da excitação
- Com prejuízo do orgasmo
- Com dor sexual

Além disso, deve-se especificar se a disfunção teve início durante a intoxicação.

EXEMPLO CLÍNICO

Dr. Roberts, um otolaringologista, orgulha-se de seu certificado de técnico médico de emergência. Às vezes, ele se apresenta como voluntário para ajudar no serviço de ambulância local. Em uma noite particularmente chuvosa, o dr. Roberts derrapou na estrada enquanto dirigia a ambulância. Acordou no hospital, com a polícia querendo lhe fazer algumas perguntas. Aparentemente, descobriram, de algum modo, que seu exame de drogas do atendimento de urgência foi positivo para cocaína.

Os médicos que utilizam anestésicos de cocaína e os pacientes que recebem cocaína como anestésico local podem ter resultados positivos de cocaína. Nessas situações, os níveis podem facilmente se elevar acima do mínimo de detecção. Evidentemente, isso abre precedentes para dificuldades legais quando esses médicos e pacientes se candidatam a novos empregos ou são responsabilizados por um evento secundário.

METANFETAMINA

Em geral conhecida como *crank, speed* ou *crystal meth*, a metanfetamina é facilmente fabricada a partir de ingredientes comuns. Durante muito tempo foi encontrada sobretudo na Costa Oeste e no Havaí, mas agora está sendo utilizada de forma crescente nas áreas urbanas e rurais do Meio-Oeste, e também no Nordeste. Ela é mais barata que a cocaína, com efeitos mais duradouros. Pode ser usada oralmente, esmagada e administrada por via intranasal, ou colocada em uma solução e injetada por via endovenosa (EV). Dissolve-se com facilidade em líquidos; além disso, pode ser convertida a uma forma sólida conhecida como *ice*, que pode ser fumada. Essa forma proporciona um efeito mais rápido e uma intoxicação mais ativa do que o uso EV.

Neurotóxica a mecanismos de transporte da dopamina, a metanfetamina pode produzir agitação, excitação, redução do apetite e atividade física aumentada, o que lembra um pouco um episódio maníaco. Com o uso continuado, pode levar a comportamento psicótico e violento. Relata-se, com freqüência, que a retirada aguda da metanfetamina causa mais depressão do que aquela experimentada durante a retirada da cocaína. Entre 1992 e 1996, o uso dessa substância aumentou 10 vezes em Seattle.

De muitas maneiras, a metanfetamina é bastante similar à cocaína. O curso da adição, os efeitos neurológicos subjacentes e os efeitos psicológicos são todos mais ou menos iguais para ambas. Entretanto, como a metanfetamina tem efeitos de duração mais prolongados, a retirada pode ser subjetivamente mais intensa. Por exemplo, o sono que se segue a um uso prolongado pode durar vários dias, após o que o usuário pode experimentar várias semanas de depressão. Como a metanfetamina, diferentemente da cocaína, atravessa as membranas celulares neuronais para entrar nas vesículas de armazenamento de dopamina, acredita-se que tenha uma probabilidade muito maior que a cocaína de causar dano neuronal. Sintomas psicóticos, labilidade do humor, comportamento violento e os resultantes danos sociais e ocupacionais experimentados pelos usuários regulares de metanfetamina podem persistir muito depois de suspenso o uso.

CAFEÍNA

Ao contrário de todas as outras substâncias aditivas, a cafeína normalmente é considerada segura. Sabe-se que ela causa tolerância e fenômenos de retirada e que seu uso pesado está associado a ansiedade, insônia e pequenos aumentos na pressão sangüínea. Como a cafeína em geral não é usada da mesma maneira que outras substâncias aditivas, especificamente como forma de fugir de dificuldades com relacionamentos interpessoais, considera-se improvável que seu uso tenha qualquer outra conseqüência além da dependência fisiológica. O DSM-IV exclui a cafeína de sua categoria de dependência, mas a CID-10 a inclui em seus esquemas equivalentes. Vários estudos têm sugerido que esta última abordagem pode ser a mais acurada. Parece que a maioria dos usuários dessa substância tem desejo de ou fez esforços malsucedidos para parar ou reduzir seu uso. Nenhuma publicação acompanhou os resultados de longo prazo de tratamento destinado a ajudar pacientes com esse desejo, embora várias técnicas de tratamento tenham sido descritas, todas seguindo a metodologia comumente usada para outros transtornos de uso de substâncias.

Um tópico que deve ser tratado, tanto em termos de desenvolvimento da pesquisa quanto em termos do reconhecimento da extensão do uso por qualquer paciente, é a falta de qualquer padronização nos níveis de cafeína. Se um paciente diz que toma quatro xícaras de café por dia, isso pode significar que ele ingere 16 mg de cafeína por dia (descafeinado), 280 mg (instantâneo), 400 mg (em infusão) ou 1.600 mg (café de máquina).

Um refrigerante médio tem 40 mg de cafeína, mas mais uma vez existe uma variação que vai de zero a 71,5 mg. Os chamados energéticos, como o Red Bull, contêm 80 mg de cafeína, enquanto uma barra de chocolate ao leite contém 10 mg.

Como acontece com muitas substâncias, há metabolizadores lentos e rápidos de cafeína. A cafeína parece colocar metabolizadores lentos em maior risco de infarto do miocárdio não-fatal, uma associação ausente naqueles que não são metabolizadores lentos.

PONTO-CHAVE

O uso de cafeína reduz os índices de eliminação da clozapina e da geofilina e, por isso, deve ser discutido com pacientes que usam um ou outro desses medicamentos.

Não está claro se cabe aqui uma discussão mais extensa da cafeína, mas a literatura deve ser examinada. O fato de a substância ser usada extensivamente não significa que não cause problemas para seus usuários.

TRATAMENTO

A maior parte dos tratamentos para os pacientes que usam estimulantes é de natureza psicossocial. Um desses modelos envolve combinação de 20 sessões individuais, participação em reuniões de 12 passos e sessões de grupo com treinamento em habilidades no início da recuperação, prevenção de recaída, educação familiar e apoio social durante o período de tratamento de 24 semanas. Tem sido mostrado, em muitos estudos, que esse modelo de tratamento resulta em notável redução no uso de estimulante. É também provável que a inclusão dos membros da família no tratamento reduza o índice de recaída.

Em 2004, Kathleen Carroll observou que o dissulfiram tinha um valor potencial para reduzir o uso de cocaína, inclusive de pacientes sem transtorno relacionado ao álcool. Os primeiros resultados sugerem que pode haver diferença entre homens e mulheres, com os homens respondendo a esse tipo de tratamento, e as mulheres não. Embora não tenha sido mostrado que o dissulfiram resulta em descontinuação do uso de substância, parecem justificados estudos adicionais. Em 2005, Charles Dackis descobriu que o modafinil levava a uma melhora significativa na duração da abstinência quando comparado ao placebo. Os números são baixos, com apenas um terço mantendo a sobriedade por mais de três semanas, mas esse é um estudo inicial de um medicamento que não foi destinado especificamente para esse propósito. Investigação farmacológica adicional pode levar a uma abordagem ainda mais útil. Embora tenha havido muitos estudos individuais de intervenções farmacológicas para o uso de cocaína, nenhum deles foi considerado uma técnica de tratamento confiável. Os antidepressivos podem ser úteis para alguns pacientes, particularmente para aqueles com depressão concomitante, mas é improvável que reduzam a probabilidade de recaída em indivíduos eutímicos. O uso de amantadina e bromocriptina tem sido explorado, mais uma vez com resultados que indicam ausência de valor clínico. Anticonvulsivantes como a carbamazepina e a buprenorfina, o agonista parcial de opióide, também têm sido estudados e, em geral, rejeitados. A trazodona e a difenidramina podem ser usadas para ajudar a sedar pacientes internados durante os primeiros dias após uso contínuo de estimulante, mas esses medicamentos devem ser usados de forma parcimoniosa e sintomática, e não com freqüência. Estão em andamento estudos a respeito de propranolol, baclofen, topiramato e tiagabina para seu possível valor no tratamento da dependência de cocaína.

Foi desenvolvida uma nova abordagem com o uso de uma vacina de cocaína, e esta está sendo atualmente estudada. A vacina, TA-CD, estimula a produção de anticorpos específicos da cocaína, os quais se ligam a ela e evitam que atravesse a barreira hematoencefálica, reduzindo, assim, os efeitos euforizantes.

EXEMPLO DE PESQUISA

A PharmRUs desenvolveu um novo medicamento para o tratamento de dependência da substância Y. Seu diretor médico estudou 200 pacientes que usam Y regularmente. Cem recebem o antigo tratamento e 100 a nova abordagem. Ele relata que houve diferenças significativas entre os dois grupos no final do estudo, oito semanas depois. Os que receberam a nova abordagem tiveram uma ingestão total menor de Y e usaram Y com menos freqüência do que os que recebem o antigo tratamento. O novo medicamento está sendo anunciado com orgulho à imprensa como uma solução para o uso crescente de Y.

Como visto nos capítulos anteriores, a quantidade e a freqüência de uso não são pertinentes para estabelecer o diagnóstico ou a gravidade da doença. Esse exemplo de pesquisa representa uma abordagem-padrão, particularmente em um clima político em que a redução do uso de substâncias é vista como sendo um sucesso. A partir de muitas perspectivas, esses são, sem dúvida, resultados valiosos para ferramentas potencialmente úteis, mas não os confunda com aqueles que em geral indicariam valor em uma população com transtornos pelo uso de substâncias. Para essa população, o desfecho da pesquisa deve ser a sobriedade, e a pesquisa deve ter durado um período significativo. Procure pesquisas que comparem grupos de caso e controle em termos de entrada na recuperação e não simplesmente de duração da abstinência. O fato de aqueles que usam a substância A terem um período significativamente maior de sobriedade do que aqueles que usam placebo nada significa se ambos os grupos tiverem um índice de recaída similar após um ano. Se um número significativamente maior daqueles que usam a substância A entra e permanece em recuperação comparados àqueles que usam placebo, provavelmente em um contexto de terapia de apoio contínua e freqüência a grupo de auto-ajuda para ambos os grupos, então você tem um estudo de pesquisa que vale a pena ser lido. Esse é um estado de doença vitalício; posso pressionar o botão de pausa transferindo o paciente para uma ilha deserta onde não existem substâncias, mas isso não é válido no tratamento de longo prazo da doença, a menos que eu possa mostrar que uma porcentagem significativa desses pacientes vai permanecer sóbria após o retorno à civilização.

A abordagem da vacina é interessante. Se aceitamos como verdade que uma vacina irá evitar permanentemente que o paciente experimente quaisquer mudanças no estado mental secundárias à cocaína, então é provável que ele não venha a usar cocaína de novo. Entretanto, como o uso não é a doença em si, mas o resultado da tentativa do paciente de tratar sua doença, imaginamos quais seriam os efeitos secundários. Os indivíduos vão buscar soluções alternativas ou simplesmente permanecerão desconfortáveis? Quais serão as alternativas? É necessária uma observação cuidadosa para determinar os riscos potenciais a longo prazo de parar o "valor" percebido pelo paciente como um resultado do uso de cocaína. As substituições podem ser ainda mais arriscadas do que a substância original.

COMPLICAÇÕES MÉDICAS

A toxicidade cardiovascular é um risco significativo para aqueles que usam cocaína. Infarto do miocárdio, morte repentina, falhas de condução ventricular e arritmias têm sido relatados após o uso dessa substância com doses de rua de rotina. Aqueles que apresentam intoxicação devido ao seu uso também podem experimentar convulsões generalizadas, às vezes imediatamente antes de parada cardíaca. Anormalidades pulmonares são rotineiras naqueles que usam cocaína *freebase*. Os testes de função pulmonar indicam uma redução significativa na capacidade de difusão de monóxido de carbono na maioria dos indivíduos que fumam cocaína. Infiltração pulmonar transitória, broncoespasmo e edema pulmonar, além de parada respiratória, são complicações possíveis do uso dessa substância, assim como AVC e rabdomiólise. As mortes relacionadas à cocaína ocorrem caracteristicamente no período de duas horas após o uso.

Transtornos psiquiátricos podem ser exacerbados ou propensos a surgir mais cedo do que em outras situações. Pode ser necessário tratamento médico para doença cardiovascular, infecção pulmonar, dano ao septo nasal, doença sexualmente transmissível e outras doenças com freqüência diretamente associadas à via de administração. Avaliações médicas e psiquiátricas completas e exame físico são indicados no início do tratamento para qualquer paciente com história de uso de estimulante. Como acontece com outras drogas de rua, as dificuldades médicas podem estar mais relacionadas a impurezas do que ao próprio estimulante. Os contaminantes tóxicos são especialmente prováveis na metanfetamina. No caso da cocaína, as impurezas são com freqüência "recheios" intencionais, como quinino, glicose, manitol, lidocaína ou outros estimulantes.

OUTROS ESTIMULANTES

Nos Estados Unidos, os estimulantes são prescritos para narcolepsia, perda de peso e transtorno de déficit de atenção/hiperatividade (TDAH). Os estimulantes estão também sendo cada vez mais prescritos como tratamento adicional para transtornos depressivos. O metilfenidato e a dexedrina, usados indevidamente com menos freqüência do que outros estimulantes, em geral são os tratamentos de primeira linha para o TDAH. Trata-se de um estimulante um pouco mais leve do que a dextroanfetamina, que, juntamente com a pemolina, é usado como tratamento de segunda linha. O modafinil é prescrito para melhorar o estado de alerta daqueles com narcolepsia.

O uso de estimulantes é controverso tanto para alguns leigos como para alguns profissionais. É comum os pais de pacientes mais jovens se referirem a artigos de revistas quando perguntam se seu filho deve realmente receber um medicamento estimulante. Embora seja claro que essas substâncias podem ser úteis em casos reais de TDAH e que não conduzem a transtornos de uso de substâncias quando prescritas adequadamente, é pouco provável que, isoladas, sejam úteis como tratamento de longo prazo para narcolepsia, depressão ou perda de peso. Podem proporcionar um alívio temporário, assim como os benzodiazepínicos para a ansiedade, mas é pouco provável que os pacientes tenham um benefício maior do que o risco.

Infelizmente, além do seu papel no tratamento de alguns transtornos, os estimulantes também podem ser usados de forma inadequada. Dentre as experiências buscadas, estão o alívio de fadiga e a melhora da atividade sexual ou social. Os estimulantes usados por um período breve podem ajudar o aluno ou o motorista que percorre uma distância muito longa, mas a tolerância impede a substância de ser continuamente útil dessa maneira sem o desenvolvimento de dificuldades mais graves. O usuário experimenta sensações de energia e euforia. A tolerância se desenvolve com rapidez, e, às vezes, o usuário tenta buscar a sensação inicialmente atingida. Nessa ocasião, pode surgir psicose por anfetamina. À medida que o uso aumenta, pode se desenvolver ideação paranóide acompanhada por idéias de referência e isolamento social. É possível a ocorrência de alucinações; além disso, às vezes é observado comportamento violento. Após o fim de um *binge*, o usuário "*crashes*". Nesse momento, a fissura pela substância é alta, acompanhada por ansiedade e depressão marcante. A fissura intensa persiste, com a pesquisa indicando que são necessários de 6 a 9 meses após períodos prolongados de uso de *binge* para eliminar os fenômenos de retirada, como anedonia e disforia, que se imagina serem devidos a uma perturbação nos sistemas dopaminérgicos do cérebro.

O estudo de casos puros de uso de estimulante (outros além daquele da cocaína) tem sido bastante limitado. O tratamento dos sintomas depressivos após parada do uso do estimulante pode ser realizado da mesma maneira que o da cocaína. Os sintomas psicóticos secundários ao uso de estimulante são causa de admissão no hospital. Inicialmente, a pressão sangüínea deve ser acompanhada de perto. Haloperidol pode ser usado por 3 a 4 dias, quando necessário, observando-se com cuidado a ocorrência de reações distônicas. Os sedativos, incluindo os benzodiazepínicos, não são indicados nessa situação, não devendo ser administrados. As fissuras também podem ser aliviadas em alguns pacientes com o uso de amantadina e bromocriptina, embora muitos especialistas em adição prefiram não usar medicamento algum. A retirada em si não requer intervenção com medicação.

PONTOS-CHAVE

1. Os estimulantes atravessam a placenta e podem aumentar as chances de parto prematuro.
2. A ingestão rápida de estimulantes pode resultar em morte por fibrilação cardíaca em pessoas jovens saudáveis.

EXEMPLO CLÍNICO

Volte ao "Prefácio" para ler novamente a história de Renee, a jovem que permaneceu sóbria após muitos anos de uso de cocaína e álcool, depois de um período de confinamento forçado que a tirou da rua. Após o compromisso que assumiu, ela ficou vários meses em uma pensão protegida. Durante esse período, eu a vi semanalmente. Sua história incluía tratamento para vários transtornos do humor, mas é claro que seu diagnóstico sempre foi obscurecido pelo uso contínuo de substâncias. Não estava ainda disponível um diagnóstico acurado. Dada a história do uso de cocaína, era provável que os sintomas de retirada só diminuíssem gradualmente. À medida que o tempo passava, Renee foi mostrando sinais crescentes de energia, quase como se estivesse usando estimulantes. Ela falava alto na sala de espera, cheia de energia e feliz. Não havia sinais de mania ou oscilações de humor, mas seus companheiros da pensão queixavam-se dela; ela tinha problemas para se concentrar nas questões durante as sessões de grupo.

Comecei a ponderar se Renee tinha TDAH. Parte de mim queria prescrever metilfenidato, mas eu tinha de reconhecer que ela finalmente havia entrado em uma recuperação sólida da dependência de cocaína. Eu ponderava se o primeiro indício não havia sido sua declaração original, quando nos conhecemos, de que ela usava cocaína para acalmar-se. À medida que o tempo passava, o diagnóstico de TDAH parecia mais provável. Os exames toxicológicos de Renee continuavam negativos. Nossa confiança um no outro havia aumentado. Prescrevi, então, uma dose pequena de metilfenidato – 5 mg duas vezes ao dia por um período de três dias de manhã, e uma dose de 20 mg de metilfenidato SR à tarde. As fissuras de Renee diminuíram de forma notável, seus sintomas de TDAH reduziram bastante, e ela pôde se mudar para um apartamento próprio após pouco tempo.

Vários estudos têm indicado que o uso do metilfenidato oral é seguro combinado com a cocaína e parece reduzir o uso desta. (A bupropiona também tem se mostrado potencialmente útil na co-morbidade entre TDAH e dependência de cocaína.) Evidentemente, para um clínico prescrever um estimulante a um paciente com uso ativo de estimulante ou história de dependência de estimulante, deve haver um grau significativo de confiança. Pode ser que a melhora que observamos esteja relacionada à confiança, e não à medicação. Nunca subestime a importância do nosso relacionamento com o paciente dependente de substância. É quase sempre provável que seja a parte mais importante da equação total. Entretanto, tendo dito isso, desde então prescrevi metilfenidato a três outros pacientes dependentes de cocaína. Eles reagiram bem, mas não foram escolhidos apenas pelos sintomas claros de TDAH, mas também por sua estabilidade no tratamento. Eram pacientes que investiam no tratamento, honestos sobre o seu uso ou não-uso (como mostrado por exames aleatórios), e com os quais foi desenvolvido um forte *rapport* após muitos meses.

Os pacientes com TDAH diagnosticado na infância têm probabilidade duplamente maior de desenvolverem dependência de nicotina ou cocaína quando adultos do que seus pares sem TDAH. Vários estudos revelaram que o tratamento de TDAH na infância pode resultar na menor tendência de essas crianças usarem substâncias ilícitas quando mais velhas. Faz sentido que pelo menos alguns indivíduos com TDAH descubram o alívio do sintoma inicialmente obtido com o uso de cocaína. Também faz sentido que as crianças que se sentiam desconfortáveis na escola possam usar substâncias com propósitos psicológicos. Aqueles já tratados ou aqueles que são confortados por meio de tratamento médico podem achar mais fácil rejeitar as ofertas dos pares para experimentar algo novo. Apesar do mito de que o tratamento do TDAH pode conduzir ao uso de substâncias na vida adulta, estudos recentes e muitas observações de relatos indicam o contrário.

14 Opiáceos/opióides

> A diretora do NIDA, Nora Volkow, declarou que, em 2003, 31,2 milhões de norte-americanos com mais de 12 anos de idade abusavam de uma prescrição de opióide, um aumento em relação ao ano anterior. Nesse mesmo ano, alunos do final do Ensino Médio abusavam mais dos opióides do que de qualquer outra substância ilícita, fora a maconha.
>
> Não suponha que seu paciente empregado, casado, bem-vestido, não use heroína simplesmente porque ele não corresponde à sua imagem de usuário de heroína.

> A heroína está de volta, e está mais barata, mais potente e mais mortal do que nunca. Os novos modos de abuso de heroína – fumo e inalação – dão a ilusão de segurança, mas a mesma certeza de perigo e morte.
>
> **Gen. Barry McCaffrey**
> Ex-diretor do Departamento de Política
> Nacional do Controle de Drogas

Uma definição rápida: opiáceos são aquelas substâncias derivadas diretamente do ópio. A morfina e a codeína, por exemplo, são opiáceos. Os opióides incluem substâncias semi-sintéticas como heroína, Dilaudid e Percodan, que são produzidas pela alteração de opiáceos, e analgésicos sintéticos como Darvon e Demerol. Esses analgésicos variam entre si pelos índices de solubilidade de lipídeo e de absorção oral. As meias-vidas também variam, de apenas alguns minutos para a heroína a 15 a 30 horas para a metadona. Subjetivamente, 1 mg de metadona é equivalente a 1,5 mg de Percodan, 2 mg de heroína e 20 mg de Demerol. Os usuários de opióide buscam sensações de euforia, melhora do humor, menor ansiedade e menor preocupação. O uso endovenoso provoca "excitação", sentimento de prazer distinto e intenso. Nem todos reagem dessa maneira aos opióides. Alguns que recebem esses medicamentos experimentam sensações desagradáveis de confusão, sonolência ou simplesmente caem no sono. A literatura sugere que os indivíduos que têm esse tipo de biologia, em que um opióide provoca uma sensação diferente de prazer, também são aqueles suscetíveis a transtornos relacionados ao uso de opióide. Lembre-se dos capítulos anteriores, este é o tema controverso dessas doenças; pode ser que os pacientes que experimentam essa sensação de prazer já tenham algo errado e que o uso do opióide seja apenas sua maneira de solucionar o fenômeno já existente.

Neste capítulo, refiro-me freqüentemente à heroína, mas a prescrição de analgésicos opióides está sendo usada com prevalência crescente. Embora algumas das características sociais do uso difiram entre a heroína e outros opióides, o cenário médico é mais ou menos idêntico em termos de abordagem de tratamento e metodologia.

EXEMPLO CLÍNICO

O sr. Philpot é um cavalheiro agradável de pouco mais de 50 anos. Após muitos anos trabalhando como instrutor na mesma escola vocacional, ele foi recentemente demitido. Relatou-me que estava chegando atrasado para as aulas, algo que nunca havia sido um problema para ele nos anos anteriores, apesar de usar heroína há décadas. O sr. Philpot disse que o último ano havia sido especialmente difícil. Seu fornecedor habitual fora preso e ele tinha de ir a uma cidade vizinha para conseguir heroína. Ele com freqüência usava um papelote (*bag*) em sua ida para a escola, o que provocava seu atraso.

Um diagnóstico difícil? De modo algum. Mas nos últimos 25 anos, durante os quais o sr. Philpot estava usando heroína, nenhum médico com quem ele consultara expressou sequer uma desconfiança ou preocupação. Simplesmente nunca lhe perguntaram a respeito. O sr. Philpot era um indivíduo incomum, pois seu uso de heroína jamais excedeu a dois papelotes por dia. Muitas vezes, ficava várias semanas sem usá-la. Sempre conseguiu evitar problemas legais. Era casado há vários anos, tendo mentido para sua esposa durante muito tempo, dizendo que não usava mais a droga (ela não acreditava, mas nada lhe dizia a respeito disso). Ele contraiu hepatite, que agora havia se tornado crônica. E realizou uma façanha razoável fazendo duas tatuagens não-profissionais para esconder as marcas de suas primeiras injeções.

Perguntei se ele teria dito a verdade caso algum médico ao longo do tempo tivesse lhe perguntado sobre o uso de heroína. Ele respondeu que, no mínimo, teria ficado surpreso, o que provavelmente o faria responder a verdade rapidamente. Disse-me que às vezes lhe perguntavam sobre maconha, e outras sobre cocaína, mas parecia muito limpo (*clean*) e profissional para ser um usuário de heroína. Ele me disse: "As pessoas esperam que você tenha um cabelo sujo e embaraçado, marcas de picadas, dentes faltando, queimaduras de cigarro e pele ruim".

Durante os últimos 40 anos, foi ensinado aos norte-americanos que a heroína é a pior das substâncias ilícitas. Somente aqueles com o caso mais avançado de dependência de substância fariam uso de heroína. Isso não é verdade. Essa substância há pouco adquiriu maior proeminência. Tornou-se disponível em uma forma razoavelmente pura que é passível de uso intranasal. Embora isso possa levar a ulceração do septo nasal, como ocorre com o uso intranasal de cocaína, também permite que os usuários de substâncias rapidamente transponham o velho obstáculo ao uso da heroína – o uso hipodérmico. Então, não só as marcas das picadas são superadas, mas a heroína torna-se de repente uma das drogas mais atrativas para os adolescentes. Mais importante, o "fato" de ser a pior substância do grupo parece ter causado mais impacto nos médicos do que em nossos pacientes, pois éramos aqueles que não perguntavam sobre ela, e nossos paciente eram aqueles que a usavam. Por que não perguntávamos? Colocando em termos simples, porque não queríamos ofender o paciente. Vá em frente: "ofenda" seu paciente e pergunte. Você pode até pensar consigo mesmo se a heroína é realmente a pior coisa. Em termos de potencial morbidade e mortalidade, o álcool, a cocaína e a nicotina são todos piores do que um opiáceo puro usado com técnica estéril.

EXEMPLO CLÍNICO

Márcia é uma jovem de pouco mais de 20 anos. É fumante e desenvolveu bronquite. Além da sua dependência da nicotina, não tem outros transtornos relacionados ao uso de substâncias. Seu médico começa a tratá-la com Tussionex, um supressor de tosse contendo hidrocodona. Seu uso de cigarros continua inalterado. Dada a tosse persistente, outro médico persiste no uso do Tussionex. Concomitantemente, Márcia começa a usar Fioricet devido a dificuldades contínuas com cefaléias. O Fioricet contém butalbital.

Ela continua a receber prescrições de Fioricet por cinco anos. Freqüentemente procura seu médico com queixa de tosse contínua, e ele lhe prescreve Hydocan (também hidrocona) ou Tussionex. A certa altura, ela relata que sua receita de Fioricet foi roubada. Em outra ocasião, volta solicitando uma reposição antes da data marcada para isso. Então, é iniciado um programa de redução desse medicamento, mas as cefaléias da paciente pioram e ela acaba aumentando seu uso, procurando o médico em várias ocasiões para solicitar novas receitas.

Dez anos após receber sua prescrição inicial de Tussionex, o médico de Márcia sai do hospital e ela não consegue localizar outro médico que lhe forneça receitas para suprir sua necessidade contínua do medicamento. Ela começa a comprar drogas na rua e, depois, a roubar dinheiro para sustentar-se. Agora percebe que tem uma dependência de opióide, mas não sabe onde buscar ajuda. Responsabiliza seus médicos por terem iniciado seu problema.

Esse exemplo infelizmente não é incomum. Os pacientes comumente obtêm prescrições similares de diferentes médicos e vão adquirir os medicamentos em diferentes farmácias. As visitas freqüentes aos prontos-socorros são parte da história, pois o paciente em geral pode pensar em procurar um médico diferente de cada vez, sobretudo em instituições de ensino. Esse cenário é às vezes observado por entidades de *managed care*, que então enviam um registro completo da história de prescrição do paciente ao clínico geral. Embora haja preocupações óbvias em relação à privacidade e à confidencialidade do paciente, essa é, normalmente, a primeira oportunidade para confrontá-lo com seu comportamento.

Parar todas as prescrições de opióide muitas vezes é o primeiro pensamento do médico. Deve-se resistir a ele, pois isso simplesmente faria o paciente procurar outro médico. As reduções do medicamento geralmente enfrentam resistência, mas você deve insistir nisso, como insistiria na redução de um sedativo. É muitas vezes conveniente trabalhar com o seguro-saúde do paciente. Alguns planos vão restringir o pagamento de substâncias controladas, de tal modo que elas só possam ser prescritas por um médico e adquiridas em apenas uma farmácia.

Se você acha que o paciente não está seguindo suas instruções de redução, pode ser necessário um nível mais elevado de cuidado (p. ex., hospitalização parcial, em vez de cuidado ambulatorial) ou contatos mais freqüentes. Não é aceitável simplesmente escrever na ficha que o paciente não está cumprindo as instruções, sem criar um plano de tratamento alternativo e melhor.

IDENTIFICAÇÃO DE DOENÇA RELACIONADA A OPIÓIDE

A tolerância é, em geral, onipresente com qualquer uso consistente de opióide, sendo perceptível mesmo em um tratamento de curto prazo após um procedimento médico doloroso. As necessidades de doses podem aumentar drasticamente e a tal ponto que a dose necessária para produzir uma resposta pode ser mortal em um paciente incauto.

Devido ao grau em que se desenvolve a tolerância, é fundamental que você tenha esta conversa ou uma similar com todos os pacientes que submete à desintoxicação de opióide:

> *Sr. Smith, o senhor está tomando uma dose de heroína cada vez maior a cada dia antes de vir para o hospital. Sei que me disse que se afastará dessa droga no futuro, mas os pacientes às vezes não conseguem isso como gostariam. Ocasionalmente, um paciente tem um lapso e usa heroína. Se isso acontecer com o senhor, precisa saber que a dose que estava usando antes de vir para o hospital poderia matá-lo em vez de fazê-lo sentir-se melhor. Lembra-se de quando começou a usar heroína? Quanto você usava em uma dose? E, depois, quanto mais usava em uma dose antes de vir para cá? Essa diferença se deve ao fato de você ter desenvolvido tolerância. Sua tolerância é substancialmente menor agora, e pode diminuir tanto que se você recomeçar a usar a droga na quantidade que usava antes de vir até aqui, incorrerá em uma overdose fatal. Portanto, se tiver de usá-la, certifique-se de usar apenas uma pequena quantidade.*

Quando você fizer essas declarações, seu paciente provavelmente demonstrará negação com movimentos de cabeça e fará comentários simultâneos indicando que você não precisa se preocupar com ele. Por isso, cabe a você fazer com que ele entenda e siga ao máximo suas instruções. Essa é uma informação que realmente pode salvar uma vida, e não fornecê-la já causou a morte de muitos pacientes após o tratamento.

O fenômeno da abstinência de opióides é subjetivamente aparente depois de um indivíduo ter usado um opióide todos os dias durante três ou mais semanas. A abstinência é subjetivamente desconfortável, mas em geral isenta de risco médico. Esses sintomas diferem dependendo da substância que está sendo usada. Para a heroína, os sintomas de abstinência vão aparecer dentro de um período de 12 horas, tendo seu pico em 2 a 3 dias, e terminarão em 10 dias. Os sintomas de abstinência de metadona aparecem em pelo menos 36 horas, têm seu pico em cinco dias e podem durar até três semanas. Os sintomas de abstinência de codeína, que se apresentam em um período similar ao da heroína, tendem a ser, em comparação, relativamente fracos.

Quanto à heroína, após algumas horas de uso, o paciente vai começar a experimentar uma fissura pela droga. Esse é o primeiro sinal de abstinência. Segue-se desconforto físico, incluindo diaforese, rinorréia, lacrimação e bocejos. No período de 12 horas, o paciente terá sua fissura aumentada, com maior irritabilidade, midríase (pupilas dilatadas), perda de apetite e piloereção. Dentro de um dia a um dia e meio, começará a experimentar náusea, vômito e diarréia. Podem ocorrer calafrios e febre. Em casos mais graves de abstinência, também poderão ser observados espasmos musculares, rubor, dor abdominal e insônia.

PONTO-CHAVE

Como acontece com as síndromes de abstinência de sedativos e cocaína, completar um processo agudo de abstinência não significa que o paciente sinta-se bem. Fadiga, depressão e dificuldade para dormir podem demorar muitos meses para se dissipar. Terapia de apoio e participação em grupos de auto-ajuda são de fundamental importância durante esse período para se chegar a uma recuperação duradoura.

O diagnóstico de abuso ou dependência depende apenas em parte da presença de tolerância ou abstinência, que estarão ambas presentes naqueles que usam opióide exatamente como prescrito durante um período prolongado. Os outros critérios para o diagnóstico já foram tratados nas discussões do Capítulo 2. Não se esqueça de observar o uso concomitante de sedativo ou cocaína. Não ignore a importante população que usa opióides em quantidades pequenas, porém regulares. Esse grupo de indivíduos pode usar um papelote de heroína por dia, ter um emprego razoável, ser aparentemente bem-sucedido e, ainda assim, estar correndo um risco médico importante ou ter um desempenho abaixo de sua real capacidade. Você não terá qualquer informação sobre esses pacientes, a menos que pergunte a eles sobre o uso de substância.

CONDIÇÕES MÉDICAS CONCOMITANTES

Os problemas médicos com os opióides surgem secundariamente não apenas aos efeitos colaterais da substância desejada, mas a contaminantes na droga e à falta de técnica asséptica durante a injeção. As possibilidades de infecção por hepatite e HIV não podem ser subestimadas, devendo ser exploradas com cada paciente que usa técnicas de administração endovenosa. O uso EV da substância também pode provocar infecções dermatológicas, cardíacas, pulmonares e neurológicas. Podem ocorrer glomerulonefrite, septicemia e meningite. A imunodeficiência resulta com maior probabilidade em esses pacientes terem tuberculose, sífilis e outros processos infecciosos.

Os contaminantes de drogas são com freqüência intencionais, como o talco e o amido acrescentados pelos traficantes para diluir a substância. Às vezes, não são intencionais: após a preparação da droga para a injeção, alguns usuários vão filtrar o líquido em algodão para evitar que algum sólido interfira com a injeção. Fibras do filtro podem entrar na seringa e subseqüentemente no sistema venoso, finalmente se fixando nos pulmões, onde podem provocar embolia pulmonar e hipertensão.

Devido aos efeitos antitussígenos dos opióides, os usuários regulares podem desenvolver complicações pulmonares. A própria depressão respiratória é o risco mais grave associado aos opióides. As *overdoses* podem provocar anoxia e coma, resultando em várias seqüelas psiquiátricas, neurológicas e médicas. Uma depressão concomitante é observada em muitos daqueles com uso regular de opióide, assim como no uso sedativo.

DOR CRÔNICA

Os opióides continuam sendo um dos analgésicos mais eficazes para o tratamento de dor crônica intratável. Vários estudos têm indicado que um grande número de pacientes está recebendo terapia insuficiente, provavelmente devido ao deficiente entendimento médico sobre as diferenças entre dependência parcial e um transtorno de uso de substâncias. Você pode ser consultado em relação ao paciente fazer uso contínuo de opióides receitados para o tratamento de dor crônica. O objetivo dessas formas de tratamento é o controle da dor, mas os médicos com freqüência ficam pouco à vontade com a duração desse tratamento ou com as quantidades de medicamento requeridas pelo paciente agora tolerante. Os médicos se preocupam com o fato de o medicamento prescrito ser desviado para outras pessoas e com o desenvolvimento de um transtorno de uso de substâncias como resultado de prescrição contínua. Dentre outras doenças em que as prescrições de longo prazo de opióides podem ser apropriadas estão câncer, osteartrite, nevralgia pós-terapêutica e dor lombar.

Quando for consultado, você deve:

- Avaliar o paciente. Obtenha uma história médica completa do clínico geral do paciente e uma história psiquiátrica completa deste. Documente a dor do paciente. Quando ela começou? Que formas de tratamento foram tentadas? Quais foram os resultados das várias modalidades de tratamento? Foram usadas algumas abordagens comportamentais? Foi tentado treinamento de *biofeedback*? Quais foram os efeitos da dor na capacidade funcional do paciente? Documente a história de uso de substâncias do paciente. Há alguma evidência de uso de substâncias anterior ao início da dor? Há uma história familiar de transtorno por uso de substâncias? Você deve esperar que o paciente tenha desenvolvido tolerância como um resultado de prescrição contínua. Você também deve esperar que ele tenha alguma fissura pelo medicamento pouco antes da sua próxima dose. Essas não são, em si, indicativas de um transtorno provocado pelo uso de opióide.
- Desenvolver um plano de tratamento. Explore outras modalidades de tratamento, a possibilidade de um programa de multiespecialidade para o tratamento clínico da dor, outros estudos diagnósticos que possam ser necessários ou necessidade de reabilitação.
- Educar o paciente. Certifique-se de que o paciente está informado das possíveis dificuldades que podem surgir devido ao uso contínuo de opióide, mesmo quando sob prescrição médica. Documente se ele está recebendo opióides prescritos por apenas um médico e adquiridos em apenas uma farmácia ou não.
- Educar o médico que faz o encaminhamento. Observe que, antes de tudo, o médico está praticando medicina de forma adequada por primeiramente consultá-lo. Tire vantagem dessa situação examinando o registro médico do paciente com o médico que fez o encaminhamento; certifique-se de que ele tem documentado o número e a freqüência de todas as prescrições e reposições, fazendo anotações em relação à necessidade continuada do medicamento por parte do paciente, tentando reduzi-lo quando apropriado. Determine se o paciente está tomando opióide de ação prolongada, apropriado nesses casos, mas freqüentemente difícil de ser obtido, ou um opióide de

ação breve que pode causar dificuldades com mais rapidez. Consulte um especialista em adição nos casos mais complexos, sobretudo quando há uma história prévia de transtornos por uso de substâncias e também de dor crônica.

Informe-se sobre a lei de substâncias controladas. O conselho regional de medicina deve ter documentos importantes a serem examinados. Alguns estados requerem uma licença de substância controlada além do certificado do DEA para prescrever qualquer substância controlada. Outros requerem formulários de prescrição especiais para a prescrição de medicamento controlado. Familiarize-se com esses regulamentos quando começar a exercer sua prática em outro estado ou quando atender um paciente cujo clínico geral é de um estado vizinho (para que possa prover a instrução adequada se necessário). Você pode querer consultar o *site* http://www.medsch. wisc.edu/painpolicy/, que apresenta uma discussão e uma análise extensa dos estatutos e das diretrizes do estado para o tratamento de dor crônica.

Tramadol

O tramadol é um medicamento não-controlado prescrito como analgésico. Seu mecanismo de ação envolve parcialmente a ativação dos receptores de opióide, mas o medicamento também tem componentes de recaptação de serotonina e noradrenalina. Embora vários estudos tenham indicado não ser provável que o tramadol cause tolerância ou dependência física, estudos mais recentes têm demonstrado claramente a evidência de ambas. Os sintomas de abstinência são similares aos observados para os opióides. Uma vez que esse medicamento aumenta o risco de convulsão, é importante que não seja dado a pacientes que usam sedativos e que aqueles que o usam sejam advertidos a restringir a ingestão de álcool. Não deve ser prescrito tramadol a pacientes que usam opióides ou com história de transtornos pelo uso de opióides.

Oxicodona de liberação controlada

A oxicodona de liberação controlada é indicada para o manejo de dor moderada a grave. Destaco-a aqui porque tem sido um problema em algumas áreas dos Estados Unidos, especificamente como resultado da potência dos comprimidos disponíveis.

Os pacientes tratados para dependência de opióide com história de uso desse medicamento tendem a progredir do uso oral para o uso intranasal e/ou endovenoso. Os comprimidos, disponíveis em formas de 10, 20, 40 e 80 mg, são desenvolvidos para serem engolidos inteiros, de modo que proporcionem alívio efetivo da dor por 12 horas. Mastigar, esmagar, inalar ou dissolver o comprimido em água e injetar a substância, tudo isso leva a efeitos rápidos e mais intensos.

Em Lexington, Ky, em uma unidade médica em que o uso da oxicodona de liberação controlada foi estudado, uma porcentagem maior de pacientes explicitamente dependentes de opióide usava essa substância em vez de qualquer outro opióide. A Drug Abuse Warning Network indica que a incidência de visitas ao pronto-socorro relacionadas ao uso de opióide aumentou rapidamente desde meados da década de 1990. Os médicos que optam por prescrever a oxicodona de liberação controlada aos pacientes só devem fazê-lo depois de estes terem sido detalhadamente avaliados para qualquer história pessoal ou familiar de transtornos relacionados ao uso de substâncias. Sempre que possível, deve-se prover a esses pacientes meios alternativos de controle da dor.

15 Desintoxicação de opióides

Há vários objetivos envolvidos na desintoxicação de opióides: reduzir os sintomas da abstinência de opióide, proporcionar um ambiente em que o paciente possa realizar a recuperação, identificar quaisquer dificuldades médicas concomitantes que tenham se desenvolvido e iniciar o processo de recuperação. Do mesmo modo que ocorre com a desintoxicação de sedativos, o processo de desintoxicação serve apenas para eliminar a dependência física da droga. Não elimina a doença ou a síndrome. A única situação em que você proporciona corretamente a desintoxicação de opióide sem um plano de recuperação concomitante é para um paciente sem transtorno de uso de substâncias que esteja tomando opióides durante um período de dor prolongado, mas não permanente, mais provavelmente por uma causa cirúrgica ou acidental. Como a retirada de opióide não coloca o paciente em risco de complicações médicas ou morte, o processo de desintoxicação pode ocorrer em qualquer ambiente. Não obstante, como ela é terrivelmente desconfortável, os procedimentos de desintoxicação são geralmente completados, em 75% dos casos, com o paciente internado e, em 15%, sob forma ambulatorial. Entretanto, não comece internando todos os seus pacientes, porque o índice de abstinência mantida por seis meses após a desintoxicação parece ser similar para a desintoxicação tanto de pacientes internados quanto de ambulatoriais. Parece que o aspecto mais importante do tratamento é a terapia proporcionada juntamente com o processo de desintoxicação, em vez do método de desintoxicação ou o ambiente.

Há quatro abordagens básicas ao processo de desintoxicação de opióides.

METADONA

A metadona oral é o tratamento mais freqüentemente usado para a desintoxicação controlada do paciente dependente de opióide. A metadona, com a meia-vida mais longa dos opióides prontamente disponíveis, proporciona um curso de tratamento sintomaticamente suave durante a desintoxicação. Seu primeiro passo é determinar a quantidade necessária de forma adequada para seu paciente. Como acontece com a redução de um benzodiazepínico para o uso de álcool, a quantidade de metadona necessária vai variar muito. É fundamental que você use medidas objetivas para determinar a necessidade de dosagem inicial. O paciente que grita mais alto não é necessariamente aquele que requer a dose mais elevada. Ainda mais fundamental é o fato de que a metadona pode ser fatal em *overdose*. Por isso, a dose empregada deve ser baseada em dados clínicos objetivos. Se não existirem sintomas de retirada no exame inicial, um teste provocativo com naxolona pode ser produzido administrando-se 0,5 mg de naloxona e observando-se os sintomas de abstinência se não houver nenhum após o exame inicial. Se o paciente não apresenta dependência fisiológica, o teste não produzirá sintoma algum.

Uma abordagem para determinar a dosagem de metadona é usar o Clinical Institute Narcotic Assessment (CINA), que é facilmente acessado *on-line*. Se a pontuação do CINA for maior que 20, uma dose inicial de 20 mg de metadona é razoável. Se a pontuação for entre 15 e 19, é apropriada uma dose inicial de 10 mg. Mas se a pontuação for entre 10 e 14, 5 mg de metadona são uma boa dose de início.

Uma dosagem adicional pode ser administrada se os sintomas não melhorarem em algumas horas. Você pode reduzir a metadona de um paciente durante um período de duas semanas, depois de dividir a dose inicialmente requerida em 3 a 4 doses individuais. Se o paciente permanecer em um ambiente controlado, a redução pode ser feita durante 5 a 10 dias, continuando-se a usar o CINA para determinar a necessidade da dosagem do medicamento. Se você não estiver usando o CINA para determinar doses contínuas de metadona, a redução pode ser realizada:

a) Reduzindo-se a dose de metadona 5 mg por dia até que a dose seja zero.
b) Reduzir a dose 10 mg por dia até chegar a 10 mg, e então reduzir 2 mg por dia até a dose zero.

Essa redução visa principalmente o conforto do paciente, não a segurança. É bem diferente da redução do álcool, em que a segurança do paciente é o principal condutor do tratamento. Por isso, muitas empresas de seguro-saúde não cobrem hospitalização para os indivíduos que requerem desintoxicação de opióide.

CLONIDINA

Após terminar uma redução da metadona, os pacientes freqüentemente continuam a sofrer sintomas leves de abstinência. Por essa razão, alguns médicos preferem não usar uma desintoxicação baseada em opióide, mas, em vez disso, proporcionar aos pacientes um alívio sintomático para o desconforto da abstinência. A clonidina simplesmente melhora os sintomas de abstinência. Esse agente anti-hipertensivo não-aditivo pode ser empregado no lugar dos opióides e reduz um pouco outros sintomas além de insônia, ansiedade e dores musculares. Esses sintomas podem ser tratados separadamente. Observe que, de preferência, a ansiedade e a insônia não devem ser tratadas com benzodiazepínicos ou outros agentes sedativos aditivos.

Antes de tudo, os pacientes que usarem clonidina devem estar livres de medicação: quando for apropriado, é importante um teste de gravidez. Certifique-se de que o paciente não está usando outros agentes anti-hipertensivos. Uma história cardíaca também deve ser descartada.

Para a desintoxicação de heroína ou de outros opióides de curta ação, comece esperando os sinais de abstinência e então administre 0,1 mg de clonidina e, depois de uma hora, meça a pressão arterial. Se a pressão cair abaixo de 90/60, segure ou reduza a dosagem subseqüente. Do contrário, o paciente pode continuar a receber 0,1 a 0,2 mg de clonidina oral a cada 4 a 6 horas, se necessário, até 1 mg durante o primeiro dia. Do 2º ao 4º dia, ele pode tomar 0,2 a 0,4 mg de clonidina a cada 4 a 6 horas, até 1,2 mg. Depois você pode começar a reduzir a clonidina, 0,2 mg por dia, em 2 ou 3 doses divididas.

Está também disponível um adesivo de clonidina (Catapres-TTS). Esses adesivos funcionam durante sete dias, mas os efeitos em geral não terão início até que o primeiro adesivo esteja no local por cerca de dois dias. Por causa disso, a clonidina oral deve ser dada durante os dois primeiros dias do processo. Os adesivos disponíveis são equivalentes à dosagem diária de 0,1, 0,2 e 0,3 mg. No protocolo que se segue, você pode usar um único adesivo de 0,2 mg se o paciente pesar 50 kg ou menos, dois adesivos para pacientes com 50 a 100 kg e adesivos de 0,3 mg para pacientes com mais de 100 kg. Os adesivos devem ser removidos se ocorrer hipotensão. Nesse caso, você pode mais uma vez começar observando os sinais de abstinência e, depois, colocando o(s) adesivo(s) e ao mesmo tempo dando 0,2 mg a cada 6 horas no primeiro dia. Reduza a dose oral para 0,1 mg a cada 6 horas no segundo dia.

Deixe o adesivo no lugar até o oitavo dia e, depois, o substitua com a metade da dose para uma semana adicional.

Às vezes, é usada uma combinação de metadona e clonidina, mas nenhum estudo indicou que essa abordagem seja superior a simplesmente usar clonidina. Combinar naltrexona e clonidina é uma abordagem mais interessante, que reduz o período da desintoxicação para uma semana, após a qual o paciente usa apenas a naltrexona.

BUPRENORFINA

A buprenorfina é um agonista parcial de opiáceos disponível em formulação injetável. Como agonista parcial, tem um perfil de segurança maior do que opióides como a heroína ou a morfina. Apresenta menor probabilidade de causar depressão respiratória, reduzindo a chance de *overdose* acidental. O perfil de retirada dessa substância é fraco e pode ser administrado sem medicamento adicional. Um miligrama de buprenorfina é igual em potência a aproximadamente 30 mg de morfina. Os efeitos têm início 15 minutos depois da injeção e duram cerca de seis horas. A buprenorfina vem em ampolas de 0,3 mg e só deve ser administrada sob observação médica. Os hospitais variam em seus protocolos para o seu uso em unidades de internação. Uma abordagem envolve a administração de 0,3 mg t.i.d. no primeiro dia, b.i.d. no segundo dia, e depois uma vez no terceiro e último dia de desintoxicação. Alguns estudos recentes indicam que há um potencial moderado para o abuso da buprenorfina; por isso, ela não deve ser prescrita indiscriminadamente.

DESINTOXICAÇÃO DE AGENTE ANTAGONISTA DE OPIÓIDE SOB SEDAÇÃO OU ANESTESIA

Por meio de uma abstinência induzida por uma combinação de anestesia e naloxona ou naltrexona, a desintoxicação de opióides pode ocorrer em apenas algumas horas. Esse processo talvez seja vantajoso devido à experiência subjetiva mínima de quaisquer sintomas de abstinência. A morbidade e a mortalidade potenciais dos agentes anestésicos ou de seu uso inadequado devem ser consideradas. Além disso, devido à eliminação da tolerância como resultado do procedimento, se o paciente usar opióides na mesma dosagem que usou no dia anterior, é possível a ocorrência de uma *overdose* fatal. Por isso, é vital que haja um apoio psicossocial e um tratamento concomitantes ao processo de desintoxicação. Embora esse método de desintoxicação tenha recebido muita atenção da imprensa, a política pública da ASAM sobre o assunto deve ser rigidamente obedecida. Em 2006, a ASAM declarou que a desintoxicação ultra-rápida de opióide "é um procedimento com riscos e benefícios incertos, e seu uso na clínica só será apoiado quando puder ser demonstrada uma relação risco-benefício claramente positiva". A desintoxicação rápida de opióide, que inclui o uso de antagonistas orais de opióide, em vez de EV, e sedação moderada via oral ou EV, em vez de anestesia geral, também tem uma literatura limitada. A ASAM requer ainda uma pesquisa adicional nessa área. Neste momento, parece prudente evitar que seus pacientes sejam submetidos a esse tipo de tratamento.

Quando a ASAM havia concluído sua última política pública, foi publicado um estudo randomizado comparando a desintoxicação com anestesia/buprenorfina com a de heroína ajudada pela clonidina. Esse estudo, publicado na *JAMA* (ver Collins), descobriu que quase 10% dos pacientes submetidos à anestesia tiveram graves eventos adversos como resultado do processo de tratamento. Esse estudo, assim como outros estudos recentes, enfatiza que os métodos de desintoxicação rápidos não têm lugar no tratamento adequado do paciente dependente de opióide.

16. Programas de manutenção de opióides

> A existência de programas de manutenção de opióides é parte médica, parte social e parte legal. É muito proveitoso adquirir um entendimento de cada um desses fatores e depois treiná-lo em sua situação política local. Nosso papel como médicos não é apenas tratar nossos pacientes, mas também defendê-los.

Os programas de manutenção proporcionam não apenas opióides de longa ação destinados a substituir o uso dos opióides de rua, mas também atividades legais que possam substituir comportamentos e hábitos ilegais. Segundo o National Institutes of Health, esses programas são o tratamento mais eficaz para a dependência de opióide. Um novo estilo de vida constitui a pedra fundamental para melhores relacionamentos familiares, situações legais, saúde e *status* ocupacional. Se o único serviço prestado pelo programa de manutenção for o próprio opióide, é improvável que o paciente consiga se recuperar. Neste capítulo, vamos nos concentrar no aspecto farmacológico do programa de manutenção, mas você deve estar sempre consciente de que os aspectos espirituais e de reabilitação são, no mínimo, muito importantes. A manutenção com metadona ou buprenorfina deve ser acompanhada por aconselhamento, freqüência a grupo de auto-ajuda, cuidado psiquiátrico e psicológico, se necessário, e atenção médica apropriada. Observe que a naltrexona também possui aplicações nessa população – que foram discutidas no Capítulo 11.

EXEMPLO CLÍNICO

O sr. Roberts veio me ver há vários anos. Ele trabalhava na companhia elétrica local como gerente em tempo integral, morava com sua esposa e uma filha pequena. Estava em boas condições físicas e não apresentava queixas médicas. Tinha sintomas de ansiedade, mas esses persistiam por toda a sua vida e não estavam se apresentando diferentemente do que no passado. Há três anos, o sr. Roberts vinha tomando 60 mg de metadona por dia. Durante esse período, não usou outros opióides. Estava consultando comigo para determinar se deveria descontinuar seu programa do medicamento. Estava cansado de acordar cedo todos os dias para ir à clínica antes de ir ao trabalho. Também parecia ter ficado angustiado diante da sua própria percepção de si como "um daqueles vagabundos que precisam de droga todos os dias". Essa percepção estava em desacordo com sua outra percepção de si, aquela de um homem de meia-idade razoavelmente bem-sucedido e à vontade com uma família e que faz caminhadas todas as tardes antes do jantar. O estigma também era um ponto importante para ele. Diferentemente dos portadores de outras doenças crônicas, o sr. Roberts achava-se incapaz de conseguir apoio de seus pares. Para ele, um colega que lhe emprestaria seu ombro para confortá-lo se tivesse diabete, certamente se afastaria se soubesse que havia usado heroína durante anos e agora estava em manutenção com metadona.

Durante as primeiras semanas de terapia, o sr. Roberts discutiu seu conflito: um desejo de descontinuar o tratamento com metadona se opunha a uma importante ansiedade de que poderia recair se interrompesse seu uso. Ele havia tomado esse medicamento anos antes e, na verdade, recaíra vários anos depois de ele ter sido descontinuado. Essa recaída resultou em uma dificuldade importante que ele não tinha interesse em tornar a experimentar.

Que atitude você adotaria com esse paciente? Você se concentraria em seu desejo de descontinuar a metadona e o ajudaria nesse sentido? Iria se concentrar na redução da ansiedade, talvez com um medicamento adicional? Ou optaria por outra intervenção, como uma transição para a buprenorfina? Tenha em mente que a maioria dos seguros-saúde não cobrirá pacientes como o sr. Roberts para uma terapia psiquiátrica contínua nesse tipo de caso, principalmente quando não são prescritos medicamentos.

O sr. Roberts era afortunado em um aspecto. Tinha um trabalho regular e, por isso, podia pagar pelo tratamento uma quantia previamente acordada por nós dois. Estabelecemos um regime de uma consulta por semana, com uma hora de duração. Durante os primeiros meses, ele falou sobre sua vida, seu trabalho e sua família. Raramente se referia ao tratamento contínuo com metadona, exceto para dizer, em geral quando estava saindo do consultório, que gostaria de parar de usá-la, mas que ainda não se sentia pronto para isso. À medida que o tempo foi passando, começou a falar sobre isso com maior freqüência, sempre dizendo que ainda não se sentia pronto. Eu lhe perguntei se estava me pedindo que o ajudasse a sentir-se pronto, mas também o adverti a não estabelecer uma data inicial para o começo da redução a menos que realmente se sentisse à vontade para seguir nessa direção. Depois de seis meses de tratamento, percebi que ele estava faltando às consultas com uma freqüência cada vez maior. Discutimos essa questão, e o sr. Roberts declarou que havia determinado que, na verdade, ainda não estava pronto para descontinuar a metadona. Cada vez que pensava em descontinuá-la, seu nível de ansiedade aumentava. Comentou que a terapia o havia deixado mais à vontade com sua situação – aquela de um homem dependente de heroína em recuperação contínua e recebendo como terapia um medicamento substituto.

O tratamento foi um sucesso ou um fracasso? Se o sr. Roberts tivesse decidido iniciar a redução da metadona, provavelmente não teria seguido o processo de duas semanas que discutimos no Capítulo 15. As reduções clínicas da metadona podem durar meses. A dose em geral é reduzida em apenas 1 a 3 mg por dia a cada semana. O índice de redução mais elevado é muitas vezes subjetivamente desconfortável, com os pacientes podendo se queixar de sintomas leves de abstinência. Pode-se perguntar a eles se preferem sintomas muito leves durante um período prolongado a sintomas mais moderados durante um período mais breve.

METADONA

A metadona, um agonista de opióide de longa ação, não causa tipicamente euforia ou sedação. O nível de consciência permanece estático. As dosagens, uma vez estabilizadas, assim permanecem; a dosagem pode permanecer constante durante muitos anos sem dificuldade. A fissura pela substância existe na dependência de opióide (ao contrário da dependência de sedativos, que não produz fissura), e a metadona em geral alivia essa sensação.

A metadona é prescrita nos programas de manutenção em dosagens que normalmente excedem as doses que já discutimos para o uso na desintoxicação de opióides de rua. Os clínicos prescrevem metadona aos pacientes como uma forma de bloquear os efeitos da heroína e reduzir a fissura que faz parte da doença contínua. Muito comumente, a dose prescrita é uma dose-padrão para cada paciente, em geral variando de 25 a 60 mg por dia em uma única dose. É interessante notar que pelo menos um estudo recente indica que doses de 80 a 100 mg de metadona por dia podem ser mais eficazes na redução do uso da heroína do que o tratamento com 40 a 50 mg diários. Nos dois casos, é mais adequado os clínicos determinarem a dose de manutenção em uma base individual, e não como uma política estabelecida. O programa de manutenção dura normalmente um ano, mas às vezes pode continuar por 10 anos ou mais. Um problema importante observado em faixas de dose mais baixa é o uso concomitante de heroína ou outros opióides. Em qualquer faixa de dose, os pacientes podem usar sedativos, cocaína ou outras substâncias que usavam no passado para acompanhar seu opióide de rua. Não assuma que um paciente que está em um programa de metadona esteja limpo e sóbrio, mesmo que ele pareça estável. Se tiver de começar a ver um paciente que é concomitantemente atendido em um programa de metadona, procure o diretor deste para discutir os outros aspectos que estão sendo oferecidos ao seu paciente. Você pode fazer essas perguntas genéricas sobre o programa, mesmo sem permissão do paciente para discutir seu caso específico. É claro que é sempre conveniente ter essa permissão para que o atendimento possa ser coordenado de forma adequada.

Nos Estados Unidos, o tratamento com metadona não está atualmente disponível em Idaho, Mississippi, Montana, Dakotas e Wyoming. Além disso, as regulamentações estaduais para a sua prescrição diferem entre os estados. As diretrizes federais podem ser suplantadas por diretrizes estaduais mais rígidas; por isso, é essencial que você se familiarize com as leis do seu estado. Por razões, em grande parte políticas, iniciadas no princípio da década de 1970, nesse país a metadona só pode ser prescrita para pacientes com dependência de opióide que pertençam a um programa de tratamento dessa substância. Não pode ser prescrita para propósitos de manutenção, a menos que os pacientes tenham tido pelo menos um ano de adição de opióide. Como resultado dessas restrições, tendo por base mais a política do que um julgamento médico criterioso ou a pesquisa, a disponibilidade geral da metadona para pacientes dependentes de opióide é chocantemente limitada. Em vista disso, existem longas listas de espera para o tratamento. Uma razão para se requerer que ocorra um programa amplo de tratamento de metadona é que esse tratamento resulte em um resultado superior quando comparado a um local menos abrangente (p. ex., o consultório de um médico). Isso é razoável e provavelmente verdade para todas as doenças crônicas, mas ignora o fato (como foi demonstrado por Schwartz, em 2006) de que o cuidado menos intensivo pode ser útil em muitos casos. Nem todos os dependentes de opióide precisam de um programa amplo de tratamento com metadona mais do que qualquer paciente hipertenso requer um programa abrangente de tratamento médico.

> **PONTO-CHAVE**
>
> Você pode ocasionalmente encontrar referências ao levometadil (LAAM) como alternativa à metadona. Entretanto, essa substância parou de ser produzida em 2004 e não está mais disponível nos Estados Unidos.

BUPRENORFINA

A buprenorfina é um agonista parcial do receptor de opiáceos mu. Em vista disso, tem um efeito teto que impede que doses cada vez maiores provoquem efeitos também maiores. Ou seja: é improvável que um opióide mais seguro cause morte por *overdose*. Devido às suas propriedades agonistas parciais, a buprenorfina pode precipitar sintomas de abstinência se os pacientes forem fisicamente dependentes de opióides por ocasião da primeira exposição a ela. Comprimidos sublinguais desse medicamento estão disponíveis como Subutex; Suboxona é uma combinação de medicamento sublingual contendo buprenorfina e naloxona em uma proporção de 4:1.

Devem ser realizados testes de função hepática antes do início do tratamento com buprenorfina, pois este deve ser realizado com cautela se as transaminases séricas forem superiores a três vezes o normal. A testagem anual do TFH é uma precaução razoável a ser tomada com aqueles que utilizam a buprenorfina. Os pacientes devem ser instruídos sobre o risco de associar buprenorfina ou metadona com qualquer depressor respiratório; benzodiazepínicos, álcool e outros opióides não devem ser administrados concomitantemente. Não é aprovado o uso da buprenorfina durante a gravidez, mas as diretrizes atuais indicam que, se uma paciente engravida enquanto a estiver usando, a manutenção deve continuar. Se uma gestante está usando a substância de combinação, Suboxona, esta deve ser substituída pelo Subutex.

Em 2000, o Drug Addiction Treatment Act fez uma emenda ao Controlled Substances Act, de tal forma que os médicos podem agora prescrever alguns medicamentos para dependência de opióide em seus consultórios particulares. O único medicamento que se ajusta aos critérios requeridos, a buprenorfina, foi aprovado dois anos depois para esse uso. A metadona, como uma substância de nível II do Drug Enforcement Agency (DEA), não pode ser prescrita dessa maneira. Observe que, para prescrever buprenorfina ou qualquer outro medicamento novo que se encaixe nesse conjunto de critérios, você precisa ter não apenas uma licença do DEA, mas também sua aprovação adicional. A obtenção dessa aprovação requer que os critérios específicos prontamente disponíveis *on-line* em http://www.buprenorphine.samhsa.gov/data.html sejam satisfeitos. Mesmo assim, sob as atuais regulamentações, você está limitado a prescrever buprenorfina a 30 pacientes de uma vez. Há várias iniciativas em andamento para modificar tal restrição, pois existe, evidentemente, uma demanda muito maior de cuidado.

PONTO-CHAVE

A limitação de 30 pacientes para a buprenorfina se aplica a cada médico. Se um médico é registrado, mas passa por várias clínicas ou consultórios, o número total de pacientes para os quais prescreve buprenorfina deve permanecer em 30 ou menos. O limite não se aplica às práticas de grupo (em vigor a partir de 2 de agosto de 2005); em um grupo, cada médico registrado tem um limite de 30 pacientes. Na ocasião em que este livro foi escrito, mais de 6.300 médicos estavam registrados. Os médicos registrados podem inscrever-se em http://www.buprenorphine.samhsa.gov/bwnslocator/index.html.

A indução e a dosagem de buprenorfina através do uso do Subutex e da Suboxona não são difíceis nem complicadas. Os passos a seguir têm funcionado bem em minha prática:

- Passo 1: Espere os sintomas iniciais da abstinência de opióide. A buprenorfina pode precipitá-los de uma maneira mais desconfortável do que a que ocorre naturalmente.
- Passo 2: Proporcione uma prescrição não-renovável para oito comprimidos de 2 mg de Subutex sublingual. Instrua o paciente a tomar um comprimido assim que adquirir o fármaco e um comprimido adicional a cada 2 a 4 horas caso persistam os sintomas de abstinência. Ele pode tomar um máximo de quatro comprimidos por dia e deve retornar ao seu consultório dois dias depois. O uso de Subutex em vez de Suboxona durante os dois primeiros dias é de particular importância em pacientes que estão em transição de qualquer opióide de ação prolongada, como metadona ou morfina de liberação sustentada.

A observação da resposta do paciente ao Subutex pode ser útil na determinação da dose inicial.
- Passo 3: No retorno do paciente, prescreva um suprimento não-renovável de comprimidos de 8 mg de Suboxona para uma semana. Peça a ele para voltar em uma semana.
- Passo 4: Se o paciente indicar que a fissura continua, é razoável aumentar para 16 mg e depois para 24 mg de Suboxona por dia. Creio que 8 a 24 mg constituem uma faixa de dosagem eficaz em um ambiente ambulatorial típico. O objetivo da dosagem depende de o paciente conseguir pôr fim à fissura. Embora os estudos publicados mostrem a adequação de uma faixa de 12 a 32 mg, em geral não são baseados em uma população de pacientes típica em um consultório privado.

PONTO-CHAVE

Como acontece com qualquer doença, se os sintomas de um paciente pioram, a intensidade do tratamento deve aumentar. Ou seja, se o paciente usa os opióides enquanto está recebendo Suboxona (evidência de piora dos sintomas), ele *não* deve ter alta. Ao contrário, deve receber uma dose aumentada de Suboxona e/ou uma maior freqüência de contato clínico.

Para aqueles que trabalham em clínicas onde estão presentes apenas 1 ou 2 vezes por semana (uma situação comum nas áreas rurais), uma vez que a equipe clínica tenha sido instruída sobre a buprenorfina, não é inadequado criar uma estratégia em que os pacientes recebam duas prescrições no início: uma para dois dias de Subutex e outra para a Suboxona, para durarem até o seu próximo dia na clínica. Esse procedimento requer que você instrua detalhadamente o paciente a respeito de possíveis cenários de abstinência, considerando a probabilidade de ele não estar inteiramente informado sobre o uso de substâncias ou outros medicamentos prescritos. No ambiente de cidade pequena, onde tenho prática clínica em que prescrevo Suboxona, meus pacientes têm tido um enorme sucesso com esse medicamento. Tem havido um índice baixo de desistência e um alto índice de satisfação; os pacientes têm conseguido retornar com sucesso a um programa regular de trabalho e de outras atividades. Peço a eles que freqüentem os Narcóticos Anônimos pelo menos três vezes por semana, um grupo semanal na clínica com um assistente social e um grupo de medicação mensal comigo, além das sessões individuais quando necessário. Os pacientes são solicitados aleatoriamente – e com pouca freqüência – a fornecer urina para exame toxicológico, mas, como é discutido em outras partes deste livro, isso é menos valioso do que a simples atenção à condição contínua do paciente. Os registros médicos para os pacientes que recebem Suboxona são mantidos separadamente a fim de permitir uma fácil contagem e garantir que não excedemos o limite federal. Não recomendo que pacientes com dependência de opióide *e* dor crônica sejam tratados com buprenorfina em consultório particular, a menos que o clínico seja experiente nas duas áreas.

Os pacientes que recebem manutenção contínua com buprenorfina terão, de tempos em tempos, episódios agudos de dor, quer devido a acidente, cirurgia ou um problema médico que tenha surgido. Esses episódios podem ser tratados concomitantemente com buprenorfina e analgésicos não-opióides. Se a dor persistir, a dose de buprenorfina pode ser aumentada para 32 mg. Se isso não for eficaz, ela pode ter de ser descontinuada para que possam ser usados analgésicos opióides. Nesse tipo de situação, deve haver coordenação entre os cuidadores. Também observe que a buprenorfina sublingual não está atualmente aprovada para propósitos de manejo da dor.

OBSERVAÇÕES

Não prescreva a forma parenteral da buprenorfina para o tratamento de dependência de opióide. Seu uso para esse propósito é ilegal.

17 Maconha

1. A porcentagem de estudantes do Ensino Médio que acha que o uso regular de maconha implica alto risco de dano está diminuindo. Simultaneamente, o uso relatado dessa substância pelos mesmos alunos está aumentando.
2. Apesar das conseqüências legais de portar ou usar maconha, essa droga é usada por muitos de uma maneira comparável ao uso do cigarro ou do álcool. Não obstante, as conseqüências legais potenciais devem ser consideradas como parte da discussão com os pacientes.
3. Cerca de metade dos adolescentes que fumam maconha começa a fazê-lo aos 13 anos de idade ou menos.

A maconha é a substância ilícita usada com mais freqüência, e sua forma mais comum é colhida das copas das plantas de maconha. Ela apresenta um conteúdo de Δ-9-tetrahidrocanabinol (THC) de 1 a 5%. O THC é o elemento mais psicoativo dessa droga e, em geral, está presente em maior concentração hoje do que há 40 anos. A ganja, extraída das copas floridas e das folhas de algumas plantas de maconha, é um pouco mais potente. Já o haxixe é colhido da resina que fica na copa de plantas mais velhas, conduzindo a um conteúdo de THC de 10%. Por sua vez, a sinsemilla é outra forma similarmente potente da maconha. O óleo do haxixe, tem uma concentração de THC de 15 a 30%. Quanto à maconha, pode ser fumada ou usada oralmente. O fumo leva a um início mais rápido da euforia, embora o período de intoxicação seja mais breve do que com a ingestão oral. São bastante prováveis dificuldades relacionadas a atenção, memória e coordenação. Do mesmo modo que ocorre com a intoxicação por álcool, o usuário de maconha pode não ter conhecimento do grau em que está prejudicado. O dronabinol, uma forma oral de THC, atua sobre os mesmos locais receptores, mas tem um início de ação mais lento do que a maconha fumada.

EXEMPLO CLÍNICO

Tommy tem 14 anos de idade e vai ao pronto-socorro psiquiátrico com seus pais. O pai relata a história. Ele fora até à casa da ex-esposa para pegar o filho para passar o fim de semana com ele. Esperou por Tom em seu quarto. Percebendo algo suspeito no canto deste, dirigiu-se até o que descreveu como "a bagunça normal dos adolescentes" e deparou-se com um esconderijo de maconha. Enquanto vasculhava, Tommy entrou, viu o que ele havia descoberto e se apoderou da sacola. Seguiu-se uma luta física, em que Tommy terminou um tanto machucado. Ele disse ao pai que sua mãe sabia que fumava maconha. A mãe confirmou isso quando entrou no quarto. Depois de uma altercação verbal entre os pais, a polícia foi chamada. Outro membro da família, um assistente social, foi chamado para discutir com a polícia e recomendou que o garoto fosse levado ao pronto-socorro psiquiátrico local. Os pais levaram Tommy até lá com a expectativa de que ele fosse admitido para tratamento.

Judy tem 35 anos de idade e se queixa de depressão ou, mais especificamente, de falta de motivação e energia. Enquanto registra uma história de uso de substância, você fica sabendo que ela fuma maconha todos os dias. O uso oscilou no decorrer dos anos, mas ela jamais tentou parar de fumar seriamente. Judy não fuma cigarros nem usa qualquer outra substância. Durante a discussão, fica claro que a motivação, a concentração e as alterações em sua energia tiveram início depois que passou a fumar maconha regularmente. Ela pergunta se um antidepressivo pode ajudar. Você sugere que sim, mas que pode ser desnecessário. Você preferiria fazer um exame de acompanhamento depois que ela ficasse algumas semanas sem fumar maconha. Judy concorda, mas quando se encontram na consulta de acompanhamento, ela diz que só parou de fumar maconha por alguns dias, pois sentiu algum desconforto e fissura pela droga. Ela pergunta novamente se pode começar a tomar um antidepressivo.

Adam tem 50 anos de idade e fuma maconha desde o final da década de 1960. Ele trabalha na indústria de entretenimento e diz que o uso da maconha entre seus amigos e colegas é tão aceito quanto o do álcool. Apesar de seu uso prolongado, ele não tem qualquer queixa psiquiátrica ou médica. Não usa outras substâncias ilícitas. É bem-sucedido em sua profissão, tem um casamento estável e dois filhos na faculdade. Foi procurá-lo por insistência do médico de família. Na carta solicitando a consulta, o médico declara não ter conseguido encontrar qualquer complicação médica em Adam decorrente do uso de maconha, mas que estava preocupado com o uso diário da substância pelo paciente e que achou que você poderia ajudá-lo.

Embora não haja um exemplo isolado de paciente que demonstre melhor os transtornos relacionados ao uso de maconha, esses três casos são comparáveis àqueles com os quais me deparo com freqüência. O primeiro paciente tem complicações relacionadas ao uso que estão diretamente vinculadas ao seu relacionamento com seus pais. Nessa altura, não sabemos se ele tem outras complicações, como notas baixas na escola ou dificuldade de desempenho em seu emprego de tempo parcial. Supondo que não haja dificuldades médicas presentes, Tommy não será admitido no hospital e a desintoxicação não será necessária. O tratamento deve ser combinado antes de a família deixar o pronto-socorro, não devido a um transtorno relacionado à maconha, embora o uso desta esteja relacionado à dificuldade, mas devido a um problema de relação pai-filho. Um transtorno relacionado à maconha pode estar presente, mas são necessárias mais informações.

A segunda paciente, Judy, satisfaz os critérios para dependência da maconha. Ela continuou a usar a droga apesar de saber que pode estar lhe causando uma dificuldade psicológica. É evidenciado um esforço malsucedido para parar o uso. A maconha foi usada novamente para aliviar sintomas desconfortáveis após sua suspensão. Um medicamento antidepressivo não é indicado. É necessário um tratamento ambulatorial.

Adam é comparável a um paciente que fuma cigarros. Pode experimentar consequências médicas ou legais devido a seu uso de substância. No entanto, está usando maconha sem evidência de abuso ou dependência. O tratamento é indicado, assim como é necessário tratamento para o fumante de tabaco. Em cada visita, o paciente deve ser lembrado das consequências potenciais de seu uso contínuo e encorajado a suspendê-lo. Sua situação deve ser explorada para descartar quaisquer dificuldades que possam estar ligadas ao uso contínuo de maconha. Se, após um exame adicional, você determinar a presença de um transtorno psiquiátrico como depressão ou ansiedade, sugiro que examine o paciente após um mês sem usar a droga. Iniciar outra substância psicoativa para tratar as consequências da primeira substância psicoativa é uma forma inadequada de abordar o problema. Se o paciente for incapaz de suspender o uso da maconha mesmo diante do fato de esta ter possivelmente causado uma morbidade importante, você provavelmente poderá fazer seu diagnóstico e começar a tratar o transtorno por uso de substâncias.

DIAGNÓSTICO DE DOENÇA RELACIONADA À MACONHA

Prossegue o desacordo na literatura com referência à extensão em que os indivíduos experimentam tolerância à maconha, mas, nos últimos anos, tem se tornado mais claro que essa droga causa dependência. Os estudos conduzidos após 1999 revelam que também existem sintomas de abstinência importantes e replicáveis, indicando que a abstinência de maconha merece atenção como uma categoria diagnóstica. Os usuários dessa substância em geral se tornam primeiramente sensibilizados; à medida que o tempo passa, experimentam sintomas de intoxicação com doses mais baixas do que ocorria no início. Em algumas culturas, a maconha é usada diariamente com poucas dificuldades aparentes. Apesar de os estudos não revelarem conseqüências psicológicas claras de seu uso regular, persistem relatos de síndrome amotivacional. Pode ser que tipos de maconha diferentes daqueles dos estudos conduzam a diferentes conseqüências de longo prazo. Também pode ser que os sintomas que surgem evidentemente na sociedade tecnológica urbana não sejam observados de forma tão clara em uma sociedade rural baseada no trabalho braçal. Além disso, o próprio uso da maconha pode causar importantes sintomas psiquiátricos em pacientes que estão predispostos devido a doença preexistente conhecida (p. ex., esquizofrenia, transtorno de pânico, ansiedade), e embora saibamos que problemas de humor no início da vida aumentem o risco de uso de maconha mais tarde, não está claro se o humor deprimido provoca seu uso ou se o humor deprimido e o uso da maconha são ambos evidência de um processo único.

Essas questões atrapalham o diagnóstico de transtornos relacionados à maconha, mas, apesar disso, ele é estabelecido da mesma forma que para outras substâncias. Você pode supor, embora nem todos os clínicos o façam, que existe tolerância para aqueles que usam maconha diariamente. Sintomas de abstinência – insônia, perda do apetite, agressividade e irritabilidade, tremor, diaforese – são experimentados por um subconjunto pequeno, porém importante, de usuários freqüentes, particularmente aqueles que têm sido usuários pesados há longo tempo. Nem todo uso pode ser qualificado como abuso ou dependência. Você vai encontrar pacientes que relatam usar maconha rara ou "socialmente", sem usar outras substâncias. Esse tipo de uso deve ser monitorado, em particular em pacientes mais jovens.

EXEMPLO CLÍNICO

Jodi começou a fumar maconha e cigarro no Ensino Médio. Ela jamais usou álcool ou qualquer outra substância até trabalhar para Mark, seu atual empregador. Este normalmente usava cocaína e a encorajou a fazer o mesmo. Ela o fez e pouco a pouco começou a usar cocaína com uma freqüência cada vez maior até, finalmente, requerer tratamento. Jodi teve dificuldades com seu tratamento. Queria continuar a fumar maconha durante o processo. "O meu problema é a cocaína, não a maconha!", insistia. Uma equipe menos conservadora permitiu-lhe continuar no programa, embora normalmente fosse confrontada por seus companheiros devido ao uso da maconha. Agora, seis meses mais tarde, Jodi continua a fumar maconha como fumava há duas décadas. Continua sem usar cocaína e está trabalhando com outro empregador. Ela não satisfaz os critérios para um transtorno relacionado à maconha e conseguiu uma remissão total e precoce da dependência de cocaína.

Minha abordagem geral desse tipo de paciente é sugerir que eles têm uma probabilidade maior de sofrer uma recaída com outras substâncias no futuro se persistirem em seu uso de maconha. Embora possa não haver um diagnóstico relacionado a essa droga, a presença de outro transtorno relacionado ao uso de substâncias indica que o uso da maconha também deve ser descontinuado. Jodi pode chegar sozinha a essa conclusão enquanto participa do programa de 12 passos. Essa participação contínua deve ser encorajada.

EXEMPLO CLÍNICO

Janice é uma adolescente que usa maconha quase todos os dias. Ela nega ter quaisquer dificuldades associadas ao uso, mas atualmente está sendo tratada para depressão.

Você deve tentar convencê-la de que o uso de maconha está contribuindo para sua depressão? Minha abordagem inicial é uma abordagem lógica. Eu perguntaria a ela quais são os seus objetivos de vida. Depois, perguntaria se está disposta a negociar alguma probabilidade de atingir esses objetivos em troca do uso continuado de maconha. "Por que prejudicar seu próprio potencial?", eu indagaria. Dada a redução na motivação tão comumente observada naqueles que usam maconha com regularidade, seus objetivos provavelmente seriam alcançados com mais facilidade na ausência de THC.

EXEMPLO CLÍNICO

Luke, agora com 35 anos, desde a faculdade usava maconha com os amigos nos fins de semana. Isso jamais lhe causou qualquer preocupação.

Seus exames médicos anuais não indicam problema algum. Ele acabou de ser contratado para um novo cargo administrativo em um hospital local, um passo importante na escala corporativa. Ao preencher a última papelada, uma semana antes de iniciar no novo cargo, Luke fica sabendo que tem de fazer uma toxicologia de urina. O resultado, como esperávamos, é positivo, e ele perde seu novo emprego.

Luke tem um transtorno relacionado à maconha? O diagnóstico não aparece repentinamente baseado em sua perda de emprego, mas pode surgir, dependendo do que ele optar fazer depois.

TRATAMENTO COM MEDICAÇÃO

Nenhuma medicação é indicada para o tratamento de abuso ou dependência de maconha. Os sintomas psiquiátricos crônicos devem ser tratados por meio da suspensão do uso da substância e não por tratamento farmacológico sintomático.

Estudos recentes têm visado o uso de bupropiona, nefazodona, THC, divalproex e dronabinol. O THC pode ser útil no processo da retirada, e o dronabinol pode ser considerado como terapia de manutenção. Os antagonistas de THC, como o rimonabant, também podem ser usados, como é usada a naltrexona no tratamento da dependência de opióide.

Maconha de uso médico

É forte a crença popular de que a maconha de uso médico consiste em uma intervenção racional para a doença. Isso também acontece com o álcool, uma vez que a mídia popular tem feito acreditar que o uso moderado dessa substância é mais desejável clinicamente do que a ausência do uso. No caso da maconha, a mídia parece direcionar-se à crença de que a eficácia médica do uso da maconha já foi demonstrada. Nenhum aspecto dessa eficácia, no entanto, foi confirmado, embora haja muitos relatos de caso. O valor terapêutico da maconha fumada, caso exista algum, deve ser demonstrado por comparações com as melhores terapias atualmente disponíveis para as condições de interesse. Deve também ser contrabalançado com as importantes complicações clínicas do seu uso. Finalmente, deve ser comparado com o uso bem menos arriscado de outras formulações. Não obstante, no início de 2006, Rhode Island tornou-se o 11º estado norte-americano a legalizar a maconha de uso médico, quando seu parlamento derrubou um veto do governador em uma votação de 59 a 13. Apesar da decisão da Suprema Corte, em 2005, de que os pacientes que usam a droga podem ser enquadrados na lei federal, Rhode Island agora permite que pessoas com algumas doenças plantem até 12 pés de maconha ou comprem 70 g de maconha para aliviar seus sintomas. Maine, Vermont, Alaska, Califórnia, Colorado, Havaí, Montana, Nevada, Oregon e Washington são os outros 10 estados com lei similar em vigor.

Os principais resultados disponíveis até agora são amostras que demonstram o valor subjetivo percebido para o seu uso. Por exemplo, Prentiss e colaboradores descreveram padrões do uso de maconha em pacientes com HIV/AIDS em uma instituição de saúde pública em 2004. Eles observaram que os pacientes que usavam maconha relataram alívio de ansiedade/depressão, melhora do apetite, aumento do prazer e alívio da dor. A causa desses benefícios percebidos pode ter sido intoxicação. É provável que tais benefícios tivessem ocorrido com o uso de medicação segura. Os benefícios são provavelmente acompanhados de complicações importantes, como maior risco de infecção pulmonar, particularmente nessa população.

Outros resultados são mais promissores em áreas como glaucoma ou tratamento de efeitos colaterais de medicamentos para AIDS. Pode ser descoberta a utilidade da maconha para esse tratamento. O próximo passo consiste em encontrar o ingrediente ativo e sintetizá-lo de forma que não seja prejudicial nem apresente efeitos psicoativos. Encontra-se disponível uma boa revisão desse tema em Voth.

EXEMPLO DE PESQUISA

Em agosto de 2005, o *American Journal of Psychiatry* publicou o artigo intitulado "Postolischarge Cannabis Use and Its Relationships to Cocaine, Alcohol, and Heroin Use: A Prospective Study" (O uso da *cannabis* após a alta e seu relacionamento com o uso de cocaína, álcool e heroína: um estudo prospectivo), de Aharonovich e colaboradores. Os autores examinaram se o uso da *cannabis* após a alta de tratamento internado afetou o uso de cocaína, álcool e heroína. Foi observado que um terço dos pacientes usou maconha durante seis meses após a alta hospitalar. Aqueles que voltaram a usá-la depois da alta tiveram uma probabilidade notavelmente mais elevada de recair no uso de álcool e cocaína, mas não de heroína. Os autores apontam corretamente os problemas com uma abordagem de redução do dano, que pode encarar o uso da maconha como sendo aceitável, quando essa não era a razão da admissão inicial.

Esse estudo é fascinante e bem realizado, e eu só me referi aos pontos fundamentais do trabalho. O estudo enfatiza a importância do uso da maconha, tão freqüentemente negligenciado por pacientes e clínicos que o consideram socialmente aceitável; ao mesmo tempo, descreve a probabilidade de a dependência de opióide ser, de um ponto de vista biológico, muito diferente das outras dependências de substâncias. O trabalho também deixa claro que, se um paciente sofre de um transtorno de uso de substâncias, é fundamental que todo uso seja completo e permanentemente suspenso após o início da intervenção. Podemos então concluir que há pouca probabilidade de passagem dos transtornos do uso de opióides para o uso de outras substâncias, mas, por enquanto, faz pouco sentido testar esse limite na prática, em vez de por meio de pesquisa adequada.

Psicose induzida por maconha

Durante várias décadas, publicações ocasionais têm estudado ou se referido à possibilidade de a maconha causar sintomas psicóticos. Parece que ela pode piorar esses sintomas em pacientes que já sofrem de estados de doença psicóticos. Também parece que o uso da droga pode resultar em paranóia, ansiedade e pânico. Entretanto, as evidências não corroboram o uso da maconha como causador do início de doença psicótica de longa duração nem como causador de novo início de sintomas naqueles já predispostos.

A psicose secundária ao uso de maconha não deve ser simplesmente rejeitada como sendo relacionada ao próprio uso da droga. Há uma probabilidade de a maioria desses pacientes ter episódios psicóticos subseqüentes e quase a metade poderá, em algum momento no futuro, ser diagnosticada com esquizofrenia ou doença similar. Pode-se argumentar que a psicose induzida pela maconha é o primeiro passo para o desenvolvimento de uma doença psicótica. Não se sabe se essa droga acelera a data de início dessa doença, se a provoca em pacientes que do contrário não a desenvolveriam, ou nenhuma das duas coisas. A pesquisa ainda precisa determinar se os indivíduos com uma história familiar de esquizofrenia devem evitar a maconha baseados nisso, embora pareça uma precaução razoável a ser recomendada.

CONDIÇÕES MÉDICAS CONCOMITANTES

É certamente prudente explorar possíveis complicações clínicas de qualquer uso da maconha. A doença pulmonar é a mais provável, acompanhada de bronquite, enfisema e câncer de pulmão. Os carcinógenos estão presentes na fumaça da maconha, assim como na do cigarro, mas em concentração mais elevada. Dada a freqüência cardíaca aumentada e a força de contração cardíaca reduzida, podem surgir dificuldades cardiopulmonares nos usuários de maconha com condições preexistentes. Há também prováveis alterações na atividade do sistema imunológico, na capacidade do sistema reprodutor e nos níveis endócrinos. Como acontece com os pacientes com outras formas de uso regular de substância, convém encorajar o paciente usuário de maconha a realizar exames físicos anuais com seu clínico geral.

18 LSD

> 1. O uso de LSD aumentou nos últimos anos.
> 2. Acredita-se que o LSD causa danos permanentes aos neurônios inibidores visuais.
> 3. A psicose de longo prazo que segue o uso do LSD deve ser tratada do mesmo modo que se trataria a psicose não-secundária ao seu uso.

A dietilamida de ácido d-lisérgico (LSD), é um alucinógeno muito vinculado, na cultura popular, à década de 1960. Apesar das três décadas decorridas desde então, o seu uso não desapareceu. Ao contrário, durante a década de 1990 aumentou pouco a pouco, com quase 14% dos alunos do último ano do Ensino Médio tendo usado LSD em 1997. Esse alucinógeno, o mais potente conhecido pelo homem, em geral acha-se disponível em doses de cerca de 50 μg, custando, na rua, de 2 a 5 dólares por dose. A droga é ingerida por mastigação ou comendo-se o papel em que foi borrifada. Ele é então absorvido pelo trato gastrintestinal. A maioria dos usuários de LSD são homens brancos entre 17 e 24 anos.

O LSD produz várias alterações físicas, incluindo hipertermia, taquicardia, hipertensão, hiperglicemia, parestesias periféricas, diaforese e ansiedade. Na forma mais intensa, os usuários relatam ouvir cores ou ver sons. Essa sinesia ou fusão de mensagens dos sentidos no cérebro é freqüentemente buscada pelo usuário, mas nem sempre ocorre. Observa-se que o humor é lábil quando o usuário de LSD experimenta reações emocionais às alucinações vivas. Embora essas manifestações de curto prazo do uso sejam em geral bem conhecidas, os efeitos de longo prazo têm sido pouco divulgados.

Vamos montar um experimento simples destinado a medir objetivamente tais efeitos. Pinte de branco o centro pequeno de um alvo e, depois, de amarelo o círculo maior em volta do centro. Coloque o alvo na parede e se distancie dele. Quanto mais se afastar, menor será a probabilidade de você diferenciar o centro branco do amarelo maior. Se usou LSD, sua capacidade de perceber o centro branco provavelmente será menor ainda. O usuário dessa substância, quer o uso seja recente ou no passado distante, precisa estar mais perto do alvo do que um indivíduo que não esteja sob o seu efeito para perceber a cor branca do círculo central. Isso pode resultar de uma pós-imagem persistente da cor amarela quando os olhos do indivíduo vão do campo amarelo para o branco. A cor amarela essencialmente mascararia a presença do branco.

Para a nossa próxima experiência, fique de pé próximo a uma estrada à noite. Observe os faróis dos carros que passam. De cada carro você provavelmente perceberá duas fontes de luz distintas se movendo. No entanto, se usou LSD, pode, em vez disso, ver dois rastros de luz que se iniciam onde o carro estava quando você começou a observá-lo e terminam onde o carro está no momento. Por fim, imagine que, enquanto tenta ler, você observa perturbações visuais intrusivas como pós-imagens positivas e negativas do texto contra o fundo da página, o que torna a leitura extremamente difícil.

Esses exemplos de pós-imagens prolongadas, chamadas rastros, estão presentes em pacientes que usaram LSD em até 30 anos antes. (Observe que alguns estudos se referem a esses rastros como palinopsia, observada em acidentes vasculares cerebrais posteriores; porém, os pesquisadores têm percebido diferenças entre a palinopsia e os rastros relacionados à droga.) Os exames neuro-oftalmológicos e neurológicos, bem como os estudos de neuro-imagens e eletrofisiológicos de rotina são normais. Há, no entanto, alterações no EEG quantitativo, indicando um efeito do LSD no sistema visual. Essa síndrome, chamada de transtorno persistente da percepção induzido por alucinógenos (HPPD), é observada em um subconjunto de usuários de LSD. Esses fenômenos, quando bastante fortes, são às vezes referidos como *flashbacks*, em que uma experiência subjetiva como a do LSD ocorre muito depois de ele ter sido ingerido. Poderia parecer que o LSD é neurotóxico aos neurônios inibidores visuais, conduzindo a uma desinibição visual crônica. O resultado disso, enxergar algo que não está fisicamente presente, apresenta-se em algumas pessoas que usaram LSD, mas não em todas. Há estudos em andamento para determinar se alguns indivíduos podem ter uma predisposição ao HPPD. Você pode pensar nisso como uma perseverança da sinalização visual no cérebro. Essa síndrome parece pouco a pouco ceder em algumas pessoas, mas em outras é aparentemente irreversível. Há evidências de relatos de que o uso da maconha pode fazer com que o HPPD se torne aparente em alguns indivíduos com história de uso de LSD. Não é indicado tratamento farmacológico para esse transtorno.

> **PONTO-CHAVE**
>
> No caso de dificuldades perceptuais persistentes após o uso de alucinógeno, o diagnóstico de HPPD está correto. Sua inclusão no quadro pode ajudar a evitar o diagnóstico inadequado de transtornos psicóticos no futuro.

Critérios do DSM-IV para o transtorno persistente da percepção induzido por alucinógenos

A. Reexperiência, após a cessação do uso de um alucinógeno, de no mínimo um dos sintomas perceptivos experimentados durante a intoxicação com o alucinógeno.

B. Os sintomas no Critério A causam sofrimento clinicamente significativo ou prejuízo no funcionamento social, ocupacional ou em outras áreas importantes da vida do indivíduo.

C. Os sintomas não se devem a uma condição médica geral, nem são mais bem explicados por outro transtorno mental ou alucinações hipnopômpicas.

Anormalidades na identificação da cor e na adaptação ao escuro, experiências de *flashes* de cor, percepções fugazes falsas perifericamente e pseudo-alucinações geométricas têm sido todas observadas em indivíduos que tiveram apenas um uso de LSD até cinco anos antes. Foram também observados resultados anormais no Inventário Multifásico de Personalidade de Minnesota e reduções no catabólito de serotonina no líquido cerebrospinal de indivíduos psicóticos com uso anterior de LSD. Pode-se especular que a alteração no metabolismo da serotonina seja responsável por alterações do humor naqueles que usam a substância. No entanto, o LSD não parece causar danos genéticos e não há evidência de propriedades oncogênicas (causadoras de câncer) ou teratogênicas (dano ao feto).

DIAGNÓSTICO E TRATAMENTO DE DOENÇA RELACIONADA A ALUCINÓGENOS

EXEMPLO CLÍNICO

Jim é um garoto de 16 anos de idade que tem vindo me ver depois de sua mãe se preocupar com seu comportamento. Ele entra no consultório usando uma camiseta de uma banda de *rock* que exibe uma imagem um tanto inquietante. Seu cabelo comprido parece estar há dias sem lavar. Ele fala abertamente sobre o seu uso de LSD, que garante ser totalmente seguro.

Também declara que, após alguns meses, ele e seus amigos ficam um tempo sem usar a substância. "Dessa forma", diz, "sei que não estou viciado. Mas acho que parece funcionar melhor depois que paro de usá-la por uma semana".

Jim está bastante correto ao afirmar que a tolerância se desenvolve rapidamente com o uso do LSD. Ela se dissipa em uma semana sem qualquer síndrome de abstinência perceptível, mas tanto o abuso quanto a dependência podem ser diagnosticados. Pode-se assumir que a tolerância está presente em quem usa a droga diariamente, em particular no caso de alguém com uma história como a de Jim. Dada a inexistência de dificuldades na abstinência, o tratamento farmacológico não é indicado na ausência de sintomas psiquiátricos.

Vários estudos têm explorado o tópico da psicose induzida por LSD. Esse fenômeno clinicamente observado parece similar a uma reação psicótica aguda, mas que dura bem mais do que o período típico de um dia, em que a substância segue agudamente o seu curso. Poderia parecer que a psicose por LSD e a esquizofrenia não são distintas uma da outra, mas que a droga pode apenas ser um precipitante para o início da doença psicótica em um indivíduo já predisposto. Como resultado, observa-se que o início da doença psicótica aparece mais cedo em indivíduos que anteriormente usavam LSD. Como tal, você deve tratar a psicose crônica secundária ao uso dessa substância da mesma forma que a doença psicótica não-precedida por seu uso.

Em situações agudas, um indivíduo com sintomas relacionados ao LSD parece similar ao que usou fenciclidina (PCP). O dr. Henry Abraham criou, há alguns anos, o teste da palma para ajudar a distinguir entre os dois em uma base emergente. Como ele o descreve, "o médico mostra sua mão aberta ao paciente, a uma distância de cerca de 50 cm, e pede uma descrição das cores vistas em sua palma. Aquele que está com alucinações devido ao LSD pode parecer encantado com a pergunta e comumente descreve muitas cores e imagens. Essa é uma distinção com relação àquele que ingeriu PCP, que tende a reagir ao teste com um afeto lábil e um comportamento agressivo". Quem aplicar o teste deve ter cautela com pacientes que podem ter usado PCP, pois podem tentar morder a mão que os está testando. Diazepam, 20 mg, é geralmente considerado o tratamento de escolha para a toxicidade aguda do LSD. Efetivo em 30 minutos, essa é uma abordagem preferível a "depreciar" o paciente ou dar-lhe medicamento neuroléptico.

PONTO-CHAVE

No caso de transtorno psicótico coexistente com o uso ou recuperação de LSD, evite diagnosticar um transtorno psicótico primário. Em vez disso, considere como diagnóstico o transtorno psicótico induzido por substância.

Critérios do DSM-IV para o transtorno psicótico induzido por substância

A. Alucinações ou delírios proeminentes.
B. Evidência do desenvolvimento de (A) em um mês de intoxicação ou retirada OU uso de substância diretamente relacionada a (A).
C. A perturbação não é mais bem explicada por um transtorno psicótico não induzido por substância.
D. A perturbação não ocorre exclusivamente durante o curso de um *delirium*.

PONTO-CHAVE

O DSM-IV sugere que, se a disfunção persistir por mais de um mês após a cessação ou retirada da substância, o transtorno psicótico pode não ser induzido pela substância. Embora pareça que alguns transtornos psicóticos de longa duração tenham seu início durante o uso de substância e possam na verdade ter sido provocados por seu uso, é mais apropriado fazer um diagnóstico de transtorno psicótico primário se os sintomas tiverem durado mais que um mês além da data do último uso.

Ao diagnosticar um transtorno psicótico induzido por substância, você também deve observar se a disfunção teve início durante a intoxicação ou a retirada da droga.

19 Outras drogas

> Talvez as drogas mais perigosas disponíveis na rua, as *club drugs*, como o *ecstasy*, estejam sendo usadas com uma prevalência crescente em todos os Estados Unidos. Os efeitos de longo prazo podem ser graves e permanentes, apesar de as drogas serem geralmente encaradas pelos usuários como seguras.

MDMA: *ECSTASY*

Val, uma mulher de 20 e poucos anos, levava uma vida muito caótica, marcada por um trauma de infância e dificuldade com os relacionamentos. Embora alguns clínicos a tenham diagnosticado com transtorno da personalidade *borderline*, ela contou a seus médicos de maior confiança sobre as vozes que ouvia. Val respondeu bem a medicamento antipsicótico, mas com freqüência deixava de usá-lo, achando que ele afastava tanto as "boas" vozes quanto as "más". O uso de substâncias não havia sido um problema para Val até ela tomar *ecstasy* pela primeira vez. Pedi-lhe que descrevesse a experiência:

> *Quando tomei ecstasy pela primeira vez, não percebi o efeito que provocou em mim. Logo depois, no entanto, foi como se nada pudesse me ferir ou me deixar triste. Eu parecia mais consciente do meu corpo, do qual eu não estava certa de gostar muito. Percebi que estava me sentindo diferente quando comecei a querer tocar as outras pessoas – isso não tinha nada a ver comigo. Depois percebi o que aquilo estava me fazendo: quanto mais eu desejava usá-lo, mais adorava a sensação de me sentir tão enaltecida. Tudo era divertido quando estava sob o seu efeito. Adorava aquela felicidade e aquele relaxamento, especialmente quando havia pessoas à minha volta. Não me importava com o fato de estar ouvindo vozes ou de continuarem os estresses da minha vida. Era como se estivesse em uma grande festa.*
>
> *Cerca de 12 a 24 horas depois de usar o ecstasy, começava a voltar a mim, dependendo do quanto tomasse e de como esta-*

va o meu humor antes de usá-lo. O crash, quando os efeitos desapareciam, era um inferno. Primeiro, eu ficava sempre derrubada fisicamente, dormindo de 8 a 10 horas; segundo, sentia uma profunda depressão extenuante, como se tivesse batido em uma parede de tijolos. Isso começava lentamente, mas, em uma questão de horas, eu estava tão acabada que nem queria me mover. Dois dias depois de usá-lo, voltava ao meu eu normal.

O *ecstasy* é uma de uma série de substâncias usadas em ambientes coletivos, principalmente em áreas urbanas e quase exclusivamente por adultos jovens que em geral as combinam com álcool. Ele é, na verdade, metiledioximetanfetamina (MDMA), uma substância similar à anfetamina – um estimulante – e à mescalina – um alucinógeno. Pode ser usado por via oral e, como Val comenta no início, produz uma sensação de alerta. Há também alterações nos neurônios produtores de serotonina, que podem explicar a sensação de melhora da depressão relatada pela paciente.

PONTO-CHAVE

A questão mais importante com que nos defrontamos em relação à MDMA é se ela causa dano permanente aos neurônios que contêm serotonina. Embora a literatura ainda não tenha esclarecido essa questão e, na verdade, esteja marcada por uma controvérsia substancial, há certamente evidências sugerindo que importantes complicações podem se apresentar após um uso até mesmo moderado dessa substância. O dano à memória regularmente é relatado e também pode ser permanente. Parece que pelo menos alguns pacientes que usam MDMA requerem maiores quantidades de reabilitação neurológica do que se poderia esperar se não houvesse dano. Igualmente importante é o potencial para alterações mais agudas com doses elevadas. Hipertermia maligna tem provocado casos fatais.

Eventualmente o *ecstasy* é abreviado como XTC ou simplesmente chamado de "X" por alguns pacientes. Um pouco confusa tanto para clínicos quanto para pacientes é a droga freqüentemente referida como "*ecstasy* herbal". Trata-se da efedra ou *ma huang*, legal na maioria dos estados e usada para o controle do peso. Pode ser comprada em muitas lojas de alimentos saudáveis, sendo usada da mesma maneira que a MDMA, mas sem causar dano cerebral permanente, o que é um risco com esta última. Vários pesquisadores têm notado que o *ecstasy* vendido em clubes com freqüência não é o MDMA, mas o metilfenidato, a metanfetamina ou uma mistura de drogas incluindo as recém-descritas. Os pacientes podem não saber qual "*ecstasy*" estão tomando. Observe que os comprimidos de MDMA em geral têm "logos de marca", como estampas do logo Super-homem, um trevo de quatro folhas ou uma cabeça de dinossauro. Essas não são indicações de conteúdo ou de consistência.

Sugestões para discussão

Como aconteceu com Val, você deve pedir a seus pacientes que descrevam seu motivo para o uso do *ecstasy*. Dê-lhes tempo para que digam como se sentem, quanto tempo duraram os efeitos, quando foi agradável e quando foi desconfortável. Embora não queiramos defender a experiência continuada com essas substâncias, se elas têm sido usadas, normalmente há material para a sessão de terapia que pode ser negligenciado com facilidade. Como nunca podemos ter certeza sobre o produto exato que está sendo ingerido, é também útil ouvir uma descrição dos efeitos produzidos pela substância. No caso de Val, os pontos de discussão são:

- O reconhecimento crescente de que há uma sensação de desconforto quando não usa a substância e que há uma melhora potencial pela qual ela deve lutar. Pode ser possível uma maior aderência ao medicamento.
- Maior reconhecimento do prazer obtido de relacionamentos pessoais mais próximos, tanto física quanto emocionalmente. São possíveis maiores esforços para tentar obter esses relacionamentos em um ambiente isento de drogas.
- O reconhecimento de que às vezes pode ser útil ignorar os sintomas. Por exemplo, se um paciente com sintomas psicóticos crônicos leves que está obcecado com sua alucinação consegue lhe dizer que gostou do modo como se sentiu enquanto ignorava os sintomas, esse pode ser o início de uma abordagem comportamental ao tratamento.
- Estude as resistências presentes. Aqui, Val desfrutou de uma sensação de liberdade de sua conduta normalmente restritiva. Por que ela resiste a sentir-se dessa maneira quando não está sob o efeito de drogas? Val desfrutou também de proximidade e calor físico. Por que ela normalmente resiste a isso?

QUETAMINA

A quetamina, em geral chamada de K especial ou vitamina K, pode ser injetada intramuscularmente, aspirada como pó ou fumada com maconha ou tabaco. Esse agente anestésico é vendido hoje para uso veterinário; em humanos, provoca alucinações e estados dissociativos de tipo sonho. Atenção, capacidade de aprendizagem e memória prejudicadas têm sido relatadas em doses baixas. Doses mais altas podem provocar delírio, amnésia, hipertensão, depressão e insuficiência respiratória. Como no caso de outros anestésicos, o uso após comer ou beber pode provocar vômito. Se o indivíduo, nesse momento, já está sedado, há um risco claro de aspiração e conseqüente dano respiratório. Os pacientes são com freqüência vistos no pronto-socorro com lesões causadas, sob efeito de anestesia, devido à ausência de reconhecimento sensorial do estímulo doloroso.

Uma descrição do uso da quetamina indica que a música soa incorreta, com freqüências aparentemente ausentes e aumento do estímulo, fazendo-a parecer mais alta do que o normal. As alucinações visuais são descritas com luz baixa. Alguns minutos após a injeção, um usuário declarou que o mundo começou a girar. Ele descreveu planos de existência alternados e outras "revelações". Além disso, afirmou que a sensação persistiu por cerca de uma hora. Outro usuário relatou:

> *Comecei a desvanecer e me senti como se estivesse afundando em uma piscina e ao mesmo tempo subindo do chão e girando em um espaço branco e aquecido. As lembranças são vagas, mas me lembro de uma sensação de estar muito consciente no mundo. Eu sabia o que era importante e o que não era. Coisas que havia suspeitado antes, sabia serem verdade. A melhor comparação que tenho para isso seria [óxido nitroso]; o mesmo zumbido, só que durou cerca de 30 a 45 minutos.*

DEXTROMETORFANO

O dextrometorfano, desenvolvido na década de 1950 como uma alternativa aos opióides, é o ingrediente ativo em muitos supressores da tosse. Tomado em doses normais, esse narcótico é bastante seguro. Disponível em concentração mais alta por meio de fontes obtidas na Internet, a droga pode provocar euforia e alucinações leves. Infelizmente, também pode causar vômitos, hipertensão e morte. Dada a ampla disponibilidade, o índice em que ela está sendo usada por adolescentes é potencialmente alto. Ela é comumente conhecida como DXM (ver Schwartz). Convém reconhecer que os adolescentes geralmente obtêm da *Web* informações relacionadas à droga. Perguntas com freqüência formuladas (FAQs) são muito divulgadas e em geral surpreendentemente bem feitas. Informações de particular interesse sobre o DXM estão disponíveis em www. erowid.org/chemicals/dxm/faq/.

INALANTES

Muitas das drogas que estamos discutindo neste livro são inaladas, incluindo o tabaco e a cocaína. No entanto, o termo "inalante" refere-se a um grupo de solventes orgânicos tipicamente disponíveis em produtos domésticos. Os protótipos são cola plástica, que costumava conter tolueno, e corretor de máquina de escrever, que costumava conter tricloroetileno e tricloroetano. Embora as novas formulações desses produtos não contenham mais essas substâncias químicas, muitos outros itens domésticos continuam a ser potencialmente danosos.

Propulsores de aerosol, solventes de pintura, removedor de esmalte, gasolina e vários produtos adesivos podem ser colocados em um saco plástico e inalados pelo usuário. Outro método de inalação envolve embeber um pano no líquido para depois colocá-lo sobre o nariz. Em alguns minutos, uma sensação inebriante se fará presente. Alguns dos solventes provocam falta de coordenação, percepções alteradas e possivelmente um período de amnésia durante o tempo da intoxicação. Após uma hora, essas sensações acabam, e o usuário retorna ao seu estado normal. A vantagem dessa deterioração rápida da fase de intoxicação é óbvia para os jovens, caracteristicamente em casa ou na escola.

O nitrado de amila e o de butila produzem um período breve (vários minutos) de taquicardia e hipotensão que resulta em tontura. Eles são embalados em ampolas de vidro selado que estouram (*snap*) quando quebrados, daí serem chamadas de *snappers*.

Fenômenos de tolerância e abstinência têm sido observados com o uso pesado de alguns inalantes, mas a natureza precisa desses fenômenos tem grande variação entre os pacientes. Estudos laboratoriais podem ser úteis no caso de intoxicação aguda, mas serão de pouco valor na identificação de um usuário ocasional contínuo de inalantes. O NIDA relata que mais de 17% dos alunos de oitava série vêm buscando intoxicar-se com inalantes, algo muito preocupante devido ao potencial dano físicos até mesmo em uso em pequena escala.

A testagem da droga para ácido hipúrico, o principal metabólico do tolueno, é uma medida conveniente em pacientes suspeitos de usar inalantes regularmente.

> **PONTO-CHAVE**
>
> Nenhum medicamento é indicado como tratamento psiquiátrico para abuso ou dependência de inalante. Entretanto, a situação médica e neurológica requer uma inspeção mais detalhada, porque muitos inalantes podem causar danos duradouros ou permanentes. Têm sido observadas alterações no EEG, assim como atrofia cerebral, dano cerebelar e transtornos do pensamento. Também têm sido vinculados ao uso de inalante arritmias cardíacas, nefrotoxicidade, hepatite, neuropatias periféricas e até mesmo o possível desenvolvimento de leucemia e destruição muscular.

ESTERÓIDES

Os esteróides anabólico-androgênicos são substâncias sintéticas similares aos hormônios sexuais masculinos. Eles provocam o desenvolvimento de músculos e promovem características masculinas. Diferentemente de quase todas as outras drogas que discutimos neste livro, os esteróides não provocam uma sensação imediata. Quer tomados via oral ou como injeções, em geral os usuários buscam a melhora da aparência ou do desempenho atlético. Uma vez que essas substâncias tenham sido usadas por um período prolongado, pode-se desenvolver um importante padrão de abstinência se o uso for descontinuado de forma repentina. Sintomas depressivos, incluindo pensamento e ação suicidas, podem durar muitos meses após uso significativo de esteróide. São de igual interesse para os clínicos os comportamentos agressivos que podem se desenvolver durante o uso contínuo. Uma avaliação médica é fundamental nesses casos, devido aos muitos sistemas orgânicos que podem ser impactados, alguns permanentemente, como resultado do uso de esteróides. A desintoxicação médica apropriada vai além dos limites deste livro, mas não deve ser tentada nem pelo clínico nem pelo paciente sem uma consulta médica especializada. Durante o estudo da NIDA, de 2003 a 2004, 2,5% dos alunos do final do Ensino Médio relataram ter usado esteróides no ano anterior. Quase a metade dessa porcentagem abrangia alunos de oitava série.

RESUMO

Em relação às drogas descritas neste capítulo, há probabilidade de que seu paciente não esteja usando a droga que ele pensa estar usando. Ouça sempre atentamente a descrição de seu paciente sobre os efeitos de uma substância específica. Não só uma substância química pode ser vendida como outra, como a gíria que se refere a ela pode diferir de um local para outro. Seu paciente de Boston pode usar uma terminologia totalmente diferente daquela que você ouviu enquanto estava sendo treinado em Nova York. Fale com um especialista em adição na sua área de prática ou, melhor ainda, com um paciente jovem em recuperação para familiarizar-se com a cultura local.

A grande maioria dos pacientes acha que o *ecstasy* e as outras substâncias de uso coletivo não são tóxicas nem aditivas. Alguns, com história de transtornos relacionados ao uso de substâncias, ponderam se podem usá-las com segurança sem interferir com sua recuperação. Seu objetivo em relação a esses pacientes é sua educação. Com freqüência utilizo uma abordagem histórica com pacientes mais maduros, lembrando-lhes como se achava que a cocaína era segura no final da década de 1970, antes das mortes súbitas de celebridades bastante divulgadas. Com pacientes mais jovens, convém simplesmente explicar o mecanismo das drogas, permitindo-lhes chegar à conclusão de que o uso prolongado é potencialmente prejudicial.

Você pode buscar regularmente na *Web* quadros de mensagens e outras discussões sobre as drogas de uso coletivo. Isso vai lhe proporcionar um *insight* valioso sobre o estado atual da *club culture*.

20 Transtornos induzidos por substâncias

> Se uma síndrome psiquiátrica surge no momento ou logo após o uso de substância, sem evidência clara que indique a presença de sintomas importantes na ausência de longo prazo desse uso, ou sem evidência objetiva de uma sobriedade contínua, o diagnóstico mais provável é um transtorno induzido por substâncias.

Quase todas as doenças clínicas seguem um cenário de causa e efeito. Quanto maior o período decorrente entre eles, é mais difícil ter certeza da causa e convencer as pessoas da natureza dessa relação. Quanto maior o período entre a causa e o efeito, maior a probabilidade de outra causa insuspeita estar realmente envolvida na criação desse efeito. Por exemplo, como o câncer de pulmão pode ocorrer em um indivíduo que nunca fumou, é impossível dizer com certeza que alguém que fumou durante 40 anos e agora tem câncer de pulmão não teria essa doença se nunca tivesse fumado. Dada a razão de chance, certamente entendemos a causa *provável*, mas nunca estamos 100% certos.

Esse é um bom momento para introduzir a questão dos transtornos *concomitantes*. Há quatro relações potenciais entre os transtornos relacionados ao uso de substâncias e outros transtornos psiquiátricos presentes de forma concomitante:

1. O uso constante de substância causou outro transtorno psiquiátrico. Um exemplo simples seria um indivíduo com uso freqüente de sedativos que desenvolveu depressão ou ansiedade secundária. Nesse cenário, a suspensão repentina do uso de sedativo conduziria à piora da ansiedade, talvez convencendo tanto você quanto o paciente da existência de um transtorno concomitante. Observe que podemos esperar que isso aconteça com qualquer um que use a substância em questão. Não foi o *transtorno* relacionado ao uso de substâncias que causou o transtorno secundário, mas

o próprio uso da substância. Isso pode ser desmembrado em duas possibilidades distintas:
   a) A própria substância tem um efeito fisiológico direto no comportamento e/ou na percepção.
   b) A substância danifica algo no cérebro que nunca se cura ou demora muito tempo para ser curado.
2. O paciente tem um transtorno psiquiátrico primário e preexistente; ele então tentou automedicar-se com substância lícita ou ilícita. Um exemplo simples seria um paciente com insônia que tenta automedicar-se usando álcool toda noite.
3. Só existe um transtorno. Lembre-se de que não entendemos a biologia subjacente e preexistente dos transtornos relacionados ao uso de substâncias. Pode ser que daqui a décadas ao olhar para trás, vamos rir de nossa abordagem ingênua em não reconhecer que a deficiência X do neurotransmissor causa depressão em 40% dos casos, alcoolismo em 30% e ansiedade em 50%, com alguns pacientes experimentando todos os três. O que temos descrito como transtornos na literatura psiquiátrica baseia-se fundamentalmente em sintomas relatados de forma subjetiva e em comportamentos observados. Essas síndromes podem ser bastante diferentes da verdadeira separação biológica das doenças.
4. Existem várias doenças, mas elas são inteiramente independentes uma da outra.

Cada um desses fatores pode desempenhar um papel em alguns de seus pacientes. Conforme discutimos, a terminologia não acompanha a teoria.

Vamos discutir os casos de cinco pacientes que se ajustam aos cenários descritos e outro que expande um pouquinho o nosso horizonte:

1a. Bren fuma maconha todos os dias há vários meses. Ele acha que se tornou paranóico e nervoso, o que nunca tinha sentido antes do uso da droga. Se não fosse esse uso, ele não teria desenvolvido paranóia ou ansiedade. Ambas parecem ter sido induzidas por substância.
1b. Tara sempre trabalhou muito, sem apresentar dificuldades psiquiátricas. Com 30 e poucos anos, em um novo emprego, começou a usar metanfetamina. Seu

uso persistiu por seis anos. Quando parou, ficou mais agressiva do que era originalmente. Esses sintomas já duram dois anos sem tratamento (ver Sekine). O uso dessa substância induziu o dano que conduziu à agressão. Você se importa, dois anos mais tarde, com o que causou o dano inicial? De certa forma, isso depende de a agressão devida a dano provocado pelo uso da metanfetamina ter uma epidemiologia diferente da agressão não devida a esse uso, mesmo que a biologia das duas situações possa parecer idêntica em qualquer momento. Não sabemos a resposta para essa ou para questões similares; por isso, por enquanto faz sentido pelo menos usar o termo induzido por substância para identificar a origem da doença.

2. Há muito tempo, Rex tinha uma dificuldade com a ansiedade e a fobia social. Descobriu que o álcool o ajudava em relação a isso, mas observa que, pouco a pouco, teve de ir aumentando a dose. Se ele tenta parar de beber, a ansiedade e a fobia ficam piores do que eram inicialmente. Rex apresenta uma evidência clara de doença psiquiátrica preexistente. Sua ansiedade e sua fobia social são doenças primárias. Então, nesse caso, temos um aumento na intensidade da doença induzido por substância. Isso é comumente referido como um "diagnóstico duplo", pois há duas doenças existentes que precisam ser tratadas. Esse termo infelizmente é usado em excesso, muitas vezes incluindo pessoas com transtornos claros induzidos por substância.

3. Maria e Joan são gêmeas idênticas de uma família com uma longa história de doença aditiva. Elas cresceram juntas, freqüentaram a mesma escola e, pelo que se lembram, são tratadas igualmente por seus pais. Maria é alcoolista; Joan, não. Esta apresenta alguns sintomas depressivos, e ambas sofrem de ansiedade. Esse cenário é sugestivo de uma doença comum com bases biológicas que se expressam de maneira variável. Isso mais uma vez se parece com outras doenças. São freqüentemente encontrados gêmeos idênticos em que um tem diabete insulino-dependente, e o outro, não. Isso pode ser o resultado de doenças idênticas se tornarem evidentes por meio de processos diferentes, ou pode ser o resultado de leves diferenças em exposi-

ções ambientais que conduzem a grandes mudanças na atividade genética manifesta.
4. Harrison cresceu em um bairro horrível. Sua mãe normalmente o deixava entregue a si mesmo devido à sua própria intoxicação, e ele conseguia conforto nas ruas. Começou a usar drogas aos 8 anos de idade, porque os adolescentes mais velhos do bairro o consideravam como um mascote e deixavam que ele os acompanhasse. Agora, limpo e sóbrio, aos 55 anos, sua vida parece nunca ter tido muito sentido – segundo ele próprio –, e ele manifesta sintomas importantes de depressão. O cenário de Harrison é sugestivo de uma pessoa em que os sintomas depressivos podem ter surgido como reação de ajustamento independentemente do transtorno relacionado ao uso de substâncias. Esse caso poderia também cair na categoria 1a, dependendo do tempo total de sobriedade, ou 1b, caso se considere que as drogas usadas podem ter causado um dano permanente, ou 2, o que você não vai saber, pois é improvável que exista algum registro da condição psiquiátrica de Harrison antes de seu uso de drogas. Ignoramos o resultado desse cenário.
5. Tom usava drogas e álcool intensamente no Ensino Médio e na faculdade. Orgulhava-se do fato de que não havia uma droga que não tivesse usado. Por tornar-se cada vez mais religioso, parou por completo de usar álcool e drogas logo após concluir a faculdade. Vinte anos depois, Tom desenvolveu sintomas importantes de depressão. Esse não é um cenário clássico induzido por substância, e certamente Tom não satisfaz qualquer um dos critérios rígidos para doença psiquiátrica induzida por substância. Entretanto, podemos realmente afirmar que o uso de Tom não o predispôs a desenvolver sintomas depressivos que do contrário teriam permanecido ausentes?

Acabamos de citar alguns exemplos simplificados com base em dados limitados e em algumas suposições. Mesmo assim, havia cenários em que não tínhamos certeza quanto à causa e ao efeito. A porcentagem dessa incerteza aumenta na prática real; por isso, você pergunta: "Realmente importa se os sintomas psiquiátricos são induzidos por substância, e, se importa, como isso mudaria minha abordagem de tratamento ou o prognóstico do paciente?".

PONTO-CHAVE

Dentre os transtornos relacionados ao uso de substâncias, há vários estados psiquiátricos causados por substâncias externas. Tais substâncias não precisam ser de potencial aditivo. Os ISRSs freqüentemente causam disfunção sexual, assim como o álcool, a cocaína e os opióides. Em todos os casos, o diagnóstico adequado é uma disfunção sexual induzida por substância, citando-se a substância específica como sendo a causa da disfunção. O tratamento para hepatite C com interferon muitas vezes provoca sintomas depressivos marcados. O diagnóstico correto é transtorno depressivo induzido por interferon.

DIAGNÓSTICOS

Muitas vezes me deparo com diagnósticos que mencionam: "transtorno do humor induzido por substância". Não caia nessa armadilha. Os transtornos induzidos por substância são categorias em que você deve proporcionar informações relevantes. Em todas as categorias, a palavra "substância" deve ser substituída pelo nome da droga pertinente. Se a responsabilidade for de uma combinação de substâncias, e todas elas fazem parte de uma única classe, você pode usar o nome da classe. Assim, se um paciente está deprimido devido ao uso de álcool e de diazepam, o diagnóstico começaria com "induzido por sedativo". Se o paciente usa substâncias de muitas classes, então use seu julgamento clínico para avaliar qual substância ou que classe deve ser responsabilizada pelo transtorno. Muitas categorias também demandam qualificadores, pois, por exemplo, um transtorno do humor induzido pelo álcool sugere, mas não confirma, que estamos lidando com um transtorno do humor *depressivo*. O Quadro 20.1 lista alguns transtornos induzidos por substância.

Quadro 20.1 Transtornos induzidos por substância

Transtorno do humor
Transtorno de ansiedade
Transtorno psicótico
Transtorno do sono
Disfunção sexual
Delirium
Demência persistente
Transtorno amnéstico persistente

De certa maneira, os transtornos induzidos por substância representam uma questão legal. Estamos tentando descobrir onde colocar a responsabilidade:

> Doris vem bebendo há 20 anos. Agora, sóbria há um ano, perdeu tudo que era importante em sua vida devido ao uso de álcool. Foi demitida do emprego, seu marido a deixou, seus filhos não falam com ela, e agora está morando em uma casa de recuperação para drogados. Está deprimida como resultado de sua situação, como estaria deprimido qualquer um que tivesse perdido seu sustento, sua família e sua casa.

Sabemos que Doris está deprimida em função de sua situação atual, em que ela não estaria não fosse o uso do álcool. Mas, não fosse este, Doris não estaria deprimida. Não obstante, não se trata de um transtorno depressivo induzido pelo álcool.

> Alan bebe há cinco anos. Ele também perdeu todas as coisas que considerava importantes. Continua bebendo e está deprimido.

Alan podia ter um transtorno depressivo induzido pelo álcool, e isso, juntamente com o transtorno de ajustamento ou distimia, devia estar entre as exclusões que você apresenta na elaboração diagnóstica. Na verdade, é pouco provável que você possa ter certeza de um transtorno do humor induzido por substância. Segue-se um caso relativamente claro, mas mesmo este cenário tem complicações potenciais:

> Shemita usou álcool durante cinco anos, e depois teve seis anos de sobriedade, após os quais bebeu novamente durante um ano antes de apresentar-se a você com sintomas de depressão. Ao longo de sua história, você descobriu que ela ficou deprimida no início de sua última sobriedade, mas que os sintomas pouco a pouco melhoraram sem tratamento durante os seis primeiros meses, não reaparecendo depois.

Há duas opções nesse caso, uma das quais é que Shemita tinha um transtorno de ajustamento no início de cada sobriedade como resultado de muitos estressores psicossociais; a outra é que tinha uma depressão secundária à ingestão regular de uma substância depressiva. Com as duas opções, esperaríamos que os sintomas depressivos pouco a pouco desaparecessem. Com um transtorno de ajustamento, os sintomas desapareceriam quando os estressores diminuíssem, e com o transtorno induzido pelo álcool, iriam desaparecer com o tempo desde o último uso dessa substância.

Então, por um lado, recomendo que os transtornos do humor induzidos por substância sejam diagnosticados com cautela. Por outro, na presença de uso de substância contínuo, recente ou prolongado, também recomendo cautela ao diagnosticar-se uma doença primária não-relacionada a esse uso. Se o uso de sedativo foi importante durante longo tempo, não é incomum um período de seis meses antes de os sintomas de ansiedade e depressão começarem a melhorar. Os sintomas de sono podem demorar um ano antes de melhorarem.

O DSM-IV-TR é bastante claro ao afirmar que "... os fatores que sugerem que o distúrbio do sono é mais bem explicado por um transtorno primário do sono incluem persistência do distúrbio do sono por mais de 4 semanas após o término da intoxicação ou abstinência aguda...". Uma redação similar aparece para os transtornos do humor e de ansiedade induzidos por substância. Isso pode levá-lo a acreditar que a literatura tem indicado que sintomas secundários de transtornos do sono, do humor e de ansiedade devidos ao uso de várias substâncias em geral desaparecem em quatro semanas. No entanto, a literatura indica o contrário. Sabe-se que quase todas as substâncias que descrevemos, se usadas durante um período prolongado – e algumas mesmo que usadas minimamente –, causam sintomas secundários que duram muitos meses após o último uso. Entretanto, de acordo com o DSM-IV, os únicos transtornos induzidos por substância que tipicamente persistem muito tempo após o término do uso de substância são a demência, o transtorno amnéstico e o transtorno da percepção específico após o uso de alucinógeno.

Talvez essa questão seja predominantemente semântica. Mas parece razoável que não representemos nossos pacientes como tendo uma segunda doença primária, como transtorno depressivo maior, se simplesmente estão apresentando sintomas residuais de uso prévio de substância. Isso não apenas vai angustiar o paciente, que agora tem de lidar com duas doenças, como vai inspirar os autores de toda parte a falarem sobre o alto índice de doença psiquiátrica concomitante à doença aditiva.

PONTO-CHAVE

Alguns centros de saúde mental têm exigências diagnósticas em que os pacientes só podem ser admitidos para tratamento se tiverem outra doença psiquiátrica primária diferente ou um transtorno relacionado ao uso de substâncias. Os clínicos desses lugares em geral farão o necessário para que os pacientes obtenham tratamento. Eis uma das razões por que as revisões na literatura para determinar a presença de diagnósticos duplos estão abertas a questionamento. Também se questiona a declaração freqüentemente encontrada na literatura sugerindo a existência de alto índice de concomitância entre transtornos relacionados ao uso de substâncias e transtornos psiquiátricos primários.

Dada a facilidade com que os transtornos mentais podem ser causados pelo uso de substâncias, parece justo que esse uso seja sempre considerado como uma fonte potencial de qualquer um desses transtornos. E deve ser considerado assim, mesmo que você seja o quadragésimo médico a ver o paciente; os outros 39 podem não tê-lo feito.

EXEMPLO DE PESQUISA

Hallfors e colaboradores perguntaram em 2005: "O que vem primeiro na adolescência – o sexo e as drogas ou a depressão?". Os autores indicam que a noção de que os adolescentes se automedicam para a depressão com o uso de substância é disseminada, mas a ordenação temporal da depressão e do comportamento de risco não tem se mostrado clara. Seu estudo de dados do National Longitudinal Study of Adolescent Health indica que o comportamento em relação ao sexo e às drogas previa maior probabilidade de depressão. Nos rapazes, a bebida em excesso e o uso freqüente de maconha levava a um aumento de quatro vezes na depressão, em comparação com os abstêmios. É interessante notar que o mesmo não acontecia com as garotas. Foi mostrado que a depressão não prediz o comportamento. Conclusão dos autores: "Engajar-se em comportamentos de sexo e drogas coloca os adolescentes em risco de depressão futura. Mais pesquisas são necessárias para em melhor entendimento dos mecanismos do relacionamento e para determinar se intervenções para prevenir ou deter os comportamentos de risco também reduzirão o risco de depressão posterior". *Clinical Psychiatry News*, revendo o artigo em novembro de 2005, exibe o seguinte título: "Teen Sex, Drug Use May Bring on Depression" (Prática sexual e uso de drogas na adolescência podem provocar depressão).

Embora o estudo indique que os adolescentes que se engajam em comportamento de risco têm maior probabilidade de experimentar uma síndrome depressiva, não foi demonstrada causalidade. Como têm mostrado outras pesquisas, há grandes diferenças de personalidade entre aqueles que eventualmente usarão drogas de maneira arriscada e aqueles que não o farão, mesmo antes do primeiro uso. Pode ser que aqueles que finalmente usarão droga também terão maior probabilidade de experimentar depressão, mesmo na ausência do uso de substância. Esse estudo não descarta esse dado, levando o leitor a fazer uma inferência incorreta de que o uso de substâncias conduz à depressão. Entretanto, o estudo indica que é improvável que os adolescentes se automediquem, o que é um resultado importante.

SEÇÃO III
Tratamento do uso de substâncias

21 Locais de tratamento

> Considere todas as alternativas de tratamento. Não negligencie as casas de recuperação, os programas de tratamento residenciais e ambulatoriais intensivos e a hospitalização parcial. Quando a internação é mais intensiva do que o necessário e o tratamento ambulatorial não está produzindo melhora, você tem muitas alternativas.

DIVISÕES DO LOCAL DE TRATAMENTO

Com freqüência, os clínicos referem-se aos locais de tratamento falando sobre o tipo de tratamento envolvido. Por exemplo, podem lhe dizer que o sr. Jackson foi admitido para desintoxicação. Isso não é tão informativo quanto pode parecer. A desintoxicação pode ou não envolver provisão de medicamento, supervisão médica ou mesmo tratamento em internação. Na verdade, os programas de desintoxicação ambulatoriais estão se tornando mais prevalentes. Uma admissão à reabilitação, como outro exemplo, pode se referir a um programa residencial de 30 dias ou a uma casa de recuperação.

Embora você possa preferir tomar decisões sobre o local de tratamento com base apenas nas necessidades do paciente, na vida real provavelmente vai se ver decidindo segundo os recursos pessoais e o seguro-saúde do paciente, as disponibilidades de locais na cidade e a realidade de tempo suficiente para fazer os arranjos necessários.

EXEMPLO CLÍNICO

Marcie é uma *bartender* de 27 anos que, na semana passada, teve alta de sua terceira desintoxicação em internação em muitos anos. Na década de 1980, ela teria ido para um programa de reabilitação residencial durante um mês, mas agora simplesmente foi liberada com uma consulta marcada em seu consultório. Embora o tratamento de Marcie em regime de internação estivesse no topo das prioridades, planejando-se a alta desde o dia da admissão, esta foi tão curta que transcorreu toda uma semana entre a alta e essa primeira consulta.

Quando Marcie chegou para a consulta, ela havia recaído, tomando duas cervejas durante o jogo de beisebol na noite anterior. "Eu fui controlada", diz, "posso lidar com duas cervejas". Tendo sido alertado quanto à sua óbvia e repetida negação, você dá uma olhada na cópia do registro médico de Marcie. A história exibe um padrão recorrente, em que ela recai logo após cada desintoxicação. Suas recaídas, embora imediatas, são incomuns, pois não há um retorno rápido à freqüência do uso que exibia antes da internação. A doença progride gradualmente, com Marcie voltando a trabalhar e resolvendo as dificuldades legais que haviam se desenvolvido antes até sucumbir por inteiro no ano seguinte.

Dada a história de Marcie, foi justo ou razoável simplesmente liberá-la da internação e transferi-la para um tratamento ambulatorial? Outras opções deveriam ter sido oferecidas ou sugeridas a ela? O seguro-saúde ou o *managed care* (organização de cuidado administrado) de Marcie aceitariam alternativas a uma alta da internação?

Vamos examinar cuidadosamente nossas opções.

Tratamento ambulatorial

Em nosso ambiente ambulatorial, há várias coberturas possíveis. Se você trabalha em um único consultório em tempo integral, talvez em uma comunidade pequena, sua disponibilidade para o paciente provavelmente será alta. Como o *rapport* é muito importante no tratamento da doença aditiva, é fundamental observar que a disponibilidade pessoal é o principal ponto, em vez de simplesmente haver um atendimento quando você está fora do consultório. Muitos psiquiatras trabalham em tempo parcial em clínicas, serviços ambulatoriais em hospitais e em centros de saúde mental. Isso pode significar que você está disponível para o paciente nas segundas-feiras e que um médico de cobertura estará disponível nos demais dias. Evidentemente a extensão do tratamento possível no âmbito ambulatorial é muito ampla. O médico disponível diariamente pode estar disposto a ver o paciente durante um breve período todos os dias, talvez com visitas suplementares ao assistente social ou a outro terapeuta no mesmo local. Isso proporciona ao paciente uma sensação de conforto e de acolhida. Pode-se desenvolver uma ligação com o serviço. Por sua vez, o paciente pode desenvolver um *rapport* com a administração deste, que acaba se tornando tão importante quanto o seu *rapport* com os clínicos. É obviamente importante que o médico que dá alta do serviço de internação a pacientes como Marcie conheça não apenas o médico para o qual ele está encaminhando o paciente, como também seu modo geral de prática.

Tratamento ambulatorial intensivo e hospitalização parcial

O tratamento ambulatorial intensivo (TAI) e os programas de hospitalização parcial (PHP) em geral são agrupados, mas muitos programas de seguradoras fazem distinção entre os dois. Esses programas são mais estruturados do que as consultas ambulatoriais. O TAI normalmente é definido como proporcionando nove ou mais horas de tratamento por semana. O tratamento consiste não apenas de contatos médicos e terapêuticos individuais, mas também de aconselhamento e educação em relação à doença e às suas seqüelas sociais. Os contatos de grupo são uma parte fundamental do TAI. O PHP proporciona 20 ou mais horas de contato por semana. Ele com freqüência permite uma redução no tempo de internação em casos em que o paciente tem uma família solidária e um ambiente doméstico isento de drogas. As checagens diárias da medicação são muitas vezes proporcionadas como parte de um PHP baseado no hospital. Mais uma vez pode haver uma ampla série de acessos e programações possíveis. Em algumas instituições psiquiátricas, são oferecidos um programa-dia, estabelecido como um PHP tradicional, e programas noturnos, de intensidade um pouco menor e com menos contatos psiquiátricos, parecendo-se mais com um TAI. A desintoxicação administrada clinicamente seria possível com um programa em que os sintomas de abstinência são mínimos, mas certamente há problemas de acesso, disponibilidade de horas adicionais, disponibilidade nos fins de semana e cobertura.

Programas residenciais

Algumas seguradoras agrupam o tratamento residencial com o tratamento em regime de internação, apesar da significativa diferença no tratamento proporcionado nesses dois tipos de programa. Embora ambos impliquem a permanência do paciente na instituição, o tratamento residencial muitas vezes não envolve contato físico diário. Os programas residenciais geralmente não têm acesso a medicamentos IM ou EV, é raro serem diretamente afiliados a um hospital e com freqüência são mantidos em instituições abertas. Ambos os programas funcionam 24 horas por dia e permitem que o paciente esteja constantemente em um ambiente estruturado estável. As pensões protegidas (PP) são a forma menos intensa de um programa residencial. Elas em geral oferecem cinco ou mais horas por semana de serviços profissionais ao residente. O nível de estrutura é alto. Por isso, a pensão protegida é uma combinação de um programa psiquiátrico ou médico ambulatorial de baixa intensidade e um programa de vida estruturado de alta intensidade. Um indivíduo que necessita desintoxicar-se enquanto vive nesse local provavelmente vai precisar de serviços educacionais como PHP, combinado com a pensão protegida. As casas de sobriedade ou as casas de grupo não devem ser confundidas com a PP, pois em geral não oferecem os serviços profissionais disponíveis nesta.

O próximo passo mais intensivo após uma PP é o serviço de reabilitação. Essas comunidades terapêuticas normalmente são oferecidas durante um mês e têm ofertas programáticas muito estruturadas além de cobertura médica de baixa intensidade. Esses serviços apresentam um nível mais elevado de supervisão de enfermagem e, por isso, maior capacidade para oferecer cobertura para dificuldades biomédicas mais graves do que a pensão protegida. Os programas de reabilitação muitas vezes incluem componentes vocacionais e educacionais além dos programas médicos e espirituais. Passe um dia em um serviço de reabilitação local. Acompanhe os pacientes em sua programação para o dia, particularmente se considera a reabilitação como uma caixa preta em que coloca os pacientes saídos de um pronto-socorro. Quanto mais familiarizado estiver com um programa, maior a probabilidade de você encaminhar os pacientes mais apropriados para esse programa. É muito pouco provável que um serviço de reabilitação negue sua solicitação para passar um dia com eles como uma experiência de aprendizagem profissional.

Internação

O tratamento internado no âmbito hospitalar (AHC) pode ser dividido em dois grupos. Existe um grupo de intensidade mais baixa, em que o cuidado é proporcionado por uma equipe interdisciplinar com uma disponibilidade de 24 horas, em uma unidade que pode não ser fechada e onde não está presente todo o tratamento biomédico disponível em um serviço de cuidado agudo. O grupo de maior intensidade envolve um programa de tratamento clinicamente direcionado, oferecido em um hospital geral ou psiquiátrico. Embora esses dois programas sejam com freqüência muito diferentes, tanto em seu custo quanto no nível de tratamento oferecido, a grande maioria dos seguros-saúde os agrupa.

Vamos, por um momento, ignorar as questões de reembolso e disponibilidade de médicos. Imagine que, no dia em que Marcie teve alta, ela pudesse ter ido diretamente para seu consultório. Lá, enquanto vocês se reuniriam durante uma hora, o *rapport* seria estabelecido e você providenciaria para que vocês se encontrassem diariamente enquanto o programa comunitário de auto-ajuda fosse contatado. Ela expressaria preocupação em ir aos AAs, temendo que o programa só aumentasse sua fissura pelo álcool. Você lhe pediria permissão para apresentá-la a um padrinho em potencial. Após sua concordância, você entraria em contato com um indivíduo que viria até seu consultório e acompanharia pessoalmente Marcie a seu próximo local de encontro.

Você continua a se encontrar com Marcie todos os dias durante várias semanas e, depois, pouco a pouco, diminui as consultas, passando-as para semanais e, finalmente, para mensais. A existência do relacionamento consistente e regular que você proporciona ajuda Marcie a ficar longe o álcool.

Gradativamente, à medida que o tempo vai passando, Marcie começa a recuperar-se. Há outros percalços, talvez até uma recaída em um aniversário da data de sua recuperação, mas em geral ela vai bem. Esse exemplo define o cuidado ambulatorial do paciente alcoolista. De início, o cuidado é intenso, embora não satisfaça os critérios apresentados para o TAI, mas as visitas recuam para um plano de tratamento ambulatorial-padrão. Embora seja difícil estabelecer esse tipo de cuidado em um sistema administrado em que você está limitado a quatro visitas em quatro meses, isso pode com freqüência ser estabelecido usando-se uma equipe de tratamento constituída de médico e assistente social. Nesses casos, é importante que os profissionais de saúde tenham um forte *rapport* um com o outro para evitar divisões por parte do paciente e para proporcionar reações consistentes e similares, se não idênticas, aos problemas que surgirem. Pode-se ter um cuidado deficiente se o médico estiver cobrindo apenas os medicamentos e o assistente social estiver cobrindo toda a terapia; inevitavelmente, o médico vai receber um chamado às duas horas da manhã que requer conhecimento do lado psicossocial da equação. O problema piora em locais em que há plantonistas, onde um médico diferente por dia é contatado quando os pacientes ligam com problemas. Nesses casos, é muitas vezes impossível obter consistência.

Os médicos que estão iniciando sua prática muitas vezes se perguntam como podem ver esses pacientes com a freqüência que descrevi. O reembolso do seguro não está disponível ou é limitado a um número estabelecido de visitas por ano, e os pacientes raramente têm recursos próprios suficientes para pagar o seu cuidado. Em minha experiência, a freqüência dos contatos é mais importante do que sua duração. Os pacientes vão receber uma enorme quantidade de ajuda nos primeiros cinco minutos que passam com você, um pouco menos nos próximos cinco minutos, e assim por diante. Os pacientes nesse estágio podem se dar muito bem em grupos. Manter breve contato de grupo com pacientes recém-liberados de internações é outra abordagem que pode aumentar sua aparente disponibilidade enquanto reduz os custos dos pacientes. Reservar algumas horas por semana para aqueles que só podem contribuir com um pequeno pagamento por seu tempo vai colaborar muito na ajuda aos pacientes. Como eles provavelmente terão um bom resultado, conseguirão trabalho e por fim poderão pagar um valor-padrão; esse é um exemplo de abordagem prática para montar sua clientela.

Vamos responder às perguntas apresentadas no início do capítulo.

Foi justo ou razoável Marcie ter recebido alta da unidade de internação e ser diretamente encaminhada para o tratamento ambulatorial?

Para responder a essa questão, vou primeiro perguntar se é possível um especialista em adição ver Marcie no dia seguinte à alta. Dada a sua história de recaída logo após a alta, mesmo apenas alguns dias sem contato após a alta é tempo demais. Se o tratamento ambulatorial estiver indisponível durante uma semana, sugiro que Marcie passe para um TAI ou um PHP durante esse período, antes de fazer a transição para o tratamento ambulatorial. A resposta também depende da disponibilidade do médico de cuidado ambulatorial. Esse médico pode ver a paciente freqüentemente durante as primeiras semanas após a alta? Ou ele é um acadêmico ocupado, com apenas dois horários no mês seguinte devido a cancelamentos?

Outras opções devem ser oferecidas ou sugeridas a Marcie?

Sempre. Nunca se deve apresentar apenas uma recomendação aos pacientes, mas várias alternativas possíveis, cada uma delas com seus prós e contras relacionados. Isso aumenta o sentido de equipe e o *rapport* que o paciente deve estar sentindo no fim da permanência no hospital, permitindo que a transição seja mais confortável. As questões de cobertura de seguro devem ser minimizadas nessa fase sensível. Os pacientes normalmente redirecionam sua concentração e seu esforço mais para questões relacionadas ao seguro-saúde do que para o tratamento. Com freqüência, examino prontuários em que, nos últimos dois dias de anotações, está escrito: "O paciente está angustiado por ter de sair devido a dificuldades com o seguro. Tornou-se cada vez mais temeroso e perturbado, isolando-se no quarto como fez logo no início da admissão". Que oportunidade existe para uma alta adequada nessa situação? Estamos todos conscientes das dificuldades relacionadas à cobertura do tratamento, mas o dia anterior à alta não é o momento certo para você ter essa discussão com o paciente. Encontre alguma maneira de dar um bom andamento ao tratamento de seu paciente e ao seu plano de tratamento.

> *O seguro de Marcie ou a organização do* managed care *têm aceito alternativas a uma alta no tratamento ambulatorial?*

Retomaremos essa questão no Capítulo 26. Usando a estrutura dimensional aqui proporcionada, indique ao examinador do caso seu raciocínio sobre a necessidade de uma abordagem alternativa nesse caso. Você certamente vai querer saber sobre a história prévia de recaída rápida da paciente após a alta. Pode então argumentar que uma estada breve em um PHP pode romper esse padrão, permitindo que a paciente entre em recuperação em vez de simplesmente ter de passar mais uma vez por todo esse processo.

EXEMPLO DE PESQUISA

Em 2005, McLellan e colaboradores escreveram um artigo para o jornal *Addiction* que se concentrava no local de tratamento para doença aditiva. No resumo, os autores escreveram: "Historicamente, os tratamentos para adição têm sido prestados e avaliados sob o formato de cuidado agudo. Quantidades ou durações fixas de tratamento têm sido proporcionadas e seus efeitos avaliados em 6 a 12 meses após o término do cuidado. A expectativa explícita do tratamento tem sido reduções duradouras no uso de substância, saúde pessoal e função social melhoradas, em geral referidos como 'recuperação'. Em contrapartida, os tratamentos para doenças crônicas, como diabete, hipertensão e asma, têm sido proporcionados por períodos indeterminados e seus efeitos, avaliados no decorrer desses tratamentos. Aqui as expectativas são para a maioria dos resultados iguais, mas apenas no decorrer de cuidado e monitoramento continuados. Há muitas semelhanças entre a adição e as principais doenças crônicas, mas a adição apresenta diferenças na maneira com que é conceituada, tratada e avaliada. Esse artigo desenvolve os métodos estabelecidos de avaliação durante o tratamento, desenvolvidos para o tratamento de outras doenças crônicas, e sugere um sistema de avaliação paralelo para o tratamento ambulatorial e para formas de cuidado contínuo do tratamento da adição. O sistema sugerido retém as medidas tradicionais de recuperação baseadas em resultados comportamentais ao nível do paciente, mas sugere que tais resultados devem ser reunidos e relatados imediata e regularmente pelos clínicos no início das sessões de tratamento, como uma forma de avaliar o progresso da recuperação e de tomar decisões sobre a continuação do cuidado. Referimo-nos a esse paradigma como 'monitoramento concomitante da recuperação' e discutimos o seu potencial para produzir avaliações mais oportunas, eficientes, clinicamente relevantes e responsáveis".

Historicamente, o tratamento da adição tem sido prestado por profissionais isolados, em geral internistas e especialistas em medicina de família, em seus consultórios, durante muitos anos. Há relativamente muito pouco tempo foi desenvolvido o formato do cuidado agudo multidisciplinar ao qual McLellan se refere, o que aconteceu principalmente em resposta à relativa escassez de médicos instruídos. Felizmente, quase toda pesquisa tem se concentrado nesse formato de cuidado agudo, e as declarações de McLellan são um reflexo triste, porém verdadeiro, de seu principal ponto, ou seja, o cuidado agudo é possivelmente uma maneira bastante precária de tratar uma doença vitalícia. Na verdade, o "monitoramento concomitante da recuperação" de McLellan é o método que os médicos especializados em adição têm seguido há mais de cinco décadas, embora sem esse nome pomposo. Tem havido pouca pesquisa formal sobre a população de pacientes assim tratados, razão pela qual tão pouco da pesquisa atual é relevante para o paciente que sofre de doença aditiva.

22 Programas de doze passos

> O poder supremo de um paciente pode ser Deus; mas pode não ser. Envolva-se na decisão de seu paciente de freqüentar o AA ou outros grupos de auto-ajuda. Essa decisão é uma das mais importantes tomada por ele com respeito à sua recuperação e ao seu resultado de longo prazo. Seu envolvimento e seu interesse são fundamentais.

> Você não precisa ser religioso para ser espiritual.
> Padre Leo Booth

Conceda-me, Senhor,
A serenidade necessária para aceitar as coisas que não posso modificar,
Coragem para modificar aquelas que posso e
Sabedoria para distinguir umas das outras.

PROGRAMAS DE DOZE PASSOS

A freqüência às reuniões dos Alcoólicos Anônimos (AA) ou a grupos equivalentes de auto-ajuda para a substância específica de escolha é uma exigência absoluta para o paciente que sofre de qualquer um dos transtornos relacionados ao uso de substâncias. Essas reuniões não devem ser confundidas com tratamento. Elas são úteis em cada estágio dos transtornos relacionados ao uso de substâncias, mas não substituem apropriadamente o tratamento profissional. São um adjunto excelente para o tratamento e produzem resultados visivelmente melhores. Os pacientes que freqüentam as reuniões de 12 passos, mesmo apenas uma vez por semana, têm uma incidência muito menor do uso de substância ilícita dois anos após iniciar a recuperação do que aqueles que participam com menos freqüência ou simplesmente não participam. A participação antes do ingresso no tratamento inicial proporciona preparação e educação excelentes para o paciente, levando, muitas vezes, a maior prontidão para responder ao tratamento e, por sua vez, a melhor resultado. A participação durante o tratamento inicial resulta em maior aderência e em menor índice de abandono deste. Nunca ouvi nenhuma razão adequada para um paciente não freqüentar as reuniões dos 12 passos. As várias desculpas que você vai ouvir para a não-freqüência a essas reuniões encheriam outro livro. Estimo que quase 100% dos meus pacientes que iniciam seu primeiro tratamento ambulatorial para um transtorno relacionado ao uso de substâncias falou uma das frases, listadas a seguir, com respeito à minha solicitação de que freqüentem essas reuniões. As respostas devem ser individualizadas para o paciente e para sua personalidade. Como mencionei antes, sua personalidade é fundamental para o tratamento da doença. Uma conduta profissional fria e distante não vai lhe permitir formar o relacionamento necessário para que você possa ter uma ação significativa. Minhas respostas tendem às vezes a ser cínicas e sarcásticas, com minha atitude indicando que estou sempre do lado do paciente. Esse é o meu estilo, e tem funcionado bem para a minha interação com os pacientes. Não precisa ser o seu.

AS DESCULPAS QUE VOCÊ VAI OUVIR

A reunião fica muito longe daqui.
Os horários das reuniões são inconvenientes.
Meu carro está no conserto.
Não tenho carro.
O ônibus não chega até lá.
Não acredito em Deus.
Minha religião é diferente da dos outros que vão lá.
As reuniões são muito espirituais.
Não conheço ninguém lá.
Não gosto das pessoas que vão lá.
Elas me fazem pensar nas drogas e na vontade de usá-las.
Eu nunca mais pensei em drogas; por isso, não preciso ir lá.
Todo mundo lá é hipócrita. Todos vão beber depois da reunião.
Não preciso ir lá.
Não quero ir lá.
Fui lá da última vez. Não funcionou.
Fui uma vez. Não funcionou.
Fui até lá algumas vezes, mas nunca havia cadeira desocupada.
Doutor, não sou um bêbado de rua. Essas reuniões não são para mim.

Você já ouviu falar sobre o estudante de medicina que escreve "Paciente visto em profundidade",[*] referindo-se à extensão

---

[*] N. de R.T.: Em inglês: *"Patient seen at lenght"*.

(*lenght*) do corredor entre o médico e o paciente? Em geral, os pacientes lhe dirão que foram a uma reunião do AA, quando o que querem dizer é: "Observei de longe uma reunião do AA, e o que vi não me pareceu interessante".

Os pacientes que declaram ter ido antes sem resultados proveitosos freqüentemente revelarão, após questionamento, que se sentaram no fundo da sala, chegaram tarde, saíram cedo, jamais falaram com alguém e não tinham um padrinho. Não participaram. Portanto, não espanta que pouco tenham se beneficiado. Freqüentar o AA é diferente de assistir a um filme. Deve ser um processo ativo. Pense nos pacientes que lhe disseram que a fluoxetina que você prescreveu não funcionou; quantas vezes isso acontece porque eles a tomaram apenas uma vez ou "regularmente" – a cada 3 ou 4 dias? O AA não funciona, do mesmo modo que a fluoxetina não funciona. As chances de ele funcionar aumentam se for usado de forma adequada.

DICA

A conversa que começa com "Você tem ido às reuniões do AA?" e termina com "Não, na verdade não acredito nessa coisa religiosa" é simplesmente o início de uma discussão mais longa que você terá com seu paciente. Pense nisso como pensaria no hipertenso que não acredita no efeito do anti-hipertensivo. Sua não-aderência à medicação é o início do seu trabalho, não o fim.

Os pacientes que têm dificuldades de transporte devem ser questionados sobre como se locomovem para qualquer outro lugar que precisam ir. Como vão para o trabalho? Como vieram ver você hoje? Qual a diferença de ir a uma reunião?

Os pacientes preocupados com a inconveniência devem receber a afirmação de que sua doença é, na verdade, inconveniente. É sempre inconveniente ter qualquer coisa, desde uma cárie dentária até câncer. Lembre o paciente de que sair do seu caminho para assistir a uma reunião define seu caminho. Este não se mostrou particularmente bom no passado. Resultou na perda de amigos, família, oportunidades educacionais e ocupacionais e os levou a se apresentarem sofrendo na soleira de sua porta. Devem agora definir um novo caminho, um caminho que os conduza a uma vida subjetiva e objetivamente melhor. Informe-os de que os pacientes bem-sucedidos são aqueles que finalmente percebem que sair do seu caminho significa que vão perder uma reunião!

A espiritualidade inerente no processo dos 12 passos é abordada no Capítulo 28. Os pacientes devem entender que o maior potencial nesse processo pode ser qualquer um que eles gostariam que fosse. Como eles definem isso é menos importante do que o seu reconhecimento de que são incapazes de lidar com sua doença sozinhos e que, por isso, precisam se apoiar em algo mais poderoso do que eles próprios. Eles são livres para definir poder em quaisquer termos ou com qualquer qualificação que desejarem para fazer o processo funcionar para eles.

Não espero que, desde o início, os pacientes gostem de ir às reuniões. Na verdade, espero que as achem aborrecidas e desconfortáveis. Eles podem imediatamente encontrar ali espíritos afins, mas também podem pensar que as outras pessoas que estão na reunião não são como eles. Os demais presentes na reunião são com freqüência religiosos demais, velhos demais, jovens demais, operários demais, étnicos demais ou sofreram resultados bem mais devastadores pelo uso de substância. Certamente, de início, é conveniente encontrar um padrinho para seu paciente que tenha bastante similaridades aparentes, de tal forma que um relacionamento inicial entre eles possa ser formado facilmente. Esse padrinho pode ser outro paciente seu que tenha concordado em ajudar pacientes novos. Você pode encorajar seus pacientes a, no princípio, freqüentar reuniões com indivíduos semelhantes a eles, mas observe que muitas vezes obtemos mais ajuda daqueles que são substancialmente diferentes. Em cidades maiores, se um paciente se encontra deslocado em determinada reunião, há em geral outras reuniões às quais possa adaptar-se.

◆ PONTO-CHAVE

Não tema assumir um papel diretivo nesse processo. Com permissão de ambos os pacientes, telefono para um que já está em recuperação há mais de um ano e que já tem a experiência de apadrinhar outros no AA. Escolho esse indivíduo como escolheria um participante para terapia de grupo; acho que há similaridades e diferenças convenientes entre os dois pacientes. Dou esse telefonema enquanto meu novo paciente está no consultório comigo e peço que os dois marquem hora e local para se encontrarem. Às vezes, o paciente que já está em recuperação vem até meu consultório para conhecer meu novo paciente. Os dois então concordam em ir juntos a uma reunião do AA em um local próximo.

Os pacientes que possuem computador ou têm acesso a uma biblioteca podem ser encorajados a freqüentar reuniões *on-line*. Embora essas reuniões ainda não tenham sido estudadas para a avaliação da sua utilidade, há depoimentos de pacientes sobre o seu valor. Os benefícios incluem real anonimato e conveniência; já as desvantagens, falta de interação social ao vivo. Esse sistema pode parecer inicialmente uma vantagem, mas não deve ser visto como um substituto para uma participação de longo prazo ao vivo. No geral, encaro essas reuniões *on-line* como um ponto de partida conveniente para os pacientes que simplesmente não estão dispostos a freqüentar as reuniões tradicionais. Elas representam uma substituição adequada para aqueles que têm sintomas clínicos ou de incapacitação que os impedem de ir às reuniões ao vivo.

Os pacientes que declaram que as reuniões não são para eles devem ser lembrados que essa doença não escolhe aparência, riqueza ou herança familiar. O tratamento e as reuniões são os mesmos para eles e para os demais. A hipertensão é diferente em todo paciente; o resultado que desejo é sempre o mesmo. Posso usar um medicamento em um paciente e outro em um segundo paciente, mas o fato de que tratarei uma hipertensão importante com medicação é consistente. Isso é igualmente verdade para os transtornos relacionados ao uso de substâncias e para os grupos de auto-ajuda.

Eventualmente, os pacientes vão se queixar de que as reuniões representam um local em que podem interagir com traficantes e obter drogas. Isso às vezes acontece, embora com menos freqüência do que os pacientes querem fazê-lo acreditar. Como se eles não soubessem onde buscar drogas se tomassem a decisão de usá-las. Nunca tive qualquer informação que me levasse a acreditar que um subgrupo de pacientes tivesse um índice de recaída mais elevado após freqüentar as reuniões do AA.

Há alguns comentários que faço a todos os pacientes com respeito às reuniões dos 12 passos:

> *Espero que você seja o primeiro a chegar na reunião, a servir-se de café, a apresentar-se a pelo menos três pessoas, a sentar-se na primeira fila, a levantar a mão para contribuir pelo menos uma vez durante a reunião, a fazer contato com os olhos com cada um que estiver falando e que seja o último a ir embora. Espero que você tenha um padrinho. Espero que freqüente as reuniões pelo menos uma vez por dia até que concordemos juntos em diminuir essa freqüência. Isso, de início, será difícil para você, talvez muito difícil. Você pode querer assumir gradualmente essas responsabilidades. Vamos conversar sobre isso e pensar juntos na melhor maneira de seguir esse processo.*

Conhecimento compartilhado

Seus pacientes falarão sobre trabalhar no quinto passo da mesma maneira que descreverão um sintoma clínico. Vão esperar que você saiba o que é uma reunião dos 12 passos, o que é cada passo e as outras tradições e conceitos que são importantes para todos os grupos de auto-ajuda organizados em torno dos 12 passos.

Vá a uma reunião do AA. Informe-se antes para certificar-se de que não está indo a uma "reunião fechada", que seja apenas para alcoolistas, a menos que pertença a esse grupo. Vá a outra reunião. Apresente-se. Não importa se você nunca tomou um gole de álcool. Vá. Observe. Aprenda. Obtenha uma cópia do livro *Alcoólicos Anônimos*. Leia-o. Se você não sabe o que é este livro, pergunte a qualquer um que freqüenta uma reunião. Agora você tem como iniciar uma conversa.

Eis os 12 passos originais do AA:

1. Admitimos que éramos impotentes perante o álcool – que tínhamos perdido o domínio sobre nossas vidas.
2. Viemos a acreditar que um Poder superior a nós mesmos poderia devolver-nos à sanidade.
3. Decidimos entregar nossa vontade e nossa vida aos cuidados de Deus, na forma em que O concebíamos.
4. Fizemos minucioso e destemido inventário moral de nós mesmos.
5. Admitimos perante Deus, perante nós mesmos e perante outro ser humano, a natureza exata de nossas falhas.
6. Prontificamo-nos inteiramente a deixar que Deus removesse todos esses defeitos de caráter.
7. Humildemente rogamos a Ele que nos livrasse de nossas imperfeições.
8. Fizemos uma relação de todas as pessoas que tínhamos prejudicado e nos dispusemos a reparar os danos a elas causados.
9. Fizemos reparações diretas dos danos causados a tais pessoas, sempre que possível, salvo quando fazê-las significasse prejudicá-las ou a outrem.
10. Continuamos fazendo o inventário pessoal e, quando estávamos errados, nós o admitíamos prontamente.
11. Procuramos, através da prece e da meditação, melhorar nosso contato consciente com Deus, na forma em que O concebíamos, rogando apenas o conhecimento

de Sua vontade em relação a nós e forças para realizar essa vontade.
12. Tendo experimentado um despertar espiritual, graças a estes passos, procuramos transmitir esta mensagem aos alcoólicos e praticar estes princípios em todas as nossas atividades.

Eis as 12 tradições dos AA:

1. Nosso bem-estar comum deve estar em primeiro lugar; a reabilitação individual depende da unidade de AA.
2. Somente uma autoridade preside, em última análise, o nosso propósito comum – um Deus amantíssimo que Se manifesta em nossa consciência coletiva. Nossos líderes são apenas servidores de confiança; não têm poderes para governar.
3. Para ser membro do AA, o único requisito é o desejo de parar de beber.
4. Cada Grupo deve ser autônomo, salvo em assuntos que digam respeito a outros Grupos ou a AA em seu conjunto.
5. Cada Grupo é animado de um único propósito primordial: o de transmitir sua mensagem ao alcoólico que ainda sofre.
6. Nenhum Grupo de AA deverá jamais sancionar, financiar ou emprestar o nome de AA a qualquer sociedade parecida ou empreendimento alheio à Irmandade, a fim de que problemas de dinheiro, propriedade e prestígio não nos afastem de nosso propósito primordial.
7. Todos os Grupos de AA deverão ser absolutamente auto-suficientes, rejeitando quaisquer doações de fora.
8. Alcoólicos Anônimos deverá manter-se sempre não-profissional, embora nossos centros de serviços possam contratar funcionários especializados.
9. AA jamais deverá organizar-se como tal; podemos, porém, criar juntas ou comitês de serviço diretamente responsáveis perante aqueles a quem prestam serviços.
10. Alcoólicos Anônimos não opina sobre questões alheias à Irmandade; portanto, o nome de AA jamais deverá aparecer em controvérsias públicas.
11. Nossas relações com o público baseiam-se na atração em vez da promoção; cabe-nos sempre preservar o anonimato pessoal na imprensa, na rádio e em filmes.

12. O anonimato é o alicerce espiritual das nossas Tradições, lembrando-nos sempre da necessidade de colocar os princípios acima das personalidades.

Ditos espirituosos

Os pacientes que freqüentam o AA geralmente ouvem expressões curtas destinadas a esclarecer o que estão experimentando. Eis algumas expressões que tenho ouvido os pacientes repetirem com o passar dos anos, agradeço a Bill B. por sua ajuda em compilá-las:

- O AA funciona melhor se você não beber entre as reuniões.
- Pegue o telefone antes de pegar a garrafa.
- Feriados são para novatos; todo dia era uma festa!
- Você pode apenas transportar a mensagem, não o alcoolista.
- Não importa o que aconteça, não beba; mesmo que a sua bunda caia, pegue-a e a leve a uma reunião do AA.
- Um coração agradecido nunca beberá.
- Os passos 1, 2 e 3 são iguais a "Eu não posso, Deus pode, e vou me entregar em Suas mãos."
- Os grupos não bebem; os indivíduos bebem; junte-se a um grupo.
- Você é responsável pelo esforço, não o resultado.
- Pare, Largue e Jogue = Pare o que está fazendo. Largue os problemas que o estão incomodando. Jogue-os para o poder mais alto em busca de ajuda.

Outros grupos anônimos

O Narcóticos Anônimos (NA) começou em 1947 e, desde então, disseminou-se por todo o mundo, assim como o AA. Está aberto a usuários de qualquer substância, independentemente de essa ser na verdade um narcótico. Mais uma vez, como acontece com o AA, o NA não promove uma religião, mas um despertar espiritual. Embora ele tenha-se iniciado em parte devido à preocupação em lidar com outras substâncias além do álcool, quase todas as tradições, passos e políticas do NA baseiam-se nos do AA. Há um espírito de cooperação entre ambos os grupos.

O Cocainômanos Anônimos (CA) está aberto a todos que desejam parar de usar cocaína e também àqueles que desejam largar outras substâncias, como no NA. O grupo começou em 1982 e expandiu-se rapidamente. O CA segue passos e tradições ligeiramente modificados dos materiais originais do AA. Como você pode ver, seus pacientes podem achar que o NA ou o CA tem um valor mais ou menos intercambiável; vão descobrir alguns conteúdos diferentes, mas podem escolher que reunião freqüentar tanto com base na substância que usam quanto na conveniência de horário e local.

O Fumantes Anônimos é uma organização bem mais recente, voltado àqueles com todos os tipos de dependência de nicotina. Embora as reuniões não estejam disponíveis em muitos locais, e, na verdade, mesmo em alguns estados, essa organização crescente mantém uma presença forte na *Web*. Há muitas organizações menores, como a CMA, Cristal Metanfetamina Anônimo, cujas reuniões têm lugar no Arizona, na Califórnia, em Utah e em Nova York. Uma busca na Internet é a melhor maneira de determinar se seus pacientes podem se beneficiar de algumas reuniões dos 12 passos disponíveis localmente.

OUTROS GRUPOS DE APOIO

Co-dependência é um termo que se desenvolveu quando o modelo de doença do alcoolismo se afirmou na década de 1960. Foi descoberto, em centros de tratamento de adição, que não só o indivíduo que sofre de adição necessita de tratamento, mas também seus familiares. A co-dependência tem sido definida como uma doença progressiva, crônica e potencialmente fatal, que envolve a renúncia das necessidades e carências do *self* para responder a demandas externas. Burney descreve a co-dependência como um relacionamento disfuncional consigo mesmo. O Al-Anon e o Alateen são programas de 12 passos destinados às famílias e aos amigos de indivíduos dependentes de substância, a maioria especificamente alcoolistas. Quer o indivíduo alcoolista busque ou não ajuda, o familiar ou amigo provavelmente vai achar essas reuniões bastante úteis. Como acontece com outros grupos, a *Web* e as páginas amarelas são recursos excelentes.

Quando se encontrar com um paciente pela primeira vez, sempre lhe peça para trazer um membro da família a uma sessão para que você possa discutir com ele o Al-Anon ou o Alateen. Isso com freqüência é mais simples de fazer em uma unidade de internação, mas envolver os membros da família na terapia ambulatorial é uma maneira muito eficaz de obter melhores resultados a longo prazo para seus pacientes.

O FAA é a organização dos Filhos Adultos de Alcoólicos. Trata-se de outro grupo de apoio de 12 passos para indivíduos que não estão usando álcool ativamente ou estão em recuperação, mas cujos sintomas estão relacionados à presença de um indivíduo usuário de substância em seu passado ou presente.

CoDA representa os Co-dependentes Anônimos. Informações sobre essa organização podem ser encontradas no *site* www.codependents.org. Para os familiares dos indivíduos usuários de substância, o CoDA é um recurso excelente. Há superposições óbvias entre o CoDA, o FAA e o Al-Anon. Você vai rapidamente saber por seus pacientes qual delas tem o grupo mais forte e as reuniões mais freqüentes em sua região.

Determine que grupos são ativos em sua região, obtenha listas dos horários e locais das reuniões, e tenha essa informação rapidamente à mão durante os contatos com seu paciente. A facilidade com que você pode transmitir essa informação vai romper pelo menos uma camada de resistência e aumentar a probabilidade de aderência e sucesso do paciente.

23 Prevenção da recaída

> Imagine que seu paciente hipertenso começa a tomar seu medicamento com menos freqüência devido aos efeitos colaterais, ou que seu paciente diabético presta menos atenção do que deveria à sua dieta. Essas são decisões comportamentais tomadas pelos pacientes que você pode esperar e abordar antes que se desenvolvam.
>
> Imagine que seu paciente com depressão maior começa a experimentar sintomas neurovegetativos após muitos anos de tratamento bem-sucedido com um ISRS, apesar de sua aderência. Eis um processo fisiológico que você também pode esperar e com o qual pode lidar.
>
> As recaídas representam combinações desses processos; são decisões essencialmente comportamentais tomadas devido a direcionadores fisiológicos. Como acontece com outras doenças, o curso da doença pode ser sempre projetado, esperado e tratado. Por isso, seu papel é a recuperação. Aqui não há lugar para juízos de valor.

A prevenção de qualquer situação requer um entendimento firme com relação à definição, à origem e à psicologia. O campo da prevenção é geralmente dividido em três formas: primária, secundária e terciária. A prevenção primária concentra-se em evitar que a doença ocorra. Quando uma mãe grita: "Tommy, desça daí! Você vai cair e se machucar", essa é uma forma de prevenção primária. A prevenção primária dos transtornos primários de uso de substância, como o alcoolismo, tem de ocorrer bem cedo na infância, intervindo em um relacionamento pais-filho provavelmente problemático *ou* determinando uma maneira biológica de corrigir os resultados do componente genético da doença; o primeiro é subutilizado, e o último ainda não está disponível.

Os processos de prevenção secundária são intervenções que ocorrem após o início do processo da doença, mas antes do início de qualquer morbidade permanente importante. Tommy, mais velho agora, tem uma história familiar de uso de substância. Ele permaneceu longe da droga durante todo o Ensino Médio, mas, na faculdade, começou a beber e muito rapidamente percebeu que a maneira como bebia era diferente da de seus amigos. Ele tinha o número do telefone do padrinho de seu irmão no AA e ligou para ele. Agora tem lugar a prevenção secundária.

A prevenção terciária lida com o período em que estão presentes aspectos mais graves da doença e os sintomas que os acompanham. Em muitos aspectos, a recuperação duradoura é o cerne de um esforço contínuo da prevenção terciária, em nosso campo conhecida como prevenção da recaída.

Muitos que falam em prevenção nesse campo não estão falando da prevenção da doença aditiva, mas simplesmente do uso de substância. Não queremos que os jovens bebam, ou proibimos inteiramente o uso da maconha, por exemplo. Os métodos usados para atingir esses objetivos consistem em políticas sociais e leis. Não tem sido demonstrado que esses métodos previnem estados de doença.

PREVENÇÃO DA RECAÍDA

Os primeiros três meses após o tratamento inicial para transtornos relacionados ao uso de substâncias representam um período difícil para os pacientes. Mais de 50% recairão durante esses meses. Esse é um processo esperado para os pacientes e não deve indicar que o tratamento não será válido para eles, e um curso de ação, necessário. Na verdade, somente 10 a 20% dos pacientes nunca recaem após seu primeiro curso de tratamento sério. Vaillant indicou que um adicional de 2 a 3% dos pacientes conseguem uma sobriedade de longo prazo com cada ano adicional de abstinência. Já Gorski classificou os alcoolistas em recuperação em três grupos:

- **Propensos a recuperação**: Quarenta por cento dos pacientes que tentam a recuperação encaixam-se nesse grupo. Alguns atingem a sobriedade sem intervenção clínica e sem freqüência a grupos de auto-ajuda. Outros buscam esse tipo de ajuda e permanecem sóbrios após essa intervenção inicial.
- **Propensos a recaída transicional**: Vinte por cento de todos os pacientes periodicamente recaem, em geral durante o tratamento, mas, à medida que o tempo passa, seus episódios de recaída tornam-se menos graves, com durações mais curtas e períodos maiores entre os episódios. Tais pacientes com freqüência entram em uma sobriedade de longo prazo após 3 a 5 anos.
- **Propenso a recaída**: Considera-se que esse grupo de 40% desenvolve padrões progressivos de episódios mais

graves. Os níveis de funcionamento diminuem durante os períodos de abstinência. Esses pacientes freqüentemente morrem em decorrência de sua doença nas duas primeiras décadas de tratamento. Tal grupo pode ser subdividido nos com e nos sem motivação. É pouco provável que o grupo sem motivação se apresente para tratamento continuado. O grupo motivado obedientemente tentará participar do tratamento e de grupos de auto-ajuda, mas acabará sucumbindo ao uso da substância.

EXEMPLO CLÍNICO

No prefácio deste livro, descrevi o caso de Renee, a jovem que finalmente entrou em uma recuperação estável após muitos anos usando cocaína e álcool. Expandi seu caso no Capítulo 13. Como disse, ela se casou e conseguiu um emprego, continuando a participar regularmente das reuniões do AA e das sessões de terapia. Três anos dessa estabilidade transcorreram sem recaída. Mudei-me, e Renee continuou em tratamento na clínica onde eu havia trabalhado. Um dia, cerca de um ano depois disso, recebi um telefonema seu. Ela me disse que havia se separado do marido e se mudado para seu próprio apartamento. Disse que o marido conversava com ela diariamente e que as coisas iam bem, mas se sentia sozinha e estava pensando se podia voltar a tratar-se comigo. Discutimos várias opções, uma das quais era que ela poderia consultar comigo se pudesse ir ao meu novo consultório, que ficava a cerca de 90 km de sua casa. Terminamos o telefonema com ela dizendo que iria telefonar para o consultório para marcar um horário. Uma semana depois, encontrei uma mensagem sua em minha secretária-eletrônica. Na mensagem, ela falava apressadamente sobre querer voltar ao tratamento, e então, abruptamente, desligara. Não consegui localizá-la após isso. Quase um ano depois, descobri que logo após aquela mensagem no telefone, seu marido foi até seu apartamento para ver por que ela não respondia suas ligações. Renee havia tomado uma *overdose* e morrido enquanto ele estava fora da cidade.

Telefonei para um dos membros da clínica onde eu a havia atendido. Estava me sentindo culpado por não ter feito mais por ela anteriormente. O colega que me atendeu disse que eles sabiam que Renee havia recaído. Todos foram procurá-la, tentando ajudá-la, mas com pouco sucesso. Pareceu-lhes que muito pouco poderia alterar a doença de Renee naquela época. Talvez eles tivessem razão. Entretanto, até hoje acho que eu talvez pudesse tê-la ajudado. Meu *rapport* com Renne significava algo para ela, ou não teria tentado falar comigo em seus últimos dias de vida.

Os pacientes nem sempre seguem as regras. Nem as doenças. Temos aqui uma paciente que seguia as regras, esforçava-se quando devia e seguia todas as recomendações do tratamento que podia. Estava ligada a um grupo atento de profissionais mesmo quando recaiu. Em retrospecto, acho que Renee fazia parte da categoria de propenso a recaída – o subgrupo motivado –, mas por algum tempo achei que pertencia aos propensos a recaída transicional e havia passado para o grupo com probabilidade de permanecer sóbrio.

Nunca baixe a sua guarda. Pacientes que parecem ter a mais expressiva recuperação podem e vão recair, às vezes catastroficamente. Esteja atento. Depois da morte de Renee, conversei com outros médicos e fiquei espantado ao ouvir histórias similares de pacientes com anos de recuperação que recaíam, às vezes tragicamente, depois que seu médico se mudava, se aposentava ou morria.

O período de recuperação pode ser dividido:

- **Recuperação precoce**: Seu paciente entrou em um período de sobriedade. Ele não está usando nenhuma substância psicoativa além, talvez, de medicamentos não-aditivos que estejam sendo prescritos. Sem os efeitos dessas substâncias, seu paciente começa a reconhecer o dano causado à sua vida. Pondera em voz alta como poderia reconstruí-la. Vai-lhe perguntar se ainda é possível atingir a felicidade e o contentamento que sentiu no passado. Ele vai se sentir culpado pelas pessoas que magoou, pelo dinheiro que perdeu e pelos laços familiares que foram danificados ou destruídos. Enquanto confronta cada uma dessas questões, está ao mesmo tempo tentando ficar afastado da substância que usava e dos hábitos e padrões que havia seguido, em muitos casos desde a infância. A fissura pela substância está em seu auge e permanece forte durante meses, estimulada não somente pela fisiologia, mas pelo ambiente. Você tem o papel de educar, guiar e apoiar. Seu paciente tornou-se uma criança e está recorrendo a você como a um pai. Está agora na idade em que começou a fazer uso de substâncias como um mecanismo de apoio para sua vida e precisa crescer a partir desse ponto, embora em um ritmo um pouco acelerado. Você vai ajudá-lo ao longo desse caminho.
- **Recuperação intermediária**: Sua paciente permanece afastada da substância que usava. Está restabelecendo

os relacionamentos com os membros sóbrios da família e criando relacionamentos com novos amigos. Readquiriu a custódia de seus filhos e voltou a trabalhar. Começou a prestar atenção à sua saúde, aparecendo em seu escritório com aparência e higiene melhoradas. Tentou readquirir estabilidade. Tem trabalhado a maioria dos 12 passos, se não todos, e está considerando tornar-se uma madrinha. Sua vida mudou rapidamente, e ela está começando a crescer. Todos os estressores que existem durante essa época em geral se aplicam à sua paciente em um ritmo acelerado. Esse padrão de estresse pode conduzir a recaída e deve ser clinicamente administrado. Seu papel é continuar a guiá-la e apoiá-la e, ao mesmo tempo, observar os sinais de advertência de que pode ocorrer uma recaída. Se a paciente recaiu no passado, você vai examinar e discutir o que aconteceu em cada uma dessas ocasiões. Dessa maneira, tanto você quanto ela saberão que sinais de advertência serão importantes.

- **Recuperação tardia**: Seu paciente reconstruiu sua vida. Está sóbrio, com amigos sóbrios e uma família sóbria, e envolvido ativamente com um grupo de auto-ajuda. Vai às suas consultas regularmente e sempre está atento à sua doença. Você pode agora começar a trabalhar em questões de personalidade, distorções de crença ou transtornos psiquiátricos concomitantes que tenha previamente deixado para considerar mais tarde. Seu paciente deve ser encorajado a desenvolver um estilo de vida com baixo estresse, que reduza o risco de recaída. O risco está sempre presente. Continue atento a ele.

Seu paciente pode um dia perguntar: "Doutor, já estou limpo há um ano. Preciso continuar vindo ao tratamento e freqüentando o AA?".

Minha resposta é: "Sua doença está com você para sempre. Um dia algo em sua vida vai dar errado. Você será demitido de um emprego, seu filho vai ficar gravemente doente, sua casa vai se incendiar ou seus pais vão morrer. Todos experimentam situações como essas em algum ponto da vida. No passado, você sempre teve sua droga de escolha para ajudá-lo a enfrentar momentos como esses. Agora, terá seu grupo de apoio e seu terapeuta para ajudá-lo. Se não estiver bem conectado com esses indivíduos, que conhecem a sua doença, suas chances de recair durante uma crise são muito mais altas. Minha sugestão é que você permaneça sempre em tratamento. É um preço pequeno a pagar por uma doença crônica. Não é necessário cirurgia, medicação e não tem efeitos colaterais. Você simplesmente tem de participar de discussões sobre você mesmo, com regularidade, com pessoas nas quais passou a confiar de uma maneira construtiva".

Há outros métodos de dividir o período de recuperação. Zackon e colaboradores descrevem quatro fases de recuperação:

- **Fundo do poço**: O paciente sente-se terrivelmente mal, faltou com sua palavra com todo mundo, inclusive consigo mesmo.
- **Ambivalência**: O paciente está inseguro sobre o que fazer a seguir. O passado parece doloroso demais para retornar, mas o futuro sem substâncias lhe parece igualmente doloroso. Ocorre um auto-exame.
- **Compromisso**: O paciente começa a trabalhar na recuperação. Emergem novos padrões de vida quando ele começa a participar do seu próprio plano de tratamento.
- **Integração**: Aqui o paciente começa a integrar-se na sociedade, de maneira muito parecida com qualquer outro indivíduo. A pessoa encontra seu lugar no mundo, como alguém com uma história de substância, é claro, mas também como um indivíduo como qualquer outro.

Daley identificou muitos fatores que podem levar a e contribuir para uma recaída. Observe estes:

- **Fatores afetivos**: Alterações no humor, quer positivas ou negativas, podem desencadear recaída. Um paciente pode estar felicíssimo por alcançar o primeiro aniversário de sua sobriedade; segue-se uma comemoração que, paradoxalmente, inclui "apenas um drinque". Entretanto, os sintomas depressivos são muito angustiantes e devem ser avaliados para determinar se é apropriado um tratamento.
- **Fatores comportamentais**: Os pacientes devem receber educação relacionada com controle do estresse e habilidades sociais. A estrutura diária e a rotina são desenvolvimentos importantes para seu paciente. Por isso, o apoio vocacional e educacional é um componente essencial do tratamento durante os períodos inicial e intermediário da recuperação.

- **Fatores cognitivos**: Eduque, eduque, eduque. Os pacientes vão encontrar materiais que apóiam seu retorno ao uso social de substâncias. Há muitos documentos disponíveis em livrarias e na *Web* que parecem indicar que os alcoolistas podem limitar com segurança sua ingestão de álcool, mantendo-a sob certo nível. Os pacientes que usavam álcool antes de iniciar o tratamento podem se sentir confortáveis por manter sua sobriedade, embora usem maconha uma vez por semana ou mais. Assegure-se de que seus pacientes estejam sendo educados.
- **Fatores ambientais**: Quando um paciente o procura, é provável que toda a sua rede de relacionamentos seja composta por pessoas que usam a substância que ele usava. De repente, ele vai se ver sem amigos. Se a sua família também é usuária, ele pode achar que, para manter a sobriedade, deve se distanciar dela. Pode viver em um local em que o uso de substâncias é desenfreado. Ele pode achar que todo dia, quando se aproximar de sua casa, será abordado por aqueles de quem comprava drogas no passado. Discuta essas questões com seu paciente. Envolva os serviços sociais quando possível e necessário.
- **Fatores psicológicos**: Um dos meus pacientes com uma recuperação tumultuada descobriu que sentia falta de cumprimentar os traficantes dos quais comprava heroína. Saía do seu caminho para passar por eles na rua e cumprimentá-los de seu carro. Com freqüência se via comprando heroína simplesmente para poder conversar com eles e, depois do encontro, se livrava da substância. Naturalmente isso não ocorria antes de ele usar pelo menos parte de sua aquisição. Trabalhe essas questões como parte da terapia. Converse sobre a culpa que seu paciente sente quando passa pelo processo de ignorar "velhos amigos".
- **Fatores fisiológicos**: As urgências e fissuras que surgem podem se dever a qualquer número de estímulos. A fisiologia de seus pacientes é aquela dos alcoolistas. Trata-se de um estado de doença com o qual você e eles precisam lidar. Por isso, os estímulos rotineiros podem não ser nada além de rotina. Investigue e explore que situações conduzem a uma necessidade percebida aumentada (i.e., fissura) de substâncias como opióides ou a impulsividade aumentada que pode conduzir ao uso de sedativos.

- **Fatores espirituais:** Sentimentos religiosos e filosóficos, sentimentos contínuos de culpa ou vergonha e dificuldades relacionadas aos outros vão freqüentemente levar a recaídas, mesmo depois de muitos anos de sobriedade. Essas questões são tratadas no Capítulo 28.
- **Fatores relacionados ao tratamento:** É improvável que os programas de seguro-saúde cubram o tratamento de longo prazo. Quando um paciente está clinicamente estável, em geral a cobertura do cuidado psiquiátrico é encerrada, a despeito da presença de uma doença crônica. Como o médico é geralmente visto pelo paciente como um ponto focal do tratamento e como um relacionamento contínuo é fundamental no processo de recuperação de transtornos relacionados ao uso de substância, os pacientes podem pensar que, se seu seguro não cobre seu tratamento, é porque este é desnecessário. Nada poderia estar mais distante da verdade.

Daley também indica vários mitos que os profissionais de tratamento comumente abrigam:

Mito 1: A recaída acontece porque o paciente quer recair. É comum os profissionais de tratamento acusarem o paciente de um lapso moral que conduz à recaída, como se esta fosse o estado desejado pelo paciente. O paciente só quer se sentir melhor. Se ocorrer a recaída, é porque essa foi a melhor alternativa possível que ele pôde conceber. Um dos papéis do médico é proporcionar opções alternativas. Políticas punitivas como aquelas adotadas por alguns programas que administrativamente dão alta a um paciente após uma recaída são inadequadas. Pacientes que recaem requerem mais cuidado, não menos.

Mito 2: O paciente precisa chegar ao fundo do poço antes que a recuperação seja possível. Não existe nenhum dado empírico que corrobore isso.

Mito 3: Recair significa que o paciente começou novamente a usar substâncias. A recaída começa muito antes de o paciente retomar o uso de substância. O caminho para a recaída é progressivo, com o uso real como o passo final no caminho. Grupos de auto-ajuda com freqüência usam o termo "porre seco" (*dry drunker*) para indicar que um indivíduo está pensando da mesma maneira que um que está usando ativamente uma substância. Há características comportamentais e psicológicas que você pode observar e elucidar para seu paciente, a fim de ajudá-lo a evitar que a recaída se complete. Só ele pode de fato parar o processo, mas você pode ajudá-lo.

Mito 4: Uma vez ocorrida a recaída, vai seguir-se uma completa perda de controle. As recaídas com freqüência consistem em um breve episódio de uso, após o qual o paciente repentina e rapidamente volta à sobriedade. Essas recaídas muitas vezes seguem uma época em que o paciente saiu do tratamento ou dos grupos de auto-ajuda. Ele então nega quaisquer outras dificuldades até ocorrer a recaída. Então o indivíduo reconhece que, na verdade, a doença continuou, apesar do tempo de recuperação transcorrido; segue-se um retorno à terapia. Esse curso não é totalmente incomum.

DICA

Não desperdice seu tempo distinguindo entre um "deslize" e uma recaída. Não há evidência de que haja qualquer diferença entre o tipo de recaída, somente no processo de recuperação que se segue. Se o paciente tomou um gole de álcool, uma dose de lorezapam encontrada em um velho vidro de remédio ou voltou a beber 250 mL de vodca por dia, seu papel deve ser tratar o evento como uma recaída e ajudá-lo a retornar à sobriedade. A literatura de pesquisa às vezes distingue entre vários tipos de recaídas, dependendo da duração ou da quantidade usada, mas a relevância clínica disso é questionável.

ABORDAGENS BASEADAS NA ABSTINÊNCIA
VERSUS ABORDAGENS DE REDUÇÃO DO DANO

Em todo este livro, temos discutido a importância de uma recuperação baseada na abstinência. Nesse modelo, é fundamental que o paciente, uma vez diagnosticado com um transtorno relacionado ao uso de substâncias, permaneça afastado de todas as substâncias aditivas. Tem sido consistentemente demonstrado que o modelo baseado na abstinência produz uma recuperação duradoura, medida não apenas pela duração da sobriedade, mas pela melhora na capacidade funcional e em outras medidas objetivas da vida. Naturalmente, como em todas as condições clínicas, há exceções à regra. Os pacientes com dor crônica que não pode ser controlada por analgésicos não-opióides representam uma dessas exceções. As abordagens de manutenção usadas na dependência de opióide (p. ex., metadona, buprenorfina) representam uma segunda exceção.

Quando você passar algum tempo trabalhando nessa área, provavelmente vai ouvir referência a outro modelo, o de redução do dano. Esse modelo tem muito a ver com a política pública e com as questões sociais. O próprio uso de substância, seja ele patológico, como nos transtornos relacionados ao uso de substâncias, ou não, é um enorme problema mundial de saúde pública. O uso não-patológico conduz a uma morbidade importante. Em vez de concentrar-se na tarefa de eliminar o uso de substâncias, o modelo de redução do dano concentra-se em reduzir os riscos e perigos desse uso, por sua redução ou pela transição para substâncias "mais seguras". Em parte, esse modelo também inspira a substituição da criminalização por políticas que produzem claramente redução nas conseqüências do uso de drogas. Observe que a abordagem de redução do dano trata do tópico do *uso* de substâncias, não do abuso ou da dependência de substâncias, embora obviamente essas sejam subcategorias do uso. O tratamento de manutenção para a dependência de opióide, entretanto, representa uma abordagem de redução do dano.

Alguns estados norte-americanos têm modificado sua definição oficial da redução do dano para incluir uma abordagem baseada na abstinência, como se esta última fosse uma subcategoria da primeira. Asseguro-lhe que isso não é verdade, mas vamos examinar como é redigida a definição oficial de Rhode Island.

EXEMPLO DE POLÍTICA

"A 'redução do dano' é uma abordagem que visa reduzir as conseqüências negativas do uso de substâncias pela utilização de todo um leque de estratégias, desde seu uso mais seguro até um manejo de moderação e abstinência. Orientados para trabalhar com a pessoa como um todo, os programas e as políticas de redução do dano criam ambientes e desenvolvem estratégias de mudança práticas, humanas e efetivas." – Rhode Island Substance Abuse Treatment and Prevention (Tratamento e prevenção do abuso de substância), Division of Behavioral Healthcare Services.

Todo tratamento médico é orientado para o trabalho com a pessoa como um todo; é esse o objetivo da Medicina. A política não indica que os programas de redução do dano sejam eficazes na sua realização. Embora a definição em geral refira-se às conseqüências negativas do uso em vez de à adição, essa maneira de expressar pode ser facilmente mal interpretada.

Como cientistas, não temos um interesse puro em parar o uso de substâncias, que talvez seja um objetivo social, mas sim em reduzir a morbidade e a mortalidade. Se esse objetivo for alcançado com uma abordagem baseada na abstinência, então queremos parar o uso. Se nossos pacientes melhoram com uma abordagem de redução do dano, então queremos reduzir o uso de substância ou mudá-la por uma que cause menos problemas. Na verdade, com o uso da buprenorfina – cujo uso de manutenção não produz "efeito de droga" significativo, mas conduz à abstinência de substâncias que produzem morbidade e mortalidade –, podemos ver que os modelos de redução do dano e baseado na abstinência podem começar a justapor-se quando novos tratamentos se tornarem disponíveis e quando a base biológica dos transtornos relacionados ao uso de substâncias for revelada. É também importante comparar e contrastar as abordagens. Por exemplo, pode ser conduzido um estudo prospectivo e de longo prazo com pacientes dependentes de heroína. Os pacientes são todos tratados com buprenorfina durante um ano, enquanto participam de um programa terapêutico semanal. No fim do ano, metade continua com o tratamento de manutenção com o medicamento (redução do dano), e a outra metade tem o medicamento reduzido, mas continua a participação ativa em um programa baseado na abstinência. Dez anos depois, os dois grupos são comparados com respeito à recuperação. São comparados seu índice de abstinência, seu nível de participação nas atividades comunitárias e sua sensação subjetiva geral de bem-estar. Que abordagem reduz o risco do paciente? Pode ser que uma abordagem de redução do dano seja clinicamente eficaz para uma substância, e não para outra, apropriada para uma doença e não para outra ou mais útil social do que clinicamente. Ou pode ser que uma ou outra abordagem sejam mais adequadas para indivíduos específicos, quer devido a um constructo da personalidade, quer à predisposição genética. Essas questões ainda não foram respondidas.

24 Quem trata o uso de substâncias?

> Quando você começar a trabalhar em uma unidade de adições, provavelmente será exposto a uma série mais ampla de profissionais de saúde do que na maior parte das demais unidades psiquiátricas. Como um dos líderes de equipe, você vai achar importante ter conhecimento não apenas dos títulos dos participantes de sua equipe, mas também de sua educação e de suas potencialidades. Nunca faz mal perguntar aos seus colegas clínicos quais as suas experiências e que tipos de treinamento receberam. No mínimo, isso vai ajudá-lo a conhecê-los; mas, tão importante quanto isso, você vai saber a quem pedir ajuda e sob que circunstâncias.

Dada a prevalência dos transtornos relacionados ao uso de substâncias, a resposta ao título do capítulo é "todos os profissionais de saúde". Como você pode imaginar, a verdadeira resposta é um pouco mais complicada. O tratamento de todos esses transtornos requer o conhecimento de farmacologia, fisiologia, medicina, neurologia, psicologia e dinâmica familiar. É aconselhável entender as questões dos transtornos da personalidade associados e das abordagens cognitivas que podem ajudar no tratamento. Alteração no metabolismo hepático, efeitos no feto e as possíveis apresentações de emergência são todas questões fundamentais a serem consideradas. A especialização em cada um desses campos é pouco comum, tornando a abordagem de equipe comum no tratamento do uso de substâncias. A abordagem de equipe surgiu devido à relativa escassez de especialistas em adição. Na verdade, esses profissionais podem tratar pacientes com doença aditiva em uma prática solo, sem a exigência de uma equipe, e aqueles que estão nessas posições reconhecem que o seu trabalho é bastante amplo no escopo geral.

Em qualquer local de atendimento, um paciente com história de qualquer significância de uso de substância deve se consultar com um especialista em adição, o qual deve ser um médico. Digo isso não porque os psicólogos e os assistentes sociais tenham pouco a oferecer – ao contrário –, mas porque a consulta deve incluir a exploração dos medicamentos utilizados, das complicações clínicas do uso de substância e de outros aspectos da doença improváveis de serem elucidados de outro modo. O propósito da consulta é não apenas um exame da história do uso de substância do paciente e das condições clínicas agudas relacionadas, mas também questões de disponibilidade e alocação, envolvimento da família e recomendações de tratamento de longo prazo. O envolvimento de profissionais de saúde associados pode ser muito valioso. Essa consulta deve ocorrer o mais breve possível após a admissão na internação ou o reconhecimento dos sintomas em um âmbito ambulatorial.

Um serviço de adição hospitalar provavelmente consistirá, em parte, em médicos de uma ou duas categorias. Um grupo constitui-se daqueles que são psiquiatras com um certificado de qualificação em psiquiatria da adição expedido pelo American Board of Psychiatry and Neurology – ABPN (no caso dos Estados Unidos). O segundo grupo é formado por médicos de qualquer especialidade, incluindo Psiquiatria, aprovados no exame da American Society of Addiction Medicine – ASAM (também nos Estados Unidos). Residentes em treinamento geral e em treinamento de *fellowship* de adição e estudantes de Medicina também podem participar do serviço. Muito freqüentemente, a triagem inicial da internação pelo serviço de adição será conduzida por um enfermeiro com treinamento em adição. Os assistentes sociais e os psicólogos clínicos, muitas vezes com qualificações especiais nessa área, em geral fazem parte da equipe do serviço de adição. Dependendo do estado, como a licença e a certificação variam, você também pode encontrar aconselhadores qualificados em substâncias e álcool, conselheiros vocacionais, especialistas educacionais e terapeutas de casal e de família como integrantes da equipe clínica de adição.

Em parte como resultado da indisponibilidade de especialização clínica, quase todos os estados norte-americanos oferecem credenciais especializadas para aqueles que desejam trabalhar no campo, mas que têm apenas uma educação de Ensino Médio. O Estado de Nova York, por exemplo, tem oferecido, desde 1997, certificação para aconselhador credenciado em abuso de álcool e abuso de substância (Credentialed Alcoholism and Substance Abuse Counselor – CASAC). O recebimento dessa credencial é um processo bastante complexo, que envolve um mínimo de seis mil horas de experiência supervisionada no desempenho de avaliações diagnósticas, intervenção, encaminhamento e aconselhamento em abuso de álcool e/ou substância, tanto em atendimentos individuais quanto em grupo. Os certificados de bacharel ou mestre em campos aprovados qualificam para uma parte das horas mínimas de experiência. É requerida extensa supervisão em cada uma das várias áreas. É necessária aprovação em exame oral e escrito. Já o

Estado do Alabama tem um conselho de certificação de aconselhador de álcool e substâncias. Ele oferece dois certificados: a credencial de aconselhador Alcohol and Drug Counselor (ADC) e a credencial Sênior Alcohol and Drug Counselor. Este último só pode ser obtido após seis anos de trabalho como ADC e após o profissional ser aprovado em um segundo exame escrito. A credencial de ADC requer a aprovação em exame oral e escrito, dois anos de trabalho remunerado em tempo integral no campo e 60 horas de treinamento específico em adição. A National Association of Drug and Alcohol (NADAI) oferece uma ampla variedade de credenciais, incluindo Certified National Drug & Alcohol Interventionist (CNDAI), Certified Addiction Counselor (CAC), Certified National Drug & Alcohol Assessor (CNDAA), Certified National Drug Counselor Specialist (CNDCS) e Certified Dual Diagnosis Clinician (CDDC). A National Association of Alcoholism and Drug Abuse Counselors (NAADAC) representa um recurso para aqueles que buscam certificação ou licença. Muitas dessas credenciais estão disponíveis a médicos; por isso, se você não quiser seguir os caminhos típicos de certificação discutidos a seguir, pode obter uma credencial estadual apropriada no campo dos transtornos relacionados ao uso de substâncias.

Como médico, você vai com freqüência se encontrar em um papel de supervisão. Como um médico trabalhando em uma equipe clínica formada por não-médicos, a perspectiva legal é que você seja, na verdade, o supervisor, mesmo que esteja apenas estagiando brevemente pelo serviço. Por isso, é muito importante que se familiarize com as credenciais dos demais membros da equipe de tratamento, com as exigências de credenciais de seu local de trabalho e com as questões de responsabilidade envolvidas. Você deve examinar as American Psychiatric Association's Guidelines for Psychiatrists in Consultative, Supervisory or Collaborative Relationships with Non Medical Therapists, que declaram, em parte, que: "Os psiquiatras permanecem ética e clinicamente responsáveis pelo cuidado do paciente enquanto o tratamento continuar sob sua supervisão".

É incrível que as organizações de médicos e as organizações de não-médicos sejam separadas, não-afiliadas e pareçam realizar funções paralelas em termos de *lobby* governamental, educação e outras áreas importantes. Existem duas organizações principais para os médicos nos Estados Unidos em relação ao tratamento de transtornos relacionados ao uso de substâncias: a American Society of Addiction Medicine (ASAM) e a American Academy of Addiction Psychiatry (AAAP). A ASAM foi fundada há mais de 50 anos e tem mais de 3.200 membros, os quais são médicos. Cerca de um terço deles é psiquiatra, um terço clínicos gerais e especialistas em medicina interna, e um terço constituído de outras especialidades. A AAAP tem cerca de 20 anos e possui cerca de mil membros, quase todos psiquiatras. As duas organizações têm encontros anuais, cursos de treinamento em buprenorfina, uma revista e outras oportunidades educacionais. Para os médicos que sofrem de doença aditiva, os International Doctors in AA (IDAA) proporcionam um apoio excelente por meio de HelpLine, encontro anual e outras atividades. Outras organizações importantes do campo incluem a National Association for Addiction Professionals (NAADAC), a National Association of Addiction Treatment Providers (NAATP) e a American Association for the Treatment of Opioid Dependence (AATOD).

CERTIFICAÇÃO PARA MÉDICOS

Os critérios da ASAM para seu exame de certificação estão disponíveis em seu *site*: www.asam.org. O American Board of Psychiatry and Neurology (ABPN) tem uma série de critérios disponíveis em www.abpn.com/certsubspecialties.htm.

Os médicos que já são certificados pela ASAM ou pela ABPN em geral podem atuar como aconselhadores de adição certificados em todos os estados.

25 Dilemas do tratamento

> Como acontece com muitos dos capítulos deste livro, seria possível escrever um outro livro sobre esse tópico específico. Os transtornos relacionados ao uso de substâncias tendem a provocar controvérsia, às vezes, sobre a própria doença, mas com freqüência sobre os fatores complicadores desta ou sobre seu resultado. Escolhi apenas alguns dilemas para apresentar aqui.

A pressão arterial elevada tende a provocar pouca controvérsia. Certamente há sempre tratamentos alternativos a serem considerados – por exemplo, será que o medicamento A pode provocar maior melhora e menos efeitos colaterais do que o B? Ou em que pressão sangüínea sistólica devemos iniciar o tratamento farmacológico? Os transtornos relacionados ao uso de substâncias são uma questão bem mais controversa. Todos têm uma posição moral em relação aos comportamentos dos pacientes, julgando-os quanto a si mesmo, a seus pares e à população. As questões legais precisam ser consideradas. O próprio diagnóstico pode ser questionado devido à falta de padrão-ouro a ser recomendado. Certamente há opções de tratamento a serem consideradas, várias das quais podem ou não estar disponíveis em qualquer área sob qualquer programa de seguro-saúde. Não há uma especialidade-padrão sob a qual a doença aditiva recaia, e os clínicos gerais, os psiquiatras e os especialistas em medicina interna representam apenas três das especialidades com um interesse no campo. Todas essas questões levam a uma grande variedade de decisões difíceis. Apresento a seguir alguns dilemas que observei nos últimos anos, os quais são apenas a ponta do *iceberg*.

DILEMA ÉTICO: DIRIGIR SOB O EFEITO DE SUBSTÂNCIA

O sr. Piper é um homem de 32 anos de idade que foi preso duas vezes no ano passado por dirigir sob o efeito de substância. Depois do seu segundo DUI (Driving Under Intoxication), ele lhe foi encaminhado para tratamento. Após realizar uma avaliação completa do paciente, você discutiu com ele o perigo que representa para a comunidade o fato de dirigir intoxicado. Você o advertiu de que poderia ferir não só a si mesmo, mas também outras pessoas. Ainda o advertiu sobre sua responsabilidade ética, como médico, de denunciá-lo ao Departamento de Trânsito (DT), caso continuasse, no futuro, a guiar sob o efeito de substância. Na verdade, alguns estados têm uma lei que requer que você denuncie esses indivíduos. A carteira de motorista do sr. Piper foi-lhe devolvida após uma suspensão. À medida que o tempo foi passando, você foi informado diretamente por ele de que continuava a beber e dirigir. Reconhece o perigo, mas minimiza a freqüência com que isso ocorre. Com a permissão do paciente, você discute isso mais amplamente em uma sessão com seus familiares, alertando-os para o perigo e solicitando-lhes que ajudem na recuperação do sr. Piper, particularmente no que se refere a dirigir alcoolizado. Ele lhe pede que não o denuncie ao DT, pois, se tivesse sua carteira cassada, isso o impediria de ir trabalhar, freqüentar as reuniões do AA ou participar de qualquer uma de suas atividades rotineiras, por morar em uma zona rural. Entretanto, ele não pode prometer que isso nunca mais vai acontecer. Você considera o sr. Piper uma ameaça a si mesmo e aos outros na estrada. Embora o perigo não seja iminente, você tem certeza de que ocorrerá novamente.

Você denunciará o sr. Piper ao DT?

SIM. Os desastres automobilísticos são a terceira principal causa de morte e ferimentos nos Estados Unidos. O uso de álcool é um fator importante nos dois milhões de acidentes que acontecem a cada ano. O Council on Ethical and Judicial Affairs (CEJA) da American Medical Association sugere que os médicos têm a "(...) responsabilidade de reconhecer a redução da capacidade de dirigir dos pacientes que implica uma forte ameaça à segurança pública e que fundamentalmente pode precisar ser relatada ao Departamento de Trânsito". O CEJA recomenda que seja acompanhado o seguinte processo:

- Identificar e documentar dano físico ou mental claramente relacionado à capacidade de dirigir.
- Determinar que o motorista constitui um risco evidente à segurança pública.
- Ter uma discussão diplomática, porém franca, com o paciente e com sua família, possivelmente sugerindo um prolongamento do tratamento.
- "Em situações em que a evidência clara da incapacidade substancial para dirigir implica uma forte ameaça ao paciente e à segurança pública e quando a advertência para

a suspensão dos privilégios de dirigir é ignorada, é aconselhável e ético notificar ao Departamento de Trânsito."

O CEJA recomenda que os médicos primeiro revelem e expliquem aos seus pacientes essa responsabilidade de denúncia. Além disso, estabelece que os médicos devem "proteger a confidencialidade do paciente, assegurando que apenas a quantidade mínima de informação seja relatada e que medidas de segurança razoáveis sejam usadas ao lidar com essa informação".

NÃO. O Departamento de Trânsito do seu estado pode não ter uma metodologia de manutenção de confidencialidade ou privacidade. Se você lhe enviar uma carta com o nome, o endereço e o diagnóstico do seu paciente, não há certeza de que será mantido o direito deste a um registro médico confidencial. Você também reconhece que embora possa evitar o dano a outras pessoas, certamente causará dificuldades ao seu paciente, impedindo-o de realizar suas obrigações ocupacionais e de ter acesso às suas atividades habituais. Isso pode resultar em seu paciente desistir do tratamento e sofrer conseqüências piores do que teria inicialmente.

Os regulamentos federais de confidencialidade sobre drogas e álcool nos Estados Unidos aplicam-se em muitos casos semelhantes a esse. Os regulamentos proíbem o médico de revelar esse tipo de informação a terceiros, presumivelmente incluindo o DT, em casos em que o paciente está sendo tratado em um programa de droga ou álcool com ajuda federal. A definição de um programa desse tipo inclui profissionais solo que são reembolsados pelo Medicaid; é pouco comum um clínico não estar coberto pelos regulamentos federais.

O American Society of Adiction Medicine's Public Policy Committee discorda do CEJA sobre essa questão, acreditando que os médicos não devem desempenhar o papel de policiais com seus pacientes. O comitê também acredita que esse tipo de denúncia representa o início de um processo inevitável em que todos os tipos de pacientes usuários de substâncias terão de ser denunciados: evidentemente, o policial, o professor, o operário da construção civil e o piloto usuários de substâncias colocam às vezes em risco a segurança pública. Entretanto, se denunciarmos cada um deles ao departamento de assuntos internos da polícia, ao conselho de professores, à companhia de construção e ao Federal Aviation Association, é de pensar quantos pacientes continuarão buscando tratamento para sua dependência de substância.

É incrível que as diretrizes éticas no passado tenham sugerido que os médicos devem denunciar colegas ao conselho estadual de medicina, mas *não* colegas que são também pacientes, que estão usando substâncias enquanto tratam seus pacientes.

Trinta e oito por cento das fatalidades de trânsito em 1998, nos Estados Unidos, estavam relacionadas à presença de álcool em um ou mais dos envolvidos em acidentes. Os dados relacionados a esse fato chegam, às vezes, a 50%. Deve-se salientar que isto é uma relação: a proporção real de fatalidades de tráfego *causadas* pela presença do álcool deve então ser menor do que os dados citados freqüentemente. No entanto, Kirby e colaboradores demonstraram que, dos 201 motoristas feridos admitidos em um centro de trauma, as BACs foram positivas em 37%, e outras substâncias foram confirmadas em 40%. Mais da metade daqueles com uso positivo de álcool também o eram para outra substância. Como os exames toxicológicos não são comumente realizados nos motoristas após os acidentes, é bem possível que esses números sejam, na verdade, menores do que os números reais se incluirmos os acidentes relacionados a todas as substâncias psicoativas. É também importante ressaltar que os indivíduos que fazem uso pesado de álcool, com alta tolerância, teoricamente podem exibir um melhor desempenho com uma BAC elevada do que com um nível zero de álcool no sangue.

DILEMA DO TRATAMENTO: A CONTROVÉRSIA DE REDUÇÃO DO SEDATIVO

Você é um residente no terceiro ano de pós-graduação que herdou, de um ex-residente da instituição psiquiátrica onde trabalha, uma paciente de ambulatório descrita como "difícil". Quando a vê pela primeira vez, informa-se de que lhe prescreveram citalopram, metilfenidato e diazepam. Não está claro o raciocínio usado no passado que motivou a prescrição de metilfenidato ou diazepam, mas a paciente insiste em continuar tomando esses medicamentos. Após examinar sua história, você se sente desconfortável com a combinação de medicamentos, particularmente devido ao nível atual de desconforto da paciente. Esta agora declara: "Estou deprimida, ansiosa, não durmo, não como", e depois relata uma série de sintomas, muitos dos quais você acredita serem efeitos colaterais desses dois medicamentos. Você sugere que, como ponto de partida, o diazepam seja substituído. A paciente sai furiosa do consultório, exigindo que lhe designem outro médico. Retorna um mês depois para outra consulta. Sua última prescrição de diazepam, feita pelo ex-residente, acabou. Ela recusa a oferta de um programa de redução do benzodiazepínico e exige outra prescrição na mesma dose anteriormente prescrita. O que você deve fazer?

O primeiro passo é observar seu próprio desconforto nessa circunstância. Provavelmente se sente capturado em uma armadilha. Por um lado, pode manter a paciente na dose atual do medicamento. Os residentes que vieram antes de você seguiram esse caminho como o caminho da menor resistência. Entretanto, está convencido de que esse é o caminho menos provável de conduzir a uma melhora da morbidade. Como suas sugestões à paciente para que o medicamento seja substituído por outro ou que seja reduzido durante um período prolongado são rejeitadas, você parece ter poucas escolhas. Ainda mais preocupante é o seu conhecimento de que, se a paciente ficar sem o diazepam, seus sintomas provavelmente piorarão durante um breve período, antes de começarem a melhorar.

Por outro lado, você mantém seu ponto de vista. Informa à paciente de que não é a sua forma de trabalho receitar medicamentos desnecessários. Dá-lhe uma prescrição de duas semanas de diazepam em uma dose um pouco menor do que sua dose habitual, marcando outra consulta no final desse período. Ela atira a receita no chão e mais uma vez sai furiosa do consultório. Naquela tarde, você recebe um telefonema do seu supervisor. A paciente telefonou para o diretor do hospital e ameaçou mover uma ação legal, avisando que iria entrar em contato com o Conselho Estadual de Medicina, e exigir que suas necessidades médicas fossem satisfeitas. Seu supervisor sugere que seja deixada uma receita na dosagem habitual para a paciente na portaria. Você examina de novo suas anotações sobre ela, que refletem claramente sua crença de que a paciente não estará sendo convenientemente medicada se continuar a tomar doses altas de diazepam. Isso mudou devido ao comportamento da paciente? Ou seu julgamento clínico está sendo alterado pelas várias ameaças e pelo comportamento violento da paciente?

DILEMA LEGAL: LEGAL *VERSUS* MÉDICO

Robert é um homem de 23 anos que mora na área rural de Vermont. Mora com seus pais na casa onde foi criado e trabalha nas proximidades, como ajudante em um dos postos de gasolina locais. Começou a beber muito durante o colegial. Conseguiu evitar quaisquer dificuldades legais, mas, depois que se formou, passou a ir até Boston para comprar cocaína. O uso da droga aumentou rapidamente. Ele começou a vender alguns pequenos itens da casa de seus pais para ter recursos para adquiri-la. Quando seu carro quebrou, ele não tinha dinheiro para consertá-lo e então recorreu a Jimmy, um amigo de longa data da família, pedindo-lhe seu carro emprestado. Robert achou que não teria dificuldade em conseguir o carro. Quando Jimmy, um cavalheiro idoso que se preparava para se casar novamente alguns anos depois que sua primeira esposa falecera, recusou-se a emprestar-lhe o carro, Robert de repente pegou uma chave de fenda que estava por perto e golpeou Jimmy até matá-lo. Depois pegou as chaves do carro, foi até Boston para comprar cocaína e, quando voltou para sua cidade, foi detido e preso. Como especialista no campo da adição, você é chamado pelo defensor público. É solicitado a dar testemunho sobre a dependência de cocaína e qualquer alteração no estado mental que possa resultar do seu uso ou de sua abstinência. Quando examina os registros, percebe que, na ocasião do incidente, Robert não usava cocaína há quase uma semana. Não foi feito qualquer exame toxicológico, e, portanto, não está claro se foram usadas outras substâncias mais recentemente (isso não é incomum em casos como esse).

Pelo menos um fato do caso é claro: um jovem golpeou um homem idoso em sua casa, em um ataque particularmente brutal para roubar seu carro, que então usou para cometer outro delito grave. No julgamento e na sentença subseqüente, o tribunal vai ouvir a família da vítima. Sua noiva e seus filhos vão chorar, levando o júri a tratar Robert mais duramente.

O que você fará? Se testemunhar sobre os efeitos da cocaína, a doença da dependência de substância e a progressão de uma doença que com freqüência inclui comportamento violento, Robert pode ser tratado menos severamente pelo tribunal. Você pode convencer o júri e o juiz de que as pessoas com essa doença requerem atenção médica, que Robert nunca recebeu qualquer tratamento desse tipo no passado e que, na verdade, segundo seus registros médicos, ele jamais foi examinado para o uso de substância. Até que ponto você acha que Robert é responsável por suas ações e até que ponto está disposto a participar de uma cenário em que pode ser responsável pela redução na punição de um crime tão grave?

E o que acontece se, em vez de o defensor público pedir sua ajuda, ela for solicitada pela promotoria? Nesse caso, eles esperariam que você pudesse se referir à questão da intoxicação aguda. Então, você poderia declarar que, como Robert não usava cocaína há quase uma semana, não estava sofrendo de intoxicação aguda de cocaína na ocasião do assassinato. Supondo que isso seja tudo o que a promotoria pergunte, e se a defesa não interrogá-lo vigorosamente sobre a doença relacionada ao uso de substância e a depressão que pode acompanhar o uso prolongado de cocaína, seu testemunho pode levar Robert a ser tratado com mais severidade pelo tribunal. Você se sente confortável com isso?

Além do seu próprio conforto, qual, exatamente, deve ser o seu papel em um caso desse tipo?

DILEMA PESSOAL: SEU PRÓPRIO USO DE SUBSTÂNCIA

A dra. Wall é uma médica jovem e ativa que acabou de completar seu programa de residência. Ela é contratada como diretora de um ambulatório de um hospital psiquiátrico municipal. Como diretora do programa, tem a responsabilidade de supervisionar o trabalho de vários médicos que atuam em tempo parcial e o de vários assistentes sociais e conselheiros de saúde mental. Além disso, tem pacientes próprios que vê um dia por semana, quando marca sessões em seu consultório. A dra. Wall carrega um *pager* e está disponível 24 horas para emergências. Ela é contatada não apenas se seus próprios pacientes tiverem emergências, mas também se houver alguma dificuldade em entrar em contato com membros de sua equipe no caso de os pacientes destes estarem com problemas. Além disso, é consultada toda noite por residentes do hospital que cobrem o pronto-socorro caso se deparem com quaisquer pacientes do ambulatório do hospital.

A dra. Wall não é uma alcoolista nem satisfaz os critérios para quaisquer transtornos relacionados ao uso de substância. No entanto, toma vinho no jantar quando sai para comer fora, ingerindo, às vezes, 2 ou 3 taças no decorrer da noite. Com a mesma freqüência – na verdade, muito raramente –, fuma maconha em casa com um velho amigo da faculdade que planta a sua própria erva.

Certa noite, ao jantar com o dr. Markson, o diretor da unidade de internação psiquiátrica do mesmo hospital, ela se serve de um pouco de vinho. Quando oferece um pouco ao dr. Markson, ele diz: "Não posso. Estou de sobreaviso esta noite. Na verdade, como estou todo o tempo disponível por meio do *pager*, não bebo mais nada alcoólico, a menos que esteja viajando e alguém esteja me cobrindo. O que acontece se você beber 1 ou 2 taças e for chamada?". A dra. Wall responde: "Em geral, simplesmente respondo a chamada. Na verdade, nunca pensei sobre isso. Nunca fico bêbada; apenas tomo 1 ou 2 taças de vinho no jantar".

Passemos rapidamente a um incidente envolvendo a morte de um paciente por suicídio. É aberto um processo grave contra o hospital, o médico residente e a dra. Wall. Durante o depoimento do residente, fica claro que este obteve a supervisão da médica por telefone na véspera da morte do paciente. A dra. Wall, em seu depoimento, lembra-se de ter sido chamada pelo *pager* quando estava jantando em um restaurante. O advogado de acusação, sendo particularmente meticuloso, obtém uma cópia do pedido da dra. Wall no restaurante. Este indica que ela tomou várias taças de vinho. O dono do restaurante é interrogado. Ele conhece a dra. Wall, pois ela janta lá regularmente. Declara que ela sempre toma 1 ou 2 taças no jantar.

Se isso chegar ao julgamento, como você imagina que um júri pode considerar o fato de uma médica supervisora ingerir álcool enquanto estava de serviço, ainda que o "serviço", nesse caso, significasse apenas receber uma chamada pelo *pager*, e mesmo que o uso de álcool tivesse uma natureza limitada?

Até que ponto você acha que deve modificar seu próprio uso de substâncias?

DILEMA DE INCAPACIDADE: EXAMES DE AVALIAÇÃO

O serviço estadual de determinação de incapacidade solicitou-lhe que conduzisse um exame de avaliação de Robin, uma requerente que estava sendo considerada como incapaz. Quando ela chega ao seu consultório, você realiza um exame completo. Robin tem uma história de 10 anos de alcoolismo e uma longa lista de sintomas de transtornos tanto físicos quanto mentais. Ela declara que está atualmente sóbria, morando em uma casa de recuperação e em abstinência desde a sua alta de um programa de desintoxicação há três semanas. Foi-lhe prescrito um antidepressivo, que ela toma diariamente. Não está usando qualquer medicamento para a adição. Antes do início de sua história com bebida, ela nega a presença de quaisquer sintomas psiquiátricos importantes. Atualmente, descreve sintomas consistentes com uma síndrome depressiva, mas você acha que eles provavelmente se devem ao uso prolongado do álcool há pouco suspenso.

Você sabe que, desde março de 1996, ninguém pode ser aprovado para qualquer benefício de incapacidade da seguridade social nos Estados Unidos se o uso de álcool ou droga for um fator contribuinte material para a incapacidade. Ou seja, se dado indivíduo tem uma incapacidade funcional importante, mas essa incapacidade é piorada como resultado do uso de álcool ou droga, provavelmente serão negados a ele os benefícios da incapacidade.

É bem provável que sua consulta diagnóstica seja muito seriamente considerada pelo serviço de determinação de incapacidade ou talvez por um juiz administrativo envolvido posteriormente no processo. Um diagnóstico de transtorno depressivo induzido pelo álcool pode levar a uma negação, enquanto um diagnóstico de um transtorno de ajustamento (secundário a circunstâncias da vida que pouco a pouco vão melhorar) ou de uma síndrome depressiva que provavelmente durará pelo menos 12 meses resultará em aprovação. Algumas especialistas no campo acham que a alteração das regras em 1996 conduziu a maior probabilidade de os pacientes com doença aditiva buscarem a recuperação do que continuarem a usá-la para conseguir os benefícios da incapacidade. Como você formulará seu diagnóstico?

DILEMA CLÍNICO: POSSE

Os pacientes às vezes revelarão que estão portando substâncias ilícitas, com freqüência em uma quantidade que representa um crime grave. Cada estado, nos Estados Unidos, tem várias leis e regulamentações que governam as questões de posse e uso. Essas leis muitas vezes variam muito de estado para estado. Embora esteja além do escopo deste livro examiná-las, é do seu maior interesse familiarizar-se com as leis do seu estado. Não só seu conhecimento pode se mostrar útil caso decida defender regulamentos mais ou menos rígidos, mas você também será capaz de discutir profundamente essas questões com seus pacientes. Você vai descobrir que muitos pacientes, particularmente os usuários mais jovens de substâncias, têm uma base de informação notável sobre as regulamentações locais. O fato de você ter uma familiaridade mais do que passageira com as leis vai ajudá-lo a obter confiança e respeito, o que produzirá maior *rapport* e, quem sabe, melhor resultado. Seu conhecimento também será útil na determinação do que você deve fazer nessa situação. As considerações éticas e clínicas aqui devem ser ajustadas às considerações legais; a falta de familiaridade com as leis locais vai prejudicar sua capacidade para enfrentar qualquer dilema.

Com respeito à confidencialidade das atividades do paciente relacionadas ao uso de substância, as regulamentações federais norte-americanas (42 CFR Parte 2) proíbem a revelação não-autorizada em algumas situações e se aplicam a todos aqueles que têm acesso aos registros do paciente. Tais regulamentações se aplicam a todos os programas de uso de álcool ou droga com auxílio federal, como aqueles que proporcionam diagnóstico, tratamento ou encaminhamento para esse tipo de uso, mas não incluem o pessoal de pronto-socorro, a menos que sua principal função seja a prestação de serviços relacionada a álcool ou droga. São considerados programas com auxílio federal aqueles que recebem qualquer forma de subvenção federal, incluindo financiamento, mesmo que este nada tenha a ver com os serviços destinados ao uso de substância. Os programas e os profissionais individuais certificados como provedores do Medicare também são considerados receptores de auxílio federal. As regulamentações federais têm precedência sobre quaisquer regulamentações locais que possam existir, a menos que as regulamentações locais fortaleçam os estatutos federais. Mais uma vez, há boas razões para estar bastante familiarizado com a situação de sua clínica ou hospital regidos por essas regulamentações, assim como com as próprias regulamentações. Observe que é pouco provável que as exigências da HIPAA sejam um problema, pois as regulamentações federais são, em sua maioria, mais fortes do que a regra de privacidade da HIPAA. Quer a sua entidade seja ou não coberta pela HIPAA, se você está tratando pacientes com transtornos relacionados ao uso de substâncias, sem dúvida deve seguir o 42 CFR Parte 2.

Sua instituição deve ter diretrizes para lidar com situações que surgem comumente. Você deve consultar diretamente o conselho geral da instituição a fim de informar-se sobre essas diretrizes. Se está trabalhando em seu consultório particular, deve ter políticas escritas redigidas após consultar um advogado. Situações comuns envolvem pacientes que estão intoxicados e que deixam seu consultório dirigindo, que lhe mostram substâncias ilícitas que estão em seu poder e pacientes ativamente aditos que você sabe que são os principais responsáveis por um bebê ou por uma criança pequena. Tenho notado que não importa o cuidado com que ajamos com relação a essas políticas, cada situação parece ter circunstâncias particulares que impossibilitam seguir um protocolo genérico. Se houver tempo para obter uma consultoria externa, com outro médico ou, se for o caso, com um advogado, faça isso; caso contrário, use seu melhor julgamento e documente seu processo de tomada de decisão. Em geral, você vai estar bem se tiver mostrado que considerou a confidencialidade do paciente, suas obrigações legais e as questões clínicas e éticas aplicáveis.

Responsabilidade secundária ao médico

EXEMPLO CLÍNICO

A dra. Gray vem tratando seus pacientes alcoolistas com naltrexona, um medicamento indicado para ser usado no tratamento de dependência de álcool. Ela conhece a pesquisa que indica que a naltrexona provoca a redução do uso do álcool, mas não a abstinência durante um período amplo. Aceita essa abordagem para o tratamento do alcoolismo, acreditando que, assim, está reduzindo o potencial de dano a seus pacientes. Também observa que algumas pesquisas indicam que muitos pacientes rejeitam a abstinência como um objetivo; acha que vai atingir um número maior de pacientes ao concordar com eles, em vez de tentar convencê-los do contrário.

Um de seus pacientes tratados com naltrexona sofre um acidente de carro quando está dirigindo sob a influência desse medicamento. Ele sobrevive, mas a mãe e os três filhos que estão no outro carro morrem. O pai abre um processo contra a dra. Gray e seu paciente. Seu advogado diz que ela tinha conhecimento do alcoolismo do paciente, sabia que a naltrexona não era um tratamento capaz de produzir abstinência e, portanto, sabia da improbabilidade de o paciente se recuperar de sua doença. Dadas essas circunstâncias, o advogado declara que o paciente devia ter recebido outro tipo de tratamento ou ser encaminhado a um nível de cuidado mais elevado quando ficasse claro que não estava melhorando em qualquer área diagnóstica da dependência do álcool.

Esse é um caso interessante. A dra. Gray tem o poder de usar um medicamento que é aprovado para o uso na doença, mas o queixoso tem o poder de declarar que, embora este possa ter utilidade, não se tem conhecimento de que um de seus usos seja bem-sucedido no tratamento. A menos que a naltrexona esteja sendo usada como uma forma adjunta a outras formas de tratamento, a dra. Gray pode achar difícil produzir uma defesa útil. Formulários de consentimento especializados devem ser destinados para medicamentos dessa natureza?

Outras questões como essa podem surgir facilmente: você prescreve medicamentos analgésicos opióides para um paciente sem evidência objetiva da existência de dor grave persistente. Os medicamentos são desviados talvez por meio da venda para outro indivíduo que toma uma *overdose* e vem a falecer.

A decisão final da responsabilidade nesse caso vai estar com o juiz e com o júri, com base, em parte, no testemunho especializado de ambos os lados. Os queixosos terão muito espaço de manobra se seus registros médicos não exibirem pelo menos um conhecimento dos problemas e uma explicação das suas decisões de tratamento.

E-mail

EXEMPLO CLÍNICO

George Caldwell é seu paciente. Ele é amigo de Howard Bannister, uma figura bastante conhecida no cenário político local. George escreve-lhe uma mensagem bem tarde certa noite: "Doutor, 'tive um lapso' de novo. Howard Bannister e eu ficamos juntos até tarde na noite passada, bebendo, cheirando algumas carreirinhas de cocaína... todas as coisas que eu achava que havia deixado para trás. Ele estava péssimo quando voltamos para sua casa. Caiu duro, e terminei conversando com Trudy, sua esposa, até de manhã. Uma coisa levou a outra entre Trudy e eu. Posso marcar uma consulta com o senhor nos próximos dias?".

Você guarda uma cópia dessa mensagem no prontuário de George?

Sim. Se você tem uma política-padrão no consultório, assinada por cada paciente no seu ingresso, especificando que todas as mensagens recebidas serão guardadas em seu prontuário, então é importante que guarde uma cópia como parte do registro médico. Os especialistas em informática médica e os detentores de responsabilidade médica em geral recomendam essa atitude. Ela lhe protege no caso de um resultado adverso ou de uma ação sobre má prática médica.

Não. Se fosse um chamado telefônico, você adequadamente deixaria alguma referência no registro médico sobre Howard ou sobre a indiscrição de seu paciente com Trudy. Como uma mensagem por *e-mail*, esse bilhete, evidentemente não-escrito enquanto George estava em seu bom estado mental, pode prejudicar várias pessoas. Evidencia que o paciente estava usando uma substância ilegal, evidencia indiretamente o uso similar de Howard e implica alguma atividade potencialmente indevida depois. Como o registro médico pode, em um número surpreendentemente alto de cenários, ser descoberto, questionamentos freqüentes têm surgido na comunidade da medicina da adição sobre se a prática-padrão de mensagens por *e-mail* deve proteger mais o paciente do que o médico.

Minha opção seria não incorporar essa prática no registro médico, mesmo reconhecendo que, em algum momento, isso pode me causar dificuldades. Acho que um relato em primeira pessoa do uso de substância ilícita, como pode ser encontrado em uma mensagem por *e-mail* de um paciente, pode ser interpretado por um júri de maneira diferente do que seria um registro médico apresentando sua interpretação das atividades do paciente. Nesse caso, eu entraria com uma anotação no prontuário:

> *Recebida uma mensagem por* e-mail *de George a 1h30min no dia 21/01/2006. Paciente indica que recaiu no uso de álcool e cocaína, e depois pode ter agido de maneira promíscua.*

Todos os fatos necessários para um acompanhamento médico adequado estão aqui presentes, mas as outras pessoas não estão correndo risco legal, e o relato do paciente, em primeira pessoa, de suas ações não está mais presente.

26 Critérios de alocação de pacientes

> **CONCEITOS ESSENCIAIS**
> 1. Informe-se sobre Critérios de Alocação de Pacientes aplicáveis a seu paciente.
> 2. Não se desentenda com o avaliador do *managed care*. Isso pode mudar o resultado, mas não para a direção que você espera.
> 3. Tenha o prontuário em mãos a cada avaliação. Dizer ao avaliador que o prontuário está em seu consultório vai provocar uma negação ou, na melhor das hipóteses, um adiamento na obtenção de uma aprovação.
> 4. Se você acha que recursos adicionais seriam úteis para seus pacientes, não hesite em estabelecer contato com os administradores dos hospitais locais e com os políticos locais.

COMO VOU CONSEGUIR A ADMISSÃO DO MEU PACIENTE?

EXEMPLO CLÍNICO

Charlie apareceu certa noite no pronto-socorro com um BAC de 0,15. Ele vinha bebendo todo dia depois do trabalho até cair no sono. Nessa noite, sua esposa, desgostosa, levou-o até o pronto-socorro e disse ao coordenador da admissão enquanto ia embora: "Esta noite, vocês cuidam dele". Ele parecia um pouco intoxicado e estava tendo alguma dificuldade em acompanhar sua entrevista de avaliação. Fez alguns comentários que mostravam idéias suicidas, mas sem intenção ou plano claro. Charlie não era psicótico ou homicida. Tinha uma história vaga de convulsões no passado distante, mas sua descrição não lhe esclareceu isso. Nunca havia recebido qualquer tipo de tratamento para seu uso de álcool. Enquanto você tentava concluir a história, ele adormeceu. Como o pronto-socorro não possui um leito de observação, você solicitou sua internação.

Após um longo tempo, você se viu ao telefone falando com um indivíduo de educação questionável que lhe fez uma série de perguntas sobre o paciente. Você disse a ele, que se identificou apenas como "Mike", que o paciente não tinha idéias suicidas e que, além de estar bêbado a ponto de não conseguir se manter desperto, não apresentava complicações clínicas. Mike negou a admissão, deixando-o furioso e preocupado com o que fazer com Charlie.

As Managed Care Organizations (MCOs) usam conjuntos de critérios para determinar se concedem a admissão para seus clientes. Devo dizer que a posição das MCOs é tipicamente fazer a recomendação considerando apenas o pagamento e que a decisão de tratamento permanece em suas mãos. Sua recomendação em geral se baseia em uma série de critérios internamente desenvolvidos. Algumas seguradoras ficarão felizes em lhe passar por fax os critérios que estão utilizando. É de seu maior interesse e de seus pacientes estar plenamente informados sobre os critérios utilizados para uma admissão, que também lhe dá argumentos ao discuti-los em relação a cada um de seus pacientes.

Para a admissão daqueles com transtornos relacionados ao uso de substâncias, os critérios são quase sempre diferentes dos usados para transtornos de saúde mental. Há também uma "margem de tolerância" na interpretação de todas as séries de critérios. Por exemplo, nunca está claro até que ponto os pacientes são suicidas, a menos ou até que eles ajam. Até que ponto sua intenção é forte, seu plano é significativo e suas idéias são constantes é um tópico que você terá de ter presente em sua discussão com a pessoa que vai aprovar a internação nas MCOs. Algumas séries de critérios incluem referência ao grau de tratamento proporcionado anteriormente. Por exemplo, em alguns casos, um paciente terá dificuldade para obter um nível de cuidado no hospital, a menos que tenha havido um fracasso no tratamento ativo durante os últimos seis meses. Entretanto, outras séries de critérios não incorporam isso.

Dê uma olhada nas séries de critérios que lhe estão disponíveis. No final da década de 1980, estavam em uso, nos Estados Unidos, mais de 50 séries diferentes; mais recentemente tem havido muito esforço por parte da medicina organizada e das legislaturas estaduais para desenvolver séries de critérios com maior validade do que os modelos anteriores. Várias seguradoras estão seguindo ou têm sido ordenadas a seguir uma dessas séries de critérios.

Nos critérios de alocação de pacientes da American Society of Addiction Medicine, seis dimensões são consideradas. Após a avaliação do paciente, é determinado o tipo e o nível de serviço (ver Cap. 21), seguindo-se esses critérios baseados em dimensões. A ASAM declara que "... circunstâncias atenuantes podem ditar alguma flexibilidade na aplicação dos critérios a fim de garantir a segurança e o bem-estar do paciente". Observe que a flexibilidade pode existir em cada um dos lados, tanto do clínico quanto do avaliador. Vamos examinar essas dimensões mais detalhadamente.

A Dimensão 1 avalia o risco da abstinência

O risco da abstinência, sob a ótica do *managed care*, deve-se aos sintomas perigosos da abstinência, como convulsões, psicose ou morte. Por isso, preocupamo-nos muito com os sedativos, particularmente quando a quantidade usada, a freqüência de uso e a duração deste têm sido altos. Não se esqueça de registrar a BAC ou conseguir um resultado do bafômetro. Se o paciente está andando por aí com uma BAC de 0,25, isso deve lhe assegurar e ao avaliador que ele tem uma tolerância alta gerada pelo uso alto e freqüente de álcool. Há o reconhecimento de que a desintoxicação e a abstinência podem ocorrer em qualquer nível do cuidado; a determinação de qual é o nível irá se basear nas variáveis intensidade do uso de substância e história do paciente.

A Dimensão 2 avalia a condição clínica

Documente detalhadamente qualquer instabilidade nos sinais vitais. Se você diz ao avaliador "Não estou com o prontuário na minha frente; ele estava com o pulso elevado, mas depois de uma dose inicial de oxazepam está indo bem", ele vai lhe agradecer pelo seu tempo e negar a admissão, a menos que haja a presença de outras questões pertinentes. Algumas séries de critérios requerem que o pulso esteja acima de um certo nível, com freqüência 100; outros requerem uma pressão diastólica de 100 a 110 para satisfazer o critério de instabilidade médica com índice de sinal vital. Não deixe de mencionar questões clínicas anteriores contínuas ou importantes. Uma história de infarto do miocárdio, convulsão ou hipertensão instável vai ser com freqüência suficiente para satisfazer os critérios. Trauma craniano recente ou sintomas gastrintestinais provavelmente secundários ao uso do álcool também são importantes.

A Dimensão 3 avalia os sintomas psiquiátricos

Se o paciente tem sintomas ilusionais contínuos secundários a uma esquizofrenia paranóide crônica razoavelmente bemcontrolada, é pouco provável que o avaliador considere importantes os sintomas básicos. O paciente é suicida? O fundamental aqui é a acuidade. Ser suicida não significa o paciente intoxicado deitado na maca expressar a desesperança que tem sentido repetidamente sobre o seu futuro durante o ano anterior. Tanto você quanto o avaliador sabem que comentários como esse provavelmente vão desaparecer assim que a intoxicação aguda passar, após um breve período de intoxicação. O suicida apresenta uma intenção e um plano claros que são demonstrados. Você está convencido de que o paciente, se deixar o pronto-socorro, muito provavelmente vai causar um dano grave e permanente a si mesmo. Seu objetivo será convencer o avaliador de que o estado de saúde emocional ou mental do paciente é tal que requer um nível mais intensivo de cuidado. Para a admissão no hospital, um paciente deve apresentar sintomas psiquiátricos que interfiram com os esforços de recuperação ou criem um risco moderado de comportamento perigoso. Pode haver também um dano importante do estado funcional, necessitando de 24 horas de monitoramento médico. Esse dano pode incluir comportamento agressivo ou autodestrutivo relacionado à intoxicação.

Para lidar com a Dimensão 3, você deve conhecer todos os fatos relacionados à possibilidade de o paciente cometer suicídio:

- O paciente já tentou suicídio no passado?
- O paciente precisou de hospitalização após uma tentativa de suicídio no passado?
- Que nível de letalidade o paciente usou nas tentativas de suicídio anteriores?
- Com que freqüência ele descreve idéias suicidas? Essas descrições estão relacionadas no tempo com as tentativas reais?
- Que plano o paciente tem atualmente para o suicídio? Os meios estão disponíveis?
- Qual a indicação de que o paciente irá adiante com seu plano?
- Se o paciente tem um comportamento automutilante, como você pode distinguir seus sintomas atuais de seu comportamento basal? (Lembre-se de que a acuidade é um fator importante na obtenção da admissão. Se o comportamento basal do paciente inclui uma automutilação contínua, uma ameaça de cortar-se com uma navalha não representa uma mudança do comportamento basal, apesar do possível risco.)

A Dimensão 4 refere-se à possibilidade de mudança do paciente

Até que ponto há aceitação ou resistência ao tratamento? Quanta responsabilidade o paciente vai assumir? O paciente vai por sua própria conta freqüentar reuniões do AA ou do NA? O paciente vai aplicar as habilidades já adquiridas para manter a sobriedade? Até que ponto ele está disposto a colaborar?

A Dimensão 5 refere-se à recaída, ao uso continuado ou ao potencial de continuação do problema

O paciente tem uma preocupação mental continuada com o uso de substância? Suas habilidades de recuperação precisam ser melhoradas? O paciente tem dificuldade para adiar a gratificação imediata? Há outro transtorno de saúde mental (p. ex., esquizofrenia) ou médico (p. ex., dor crônica) que conduza a uma probabilidade aumentada do uso persistente de substância?

A Dimensão 6 está relacionada ao ambiente em que o paciente vive

Até que ponto sua família o apoiou? O paciente vive em um ambiente onde é aparentemente impossível distanciar-se do uso de substâncias? Ele está em um ambiente escolar, doméstico ou ocupacional em que o uso é difundido?

Essas três últimas dimensões não são tão fáceis de um avaliador quantificar, particularmente depois de uma rápida avaliação de ingestão, em que os membros da família não estavam presentes ou não prestaram informações. Se você tem preocupações importantes nessas áreas, não hesite em indicá-las ao avaliador. Um problema significativo em qualquer dessas dimensões pode fazer a diferença em uma decisão difícil.

EXEMPLO CLÍNICO

Marissa é uma mulher de 22 anos de idade, com uma longa história de depressão, ansiedade e uso de substância. Ela se apresenta esta tarde ao pronto-socorro extremamente irritada. Marissa esteve bebendo e apresentou um resultado de 0,10 no bafômetro. Seus sinais vitais incluem um pulso de 95. Ela diz que já está cansada deste mundo e planeja se matar cortando os punhos. Um exame de seu registro médico revela muitas visitas anteriores ao pronto-socorro e diagnósticos primários de transtorno da personalidade *borderline* e alcoolismo. No exame físico, você observa muitas marcas de corte em seus dois punhos. Os ferimentos estão infectados e requerem atenção médica. Marissa já foi internada diversas vezes, com hospitalizações que duram de 2 a 20 dias, sempre após ameaças de suicídio.

Sua discussão com o avaliador da admissão deve incluir suas indicações de que

- Os ferimentos de Marissa estão infectados. Dado ao seu estado mental atual, é improvável que ela obtenha o cuidado adequado ou siga as recomendações de tratamento.
- Os pacientes com transtorno da personalidade *borderline* que se automutilam têm uma probabilidade muito maior de serem bem-sucedidos em cometer suicídio. Um ou dois dias de estabilização no hospital podem proteger essa paciente frágil.

Você deve reconhecer que Marissa consegue tolerar uma BAC de 0,1 e que apresenta um pulso de 95 sem efeitos danosos que requeiram hospitalização. Ela pode ser desintoxicada, se necessário, em regime ambulatorial. Observe que o exemplo não proporciona informações suficientes para você estabelecer se a desintoxicação é necessária.

Você não deve tentar argumentar que acredita que Marissa esteja em risco extremo e seja perigosa para si mesma e para aqueles que a cercam. O que deve argumentar é que a paciente tem idéias suicidas crônicas que estão agora intensificadas após o uso do álcool e são complicadas por sua condição clínica. Isso tem maior probabilidade de ser visto pelo avaliador como uma declaração honesta da situação e pode fazer com que sua paciente consiga ficar vários dias no hospital.

Da perspectiva do *managed care*, os critérios destinam-se a determinar os meios mais seguros e efetivos de realizar a alocação apropriada. Sob a perspectiva do médico, esses critérios são freqüentemente vistos como mais voltados à estatística de grupo do que às necessidades do paciente individual que está tratando. Por exemplo, se a maioria dos pacientes com alguns sintomas não requer hospitalização para melhorar e se é provável que esses pacientes experimentem sintomas que ameacem sua própria vida como resultado de sua doença, os critérios vão interpretar que o paciente não deve ser internado. Se, depois de examiná-lo, você achar que ele é um pouco diferente do grupo, vai ter de ser específico. O que torna medicamente necessário que seu paciente seja tratado no hospital quando outros pacientes com sintomas similares não requereram hospitalização?

Vários argumentos não vão funcionar:

Não temos um programa parcial aqui.

As séries de critérios não estão preocupadas com a disponibilidade das modalidades de tratamento. Imagine que você precisa de um ar-condicionado para um espaço pequeno, mas sua loja só tem um ventilador portátil e um ar-condicionado industrial suficientemente potente para uma grande loja. Nenhum dos dois é a escolha correta, e a indisponibilidade do que você precisa não altera sua necessidade do aparelho para um espaço pequeno.

O paciente mora muito distante de qualquer ambulatório e não tem carro.

Servir as comunidades rurais é difícil sob muitos pontos de vista. Aquelas que ficam fora das grandes comunidades com freqüência têm dificuldade em obter serviços de eletricidade, água, telefone e suprir outras necessidades. Os conjuntos de critérios não estão preocupados com essas questões, as quais são de necessidade médica e apenas de necessidade médica.

O paciente foi expulso de casa por sua família.

Essa não é uma questão de serviço social, nem de necessidade médica; por isso, não indica que a hospitalização seja necessária.

O tribunal ordenou que o paciente receba tratamento.

Essa é uma dificuldade muito comum. O tribunal insiste, por razões legais, que um indivíduo receba tratamento, mas os sinais e os sintomas médicos não são de uma gravidade que necessite dessa medida. Em um caso com o qual estou familiarizado, uma paciente foi considerada inocente por razões de insanidade em um processo criminal. Ficou vários anos hospitalizada depois disso. Durante a maior parte do tempo de sua hospitalização, não houve necessidade de tratamento psiquiátrico agudo. Seu seguro-saúde devia pagar a conta do hospital?

O paciente acaba de voar sozinho do outro lado do país, em uma linha aérea comercial, para entrar em nosso programa altamente especializado de tratamento hospitalizado da adição. Enquanto está no avião, toma muitos drinques e chega aqui intoxicado.

Todos os conjuntos de critérios têm um grau de urgência presente na parte que trata da admissão a um programa de internação. O fato de o paciente ser capaz de viajar desacompanhado em um meio de transporte público sem supervisão médica implica que ele não requer tratamento intensivo imediato. Há, na verdade, vários programas bastante conhecidos procurados por pessoas de todos os Estados Unidos. Há muitas boas razões de esses programas poderem ser superiores àqueles disponíveis na comunidade local do paciente. Mais uma vez, considere as alternativas. De uma perspectiva do *managed care*, em que o objetivo é manter os custos baixos, se o paciente satisfaz os critérios para hospitalização parcial, uma alternativa razoável pode ser pagar por esse tratamento no novo local, enquanto o paciente mora temporariamente em um hotel ou em outra residência.

O paciente é um médico.

Há vários programas em todo o país que se concentram nas necessidades de grupos específicos, entre os quais médicos e outros profissionais da saúde. Embora esses programas possam ser especializados em lidar com a logística envolvida com o licenciamento, as exigências do conselho médico estadual e o estado psicológico geral de um médico que requer tratamento para o uso de substância, não há literatura indicando que o resultado desses programas seja superior aos daqueles disponíveis em outros lugares. Embora o avaliador sem dúvida experimente algum desconforto com esse cenário, a ocupação do paciente realmente não faz parte da determinação.

Enquanto você conversa com o avaliador, tenha em mente os seguintes pontos:

- Não se desentenda com o avaliador. Há sempre vias de apelação que podem ser seguidas. É pouco provável que um confronto com o avaliador faça com que ele de repente mude de opinião e veja as coisas sob uma nova perspectiva.

- Certifique-se de obter do avaliador as informações sobre a apelação. A via de apelação pode envolver comunicações escritas, como cópias do registro médico ou um telefonema.
- Documente no prontuário com quem ocorreu a avaliação e o seu resultado.
- Não deixe a decisão da avaliação determinar sua obrigação de tratamento para o paciente. Sua decisão deve basear-se apenas em seu conhecimento médico e no resultado da sua avaliação, e não no grau em que a cobertura do paciente vai ou não custear o tratamento recomendado por você.
- Reconheça que alguns avaliadores são psiquiatras ou especialistas em adição que realizam avaliações de *managed care* em tempo parcial ou integral; esses avaliadores sentem-se com freqüência à vontade em discutir longamente os casos, em particular se você não se coloca em uma posição antagônica no início da conversa.

Esteja consciente das definições típicas de necessidade médica:

- O cuidado deve ser seguro e efetivo.
- O cuidado deve ser a alternativa menos intensiva ou mais apropriada entre todas as opções.
- O cuidado deve ser proporcionado no local menos dispendioso.
- O cuidado deve ser proporcionado por outras razões além da conveniência do paciente ou do médico.

Às vezes, o avaliador terá mais informações do que você sobre um paciente. Ele pode ter à mão uma lista de hospitalizações anteriores, medicamentos utilizados, extensão da terapia ambulatorial realizada pelo paciente, complicações clínicas e outros aspectos importantes de sua história. Alguns compartilharão essas informações com você, enquanto outros, consideram isso uma violação de privacidade. Vai depender da companhia, do contrato com seus membros e de o avaliador trabalhar para essa companhia ou para uma empresa de fora contratada para proporcionar serviços de avaliação. Você não tem nada a perder e muito a ganhar perguntando ao avaliador se ele tem informações disponíveis relacionadas ao paciente.

AVALIAÇÕES CONCOMITANTES

A seção anterior, que tratou das decisões anteriores à autorização, aplica-se igualmente ao processo concomitante de avaliação. Nessa área, você vai se ver conduzindo avaliações de médico para médico com o propósito de obter uma autorização renovável para uma estada em um programa de internação ou em um programa parcial ou para uma autorização renovável de consultas ambulatoriais.

EXEMPLO CLÍNICO

Roberta foi admitida na unidade de internação às 10 horas da manhã, com BAC de 0,18, pulso de 108 e pressão arterial de 150/110. Uma história de convulsões consta no antigo registro médico. Depois de sua admissão, ela é tratada com um protocolo de clordiazepóxido para desintoxicação. Após uma noite desassossegada, adormece às 6 horas da manhã. Ao meio-dia, Roberta acorda trêmula e diaforética, com hipertensão continuada e taquicardia. Ela continua com o medicamento e, no dia seguinte, está estabilizada. Sua pressão arterial é 130/90 e seu pulso, 90. Ela está sem febre e não apresenta complicações clínicas. Você está planejando continuar o protocolo de clordiazepóxido por mais um dia para, depois, pedir sua transferência e estabelecer um tratamento de acompanhamento.

Você recebe um telefonema da agência de administração do serviço. Eles lhe perguntam: "Você está planejando dar alta para Roberta hoje?".

Sua percepção é de que, se Roberta tiver alta, provavelmente irá recair. O médico da agência diz: "Doutor, sua paciente está estabilizada. Seus sinais vitais não estão mais lábeis, ela não é suicida, homicida ou psicótica e não apresenta complicações clínicas. Pode continuar o tratamento com clordiazepóxido em um programa ambulatorial. Por que o senhor está querendo segurá-la no hospital?".

Examine mais uma vez as séries de critérios em casos como esse. O que o avaliador diz é verdade, mas ele ignorou o ambiente doméstico instável da paciente, as altas anteriores seguidas rapidamente por recaída e a sua preocupação legítima com a história de convulsões da paciente. Apesar de observar que esses pontos podem resultar em uma autorização de um dia a mais, o avaliador pode estar disposto a aceitar uma passagem para um programa parcial em vez de uma alta após esse dia. Esse cenário enfatiza a necessidade de você iniciar o planejamento da transferência no momento em que o paciente chega ao hospital. O principal argumento que não vai funcionar, nesse caso, é:

> O paciente chegou sexta-feira à noite. Nossos assistentes sociais só estão aqui nos dias de semana.

É pouquíssimo improvável que isso mude a opinião de um avaliador. O cuidado médico é uma atividade de 24 horas, sete dias por semana. Se está cobrindo o caso no fim de semana, então cabe a você fazer o planejamento da transferência e do tratamento de acompanhamento.

AVALIAÇÕES RETROSPECTIVAS

As avaliações retrospectivas, aquelas que têm lugar bem depois da alta, tendem a ser as mais difíceis para o clínico que tratou o paciente. O avaliador acabou de analisar todo o registro médico de um caso para o qual foram negados dias de internação. Ele está familiarizado com todas as anotações, todas as prescrições e todos os sinais e sintomas do paciente. Agora telefona para seu consultório para discutir o caso.

- Se você não tem o prontuário à mão, peça para ser marcada uma data definida de avaliação por telefone do acompanhamento em uma ocasião que esteja com o prontuário do paciente. Não discuta o caso sem ter os fatos diante de você. No entanto, pergunte quantos dias já foram aprovados, caso algum tenha sido.
- Uma vez de posse do prontuário, mas antes da avaliação por telefone, considere a situação específica do paciente no dia e depois daquele que foi o último aprovado para sua internação. O avaliador não vai querer discutir a história da doença atual ou os outros dados históricos para pacientes em que as datas já tenham sido aprovadas. Ele vai se concentrar na situação do paciente a partir do dia seguinte ao último dia aprovado.

EXEMPLO CLÍNICO

Você argumentou, com sucesso, que os dias aprovados para Roberta fossem estendidos até o final do seu protocolo de desintoxicação com clordiazepóxido. Esse benefício termina hoje. Sua alta está programada.

Seus sinais vitais estão estáveis. Sua pontuação no CIWA é 2. O programa parcial para o qual você havia planejado transferi-la, no entanto, está lotado. Assim, em cima da hora, não há qualquer outro programa disponível. A paciente permanece no hospital por mais um dia enquanto espera que o programa seja disponibilizado.

O hospital é pago por 3 dos 4 dias que a paciente esteve internada e apela dessa decisão. Você recebe um telefonema de um avaliador oito meses após a alta da paciente.

A principal pergunta que está na mente do avaliador é: "Se a paciente tivesse aparecido no hospital no quarto dia, com todos os sinais e sintomas presentes exatamente como estavam nesse quarto dia, ela requereria hospitalização?".

Nessa situação, falando muito francamente, é pouco provável que você consiga convencer o avaliador de que a paciente requeria uma hospitalização no quarto dia. Na verdade, o plano de lhe dar alta nesse dia se contrapõe vigorosamente à apelação do hospital, pois indica que a equipe de tratamento da paciente achava que ela não requeria mais cuidado na unidade de internação. Embora o seu papel seja de defensor da paciente, também deve reconhecer que terá um relacionamento contínuo com o avaliador. Se argumentar sobre cada caso, mesmo aqueles em que seu ponto de vista não será convincente, será difícil para o avaliador levá-lo a sério no correr do tempo. Você deve saber quando desistir da briga.

27 Espiritualidade

Por que incluir um capítulo sobre espiritualidade em um livro dedicado ao tratamento de doença aditiva? Será que um médico não consegue cumprir a obrigação de tratar seus pacientes sem lidar com essas questões? Na minha opinião, a resposta a essa última pergunta é: "Só de maneira incompleta" (ver Sloan). Ela representa a razão por que o uso de medicamentos isoladamente têm falhado tanto em tratar além dos aspectos mais superficiais dessas doenças. Se estou certo, parece que, para tratar o alcoolismo, a pessoa requer não apenas médicos, psicólogos, assistentes sociais, enfermeiros e aconselhadores de alcoolismo, mas também guias espirituais. Ou é possível que profissionais treinados em qualquer uma dessas disciplinas possam ser instruídos de maneira adequada em questões de espiritualidade para oferecerem entendimento e assistência ao indivíduo alcoolista.

Alexandre Hamilton tem sido citado por dizer: "As regras determinam a natureza e o resultado do jogo". É claro que poucos de nós chegam a este planeta com sabedoria suficiente para captar de forma imediata as regras do jogo da vida. Mais provavelmente, esse entendimento deve esperar uma passagem de tempo suficiente para permitir o ajustamento de observações aparentemente não relacionadas em uma coesão multidimensional. Os ingredientes requeridos para tal formulação são: a oportunidade de observar intimamente muitos seres humanos durante momentos de sofrimento, tristeza e sensação de desamparo adequados para suscitar introspecção e, se possível, honestidade; tempo suficiente na Terra para observar as funções pessoais da pessoa e, mais importante ainda, suas disfunções; uma disciplina caracterizada pela objetividade clínica e uma disposição para se comprometer a ser avaliado pelos outros e, fundamentalmente, por si mesmo. A preparação da pessoa pode ser diversa. No meu caso, por exemplo, ela envolveu um treinamento em diagnóstico diferencial e medicina clínica, cuja vivência seria improvável após o surgimento da tomografia computadorizada, e, talvez mais importante ainda, a observação do fracasso das primeiras décadas da minha vida, resultando em um nível de maturidade com o qual eu poderia estar definitivamente satisfeito. Uma decisão casual tomada por uma das minhas primeiras mentoras, dra. Ruth Fox, resultou em quase 50 anos de experiência clínica com pacientes que sofriam de várias formas de adição. Pouco espanta que as observações sobre disfunção tenham oferecido as primeiras dicas sobre a natureza real da função normal. A relação íntima entre o médico e o paciente foi, e continua sendo até hoje, a ponte que transportou as informações clínicas. Antes de mais nada, apresso-me em garantir ao leitor que todos os dados clínicos dos quais foram extraídas as conclusões que se seguem foram coletados apenas pelo escritor, que esses dados foram confirmados pelos membros confiáveis da família ou amigos íntimos de cada paciente e que o contato clínico com esses indivíduos persistiu muito freqüentemente por vários anos ou mesmo décadas.

As primeiras observações serviram para enfatizar que mesmo um acompanhamento muito prolongado permitiria que apenas conclusões muito modestas fossem extraídas de pacientes que sofrem de doenças aditivas e do possível impacto do tratamento. Feinstein demonstrou adequadamente que os procedimentos metanalíticos jamais vão suprir as deficiências enfrentadas por um médico investigativo ao observar cuidadosamente ou por um tempo bastante longo – lixo que entra e lixo que sai* (ver também Benson).

Em 1951, quando a dra. Fox me ofereceu a oportunidade para ajudar, no papel de "clínico geral com formação analítica" (suas palavras), no cuidado de seus pacientes alcoolistas, ela tinha perfeito conhecimento de que eu absolutamente nada sabia sobre essa doença. Aconselhou-me a ignorar a literatura sobre alcoolismo e a agir com minha inclinação característica a aprender com os pacientes por meio da escuta atenta e da observação detalhada. Ela aperfeiçoou meu treinamento com o conselho firme para eu construir meu próprio conceito da doença e assistir a reuniões abertas dos Alcoólicos Anônimos – sugestões que segui. Via seus pacientes quando eles requeriam desintoxicação de etanol ou outros hipnóticos ou estimulantes. Nos primeiros anos, foram vistos poucos aditos em opióide, mas, com o tempo, a lista de substâncias aumentou para incluir opióides e psicodélicos, enquanto a cocaína substituiu as anfetaminas, e a indústria das drogas

---

*N. de R.T.: "Garbage in, garbage out" (Se lixo entra, lixo sai) – Expressão historicamente utilizada na teoria de processamento de dados para demonstrar que mesmo o mais refinado processamento de análise de dados não será eficaz se dados incorretos forem submetidos a processamento.

desenvolveu novos hipnóticos. Eles eram admitidos em um pequeno hospital privado sem equipe própria; eu examinava cada um após a admissão e depois os acompanhava com uma hora por dia de discussão individual. Os membros da equipe de enfermagem eram extremamente experientes e confiáveis, mas, durante os primeiros anos, a minha disponibilidade foi requerida sete dias por semana. Os pacientes continuavam sob meus cuidados durante cerca de cinco dias, embora alguns saíssem antes para voltar a trabalhar ou cuidar de filhos pequenos; alguns eram liberados um pouco antes e encaminhados para reabilitação em regime de internação em instituições orientadas pelo AA, porém outros continuavam mais tempo devido a *delirium tremens* ou a outras complicações. Eram realizadas visitas domiciliares para desintoxicação ambulatorial, até que testemunhei um paciente acendendo um cigarro em sua cama logo depois de receber um sedativo intramuscular. Os membros da família, em geral presentes, haviam saído do quarto nesse momento.

Em um ano mais ou menos, alguns bebedores eventuais infelizmente viram mais a mim do que a seus cuidadores primários. Chegando à conclusão de que seus problemas estavam em seu médico, e não em sua própria falta de comprometimento, eles solicitaram que eu os visse para psicoterapia após sua alta hospitalar, uma circunstância recebida com alegria por minha mentora assoberbada de trabalho. Infelizmente, mas não de maneira inesperada, nenhum dos médicos locais que cuidava de alcoolistas podia oferecer conselhos importantes em relação ao modo como esse tratamento devia ser realizado. O próprio Freud não teve sucesso com sua técnica psicanalítica com esses pacientes; a diversidade dos esquemas em uso pelos psiquiatras locais serviu apenas para enfatizar o velho adágio clínico de que, quando um tratamento realmente eficaz se torna disponível, segue-se a uniformidade. Eu sabia que um pequeno número de médicos trabalharia nesse campo, poucos conseguiam resultados significativos no caminho do sucesso e, mais ou menos no meio do século, somente raros hospitais gerais aceitariam a admissão de um paciente doente com o diagnóstico clínico de alcoolismo. Pior ainda, sabia-se que o número de pacientes que estava sofrendo dessa doença, só nos Estados Unidos, atingia muitos milhões. Fui consolado, em meus primeiros esforços desajeitados, pela possibilidade de que podia ainda aprender com eles sobre a natureza do seu trabalho e, quem sabe, como se poderia tratar com maior sucesso essa doença.

A razão de alguns dos meus pacientes trocarem uma casa calorosa, boas refeições, uma família afetuosa, um emprego bem remunerado e a saúde física por vomitar sangue na sarjeta era algo que desconcertava minha imaginação. A ação parecia pior do que o suicídio do depressivo, porque sua agonia era repetitiva, diversa e com freqüência se estendia por décadas. Essa punição teria sido mais do que suficiente para mudar o curso da ação até de um paramécio – mas não o de meus pacientes. Embora muitos deles sofressem de déficits cognitivos, estava claro que, no início de seus cursos clínicos, a maioria era intelectualmente bem dotada. Até hoje, o público leigo acha que o alcoolista bebe pela mesma razão que eles bebem, pelo prazer casual, para se divertir, para ter momentos agradáveis ou para celebrar um evento familiar especial. O fato de eles "exagerarem" simplesmente confirma que são hedonistas e indisciplinados. Mas, na verdade, o alcoolista não bebe para se divertir, mas para se aliviar (de uma série de desconfortos aos quais vamos nos referir mais adiante). Seu uso do álcool é, nesse sentido, médico. Eles encaram aqueles que bebem para comemorar na véspera do Ano-Novo com repulsa e, às vezes, como "amadores".

Muitos artigos referiram-se à sua "perda de controle", uma observação que se torna ridícula até mesmo em uma comparação casual com meus pacientes não-alcoolistas. A quantidade de "controle" exercida pelos indivíduos alcoolistas sobre quase todos os aspectos de suas vidas excedia em muito aquela observada nos que me procuravam devido a pressão arterial, úlceras pépticas ou resfriados. Seu controle sobre quase todos os detalhes de suas vidas – com quem se casar, onde morar, para quem trabalhar e em que tipo de trabalho – era determinado por sua necessidade de álcool. Mesmo a própria natureza do seu hábito de beber – somente às sextas-feiras, apenas cerveja, apenas vinho, apenas 1, 2 ou 3 drinques –, em quase todos os momentos do seu tempo desperto, estava concentrada acima de tudo no controle. Na verdade, quando alguém se jactava comigo de que não podia sofrer de alcoolismo porque "conseguia controlar sua bebida", este era praticamente um diagnóstico de alcoolismo, pois ninguém além de um alcoolista *precisa* controlar sua bebida. Não que eles fossem estúpidos demais para aprender ou que tivessem "perdido o controle", mas a necessidade de alívio – o apetite – os oprimia. Por quê?

Inicialmente parecia que cada um dos meus pacientes alcoolistas apresentava um grau de isolamento assombroso. Alguns tinham relacionamentos problemáticos com cônjuge, pai/mãe, filho, colega de trabalho ou velho companheiro de bebida, mas raramente era preciso aprofundar-se muito em sua observação para perceber a não-existência de compartilhamento íntimo de sentimento. Apesar do "séqüito de companheiros de bar", havia uma ausência total de relacionamentos significativos. A substância aditiva lhes proporcionava o único método pelo qual eles conseguiam ter pelo menos uma aparência de relação. Na verdade, a maioria desses relacionamentos mal se sustentava além da duração do efeito do álcool.

Nos primeiros anos dessa saga, ficou claro um esboço do esforço: quebrar o isolamento do paciente, pelo menos inicialmente, por meio de um relacionamento íntimo e não julgador com o médico. Uma vez obtido esse relacionamento, usar a posição do amigo leal e suportivo para permitir que o paciente aceitasse a sugestão da necessidade de uma mudança de companheiros – daqueles que usam drogas para aqueles que usavam drogas –, o que poderia ser mais bem alcançado em um grupo que ensina seus membros a relacionar-se com outros seres humanos.

Cada um desses objetivos só era prontamente disponível no AA. À medida que fui progredindo ao longo desse caminho, ficou claro que o meu próprio progresso dependia de dois papéis distintos: primeiro, aquele de um espião (*tout*) médico, mantendo registros para poder aprender mais sobre essa doença e seus sofredores, e, segundo, tornando-me o tipo de pessoa com quem os pacientes mais sensíveis poderiam estar dispostos a se relacionar. Este último precisou de muito tempo, disposição para compartilhar no processo e abordagem rígida da honestidade pessoal da pessoa. No início dessa educação clínica, ficou claro por que o cuidado analítico desses pacientes experimentava um fracasso quase uniforme. Esses pacientes tinham auto-imagens tão agonizantes; suas comparações de seus sentimentos mais íntimos com o exterior das outras pessoas eram tão desvantajosas que eles mal conseguiam proferir qualquer palavra, verdadeira ou não. Sociopatia? Dificilmente. A vida do alcoolista é governada por uma das consciências mais abomináveis que se pode imaginar. Sua exposição ao AA era, em muitos casos, a primeira vez em que eles ouviam qualquer detalhe íntimo e honesto sobre os sentimentos de outro ser humano, alcoolista ou não. Poucos anos depois, essas impressões foram confirmadas quando ouvi as impressões clínicas de outro médico que possuía uma experiência considerável com essa doença, o dr. Ken Williams (agora falecido). Ele falava da anomia (instabilidade) de seus pacientes e atribuía grande parte do seu sofrimento a um processo, com o qual pude concordar, que devia ter começado extremamente cedo na vida, por certo muitos anos antes da ingestão de qualquer substância aditiva. As histórias que ouvi eram muito parecidas com um monólogo de Victor

Borge:* Victor era um menino que estava sentado diante da lareira na sala; seu pai entrou e notou que não havia lareira. Ele disse: "Borge", pois nunca conseguia se lembrar do primeiro nome do filho: "Quantos anos você tem?". "Sete", respondeu o menino. Diante disso, seu pai replicou: "Tome vergonha, Borge! Quando eu tinha a sua idade, tinha doze!".

Pouco a pouco, ficou evidente que a vergonha do paciente era tanta que podia ser comumente precipitada por qualquer incidente em que ele não se sentia amado – em especial por alguém cujo respeito e afeição haviam sido "ganhas", como pai/mãe, cônjuge, amante ou filho. Pior ainda, os sentimentos de auto-aversão e desagrado que seguem uma observação ou suposição de não ser amado estavam tão arraigados que só conseguia evitá-los por um prodigioso esforço cognitivo e treinamento. Incríveis similaridades clínicas de um grande número de pacientes conduziram ao entendimento de que esses sentimentos começavam bem cedo na vida, em geral nos primeiros quatro anos, sendo extremamente resistentes à mudança. Era como se uma memória-exclusiva de leitura, tendo a ver apenas com o afeto, fosse formada em cada indivíduo concomitantemente com a auto-imagem. A uniformidade dessas observações não pôde ser totalmente apreciada até que a minha colaboradora, dra. Lynne Hennecke, anunciou suas observações de que esses pacientes sofriam de uma falha inicial para identificar-se com seu genitor do mesmo sexo. Um exame de meus registros de casos pessoais de 1951 a 1975 revelou essa evidência em mais de 86% daqueles pacientes alcoolistas, homens e mulheres, apesar do fato de eu não estar especificamente procurando esses dados durante a época em que eles estiveram em tratamento. A dra. Hennecke continuou a desenvolver mais *insights* com relação ao desenvolvimento pré-mórbido do alcoolismo, publicando dados sobre a incidência de aumento de estímulo entre os filhos de pais alcoolistas e se juntando a mim na síntese de uma leitura multifacetada relacionada à etiologia dessa doença, ou seja, uma seqüência de eventos que, isoladamente, seriam incapazes de causar a doença: uma teoria de mosaico.

A seqüência de aumento de estímulo (um ponto de partida perceptual no nascimento ou próximo ao nascimento, de origem genética e/ou familiar), a necessidade aumentada de alívio de desconforto de origem exógena ou endógena (como um servomecanismo do apetite) e a incapacidade de utilizar o processo da relação

---

*N. de R.T.: Victor Borge era um famoso pianista cômico norte-americano.

como um método pelo qual reduzir o desconforto aparentemente conduz ao uso de métodos alternativos de curto prazo muito bem-sucedidos (drogas, comida, sexo, jogo e muitos outros), nenhum dos quais parece oferecer um alívio definitivo.

A soma dessas observações serviu apenas para enfatizar a natureza e a importância do dano afetivo inicial ao paciente alcoolista: o fato de ele não poder ser removido, mas poder ser melhorado por uma terapia cognitiva apropriada em conjunto com um mecanismo social disponível que ofereça oportunidades prontamente disponíveis para se relacionar com seres humanos não tão dessemelhantes e uma estrutura empírica em que o indivíduo é ensinado a se relacionar (AA e os 12 passos). Fica logo claro por que o cuidado dessa doença é mais do que apenas de longo prazo; é vitalício. Apresso-me a acrescentar que o sistema de prestação de cuidado médico provavelmente não será requerido para sempre, mas os mecanismos para lidar com os fatores etiológicos devem estar sempre presentes e ser praticados para sempre pelo paciente. Uma metáfora no entendimento dessa circunstância é aquela de um piloto-automático defeituoso de uma aeronave: toda vez que ele é ligado, a aeronave cai. O piloto pode pilotar a aeronave com segurança manualmente, embora isso requeira mais concentração e esforço; se ele ignora essa questão, mesmo depois de um grande intervalo de tempo, o uso do piloto automático ainda vai provocar a queda da aeronave.

Convém pensar no alcoolismo como apenas um grupo de doenças caracterizadas pelo uso de qualquer mecanismo para se adaptar à vida além de relacionar-se intimamente com outros seres humanos. Como o neurologista aprende com o paciente que não consegue expirar devido a uma lesão cerebral localizada, ou o fisiologista que obtém conhecimento de um indivíduo que sofreu uma gastrostomia não-intencional e não-fatal, o clínico pode aprender sobre a vida com pacientes que sofreram uma lesão comportamental funcionalmente focal. Com sorte, a passagem do tempo permitirá ao conhecimento converter-se em sabedoria. Escolhi arbitrariamente aceitar as regras do jogo da vida a partir de diversas fontes, todas de filósofos, mas apenas algumas religiosas. Essas regras devem representar ações que se integram com minhas experiências pessoais em relação ao modo como realmente funcionam os seres humanos. Quais são algumas dessas regras? A primeira e principal delas é que temos um projeto. Nossa necessidade de nos relacionarmos intimamente um com o outro pode ser considerada a partir do nosso anseio para nos comunicarmos, quer verbalmente, por escrito ou por meio da arte – há achados em escavações arqueológicas datados de 40 mil anos atrás. Não somos tigres, mas provavelmente nos assemelhamos a animais de rebanhos, como zebras. Nosso projeto funciona bem na maioria dos casos e, por isso, a vida funciona! Portanto, há uma boa razão para se viver a vida ativamente, com coragem e prazer. Muito freqüentemente meus pacientes vacilam na vida, como um jogador que fica paralisado enquanto segura os dados, aterrorizado com o medo de perder. Só podemos perder nesta vida se não jogarmos os dados! Apenas jogando-os é que meu paciente vai apreciar a experiência da coragem, ganhando ou perdendo. Ouvi o dr. Herbert Kleber mencionar uma passagem do Talmud em um encontro médico no ano passado: "O tempo é curto, a tarefa é longa. Você não consegue completá-la. Está proibido de não tentar". A vida só pode ser desperdiçada se não for vivida.

Não importa a precisão com que alguém segue a vida, contanto que isso inclua o relacionamento íntimo. Outro sofisma do Talmud diz: "Para o homem que não sabe para onde está indo, qualquer estrada o levará até lá". Durante anos citei essa frase como uma observação disparatada, mas eu estava errado. Pouco importa a estrada que se pegue, contanto que se esteja realmente pronto para fazer a viagem.

Ao longo do caminho, experimentamos algumas alegrias, algumas tristezas, algum prazer, algum sofrimento. Para permanecer capaz de seguir essa viagem, é fundamental que o indivíduo reconheça, desde cedo, que é difícil perceber de forma consistente quando ou onde vai encontrar a satisfação e, pior ainda, que é quase impossível prever que eventos da vida vão lhe conduzir à sua principal alegria. Lembro-me vivamente de como meu pai me tranqüilizou quando comecei minha carreira; minha raiva sobre sua aparente rejeição da minha ansiedade fez com que ele chegasse certo dia ao meu consultório e não encontrasse nada além de um esqueleto e teias de aranha. O que ele foi incapaz de me explicar foi que sabia que seu filho e ele haviam entendido o projeto da vida. Só o passar do tempo revelaria o mecanismo pelo qual essas circunstâncias finalmente funcionariam juntas.

Outra razão para evitar o exame separado de cada detalhe da vida de uma pessoa, buscando significados, é que a vida está dividida em duas partes, seu projeto como é refletido pelo mundo em que vivemos e a função do cérebro humano e os eventos casuais que nos cercam. A maioria das nossas viagens tem um bom andamento, apesar dos eventos casuais. Mais importante, no entanto, é que o acúmulo de sabedoria (conhecimento + experiência) nos permite compreender que não podemos prever o resultado final de cada um dos eventos da vida; algo rotulado de trágico em um ano conduz diretamente a uma grande gratificação no ano seguinte. Daí a sabedoria da rendição,* o ato mais poderoso de que são capazes os seres humanos. Como podemos escolher que roupa usar hoje, mas não se estaremos vivos amanhã, torna-se muito sábia a humildade da rendição. Fundamentalmente, a verdadeira rendição deve incluir a parte final do projeto – nossa própria morte.

Pode-se ainda dizer: "O que a espiritualidade tem a ver com a recuperação? Por que nos darmos ao trabalho de perceber o projeto?".

Porque, sem ela, é quase impossível romper o isolamento do paciente e, especialmente, mantê-lo rompido.

Porque, sem ela, os sentimentos de autodepreciação do paciente permanecem congelados no tempo.

Porque ela representa um conceito que pode ser entendido e finalmente abraçado tanto por pacientes religiosos quanto por agnósticos ou ateus.

Porque ela oferece um método pragmático e bem-sucedido pelo qual substituir o fenômeno aditivo.

Porque ela explica a base da vida, a doença, a recuperação e o AA, proporcionando ao paciente uma estrutura rudimentar para a tomada de decisão diária.

Porque ela conduz a uma resposta para aquela parte da Oração da Serenidade que se refere à "sabedoria de distinguir a diferença".

Finalmente, conduz à autocompaixão, o ponto em que a tarefa do terapeuta está concluída.

Como uma pessoa pode deixar de encarar esse projeto de vida com menos que apreciação em termos de algo maior? Essa é a verdadeira espiritualidade que vem depois do conhecimento e da sabedoria. É ela que nos permite passar pelas experiências da vida celebrando o nosso ganho (a vida) em vez de chorando a nossa perda (o álcool). Para ajudar esses pacientes, os médicos precisam entender a espiritualidade. Para os pacientes experimentarem a verdadeira recuperação, precisam mantê-la.

---

*N. de R.T.: No original, *surrender*.

Nota final

Deixamos de cobrir muita coisa. Um grande número de síndromes neurológicas, algumas breves, outras permanentes, pode surgir devido ao uso de substância. O uso de substâncias e os riscos e benefícios do tratamento durante a gravidez é uma questão crítica. O uso de medicamentos aditivos por parte de médicos não é raro e representa uma área de preocupação. Abordagens especializadas do tratamento de vários subconjuntos da população diferenciados por origem cultural, situação socioeconômica, sexo e ambientes urbanos/rurais não foram discutidas. Ignoramos quase que totalmente as muitas complicações e co-morbidades clínicas, em especial hepatite e HIV/AIDS. Além disso, como foi notado no início, deixamos a cargo de outros a discussão de princípios farmacológicos básicos e epidemiologia. A ausência de todo esse material aqui não significa que ele não é importante. Ao contrário, essas informações são de interesse vital. Agora você tem uma base sobre a qual adicionar essas informações, e, espero, um entendimento firme de que o aspecto mais fundamental do tratamento dessas doenças é o desenvolvimento do seu relacionamento com os pacientes. Exclua esse relacionamento, e qualquer tratamento será no máximo apenas adiar o resultado inevitável da doença não-tratada.

Nos próximos anos, observe cuidadosamente a literatura. Muitas farmacoterapias novas estão sendo estudadas, e algumas terão seu uso sem dúvida aprovado. A aprovação do uso não indica a existência de seus benefícios de longo prazo; daí a necessidade de um estudo cuidadoso da literatura. O tipo de tratamento oferecido por equipes multidisciplinares, em um centro de saúde mental ou em um centro de tratamento de substância reconhecido pelo Estado, difere daquele oferecido no consultório particular de um médico. Terceiros com freqüência ditam a disponibilidade de tratamentos continuados, mesmo com o conhecimento de que estes quase sempre são indicados para pacientes que sofrem dessas doenças. Passará algum tempo antes que tais conflitos sejam descritos, quiçá resolvidos, em estudos de pesquisa de alta qualidade. Mas alguns sinais podem aparecer mais rapidamente.

Há muitos programas de treinamento excelentes no campo da doença aditiva. Sua disponibilidade muda de ano para ano; por isso, faz pouco sentido incorporar uma lista aqui. No entanto, se você me enviar um *e-mail* (drgitlow@aol.com) indicando em que ramo da atenção à saúde e em que estágio do treinamento está, terei prazer em lhe proporcionar algumas recomendações.

APÊNDICES

A Avaliações padronizadas

São apresentadas, neste apêndice, as avaliações padronizadas, porque comumente aparecem na literatura e nas unidades de internação. Por isso, convém que você esteja familiarizado com elas e as encare como uma base a partir da qual pode se desenvolver. Como clínico especialista em doença aditiva, é pouco provável que você tenha respondido o questionário CAGE na prática real ou que precise consultar a lista da CIWA para determinar se um paciente precisa mudar o medicamento de desintoxicação na unidade. Na verdade, há perguntas importantes em relação à eficácia da avaliação do álcool na prática geral (ver Desai). Não obstante, esses dispositivos deverão ser úteis quando você começar a explorar mais detalhadamente as questões discutidas neste livro.

Tabela A-1 CAGE

1. Você já tentou diminuir ou cortar ("Cut down") a bebida?
2. Você já ficou incomodado ou irritado ("Annoyed") com outros porque criticaram seu jeito de beber?
3. Você já se sentiu culpado ("Guilty") por causa do seu jeito de beber?
4. Você já teve que beber para aliviar os nervos ou reduzir os efeitos de uma ressaca ("Eye-opener")?

Tabela A-2 AUDIT

1. Qual a freqüência do seu consumo de bebidas alcoólicas?
   - (0) Nenhuma
   - (1) Uma ou menos de uma vez por mês
   - (2) 2 a 4 vezes por mês
   - (3) 2 a 3 vezes por semana
   - (4) 4 ou mais vezes por semana
2. Quantas doses contendo álcool você consome num dia típico quando você está bebendo?
   - (0) Nenhuma
   - (1) 1 a 2
   - (2) 3 a 4
   - (3) 5 a 6
   - (4) 7 a 9
   - (5) 10 ou mais

(Continua)

Tabela A-2 AUDIT (*Continuação*)

3. Qual a freqüência que você consome 6 ou mais doses de bebida alcoólica em uma ocasião?
   - (0) Nunca
   - (1) Menos que mensalmente
   - (2) Mensalmente
   - (3) Semanalmente
   - (4) Diariamente ou quase diariamente
4. Com que freqüência, durante os últimos 12 meses, você percebeu que não conseguia parar de beber uma vez que havia começado?
   - (0) Nunca
   - (1) Menos que mensalmente
   - (2) Mensalmente
   - (3) Semanalmente
   - (4) Diariamente ou quase diariamente
5. Quantas vezes durante o ano passado deixou de fazer o que era esperado devido ao uso de bebidas alcoólicas?
   - (0) Nunca
   - (1) Menos que mensalmente
   - (2) Mensalmente
   - (3) Semanalmente
   - (4) Diariamente ou quase diariamente
6. Quantas vezes durante os últimos 12 meses você precisou de uma primeira dose pela manhã para sentir-se melhor depois de uma bebedeira?
   - (0) Nunca
   - (1) Menos que mensalmente
   - (2) Mensalmente
   - (3) Semanalmente
   - (4) Diariamente ou quase diariamente
7. Quantas vezes no ano passado você se sentiu culpado ou com remorso depois de beber?
   - (0) Nunca
   - (1) Menos que mensalmente
   - (2) Mensalmente
   - (3) Semanalmente
   - (4) Diariamente ou quase diariamente
8. Quantas vezes durante o ano passado você não conseguiu lembrar o que aconteceu na noite anterior porque você estava bebendo?
   - (0) Nunca
   - (1) Menos que mensalmente
   - (2) Mensalmente
   - (3) Semanalmente
   - (4) Diariamente ou quase diariamente
9. Você foi criticado pelo resultado das suas bebedeiras?
   - (0) Nunca
   - (1) Menos que mensalmente
   - (2) Mensalmente
   - (3) Semanalmente
   - (4) Diariamente ou quase diariamente

(*Continua*)

Tabela A-2 AUDIT (*Continuação*)

10. Algum parente, amigo, médico ou qualquer outro trabalhador da área de saúde referiu-se às suas bebedeiras ou sugeriu a você parar de beber?
    (0) Nunca
    (1) Menos que mensalmente
    (2) Mensalmente
    (3) Semanalmente
    (4) Diariamente ou quase diariamente

Total de pontos _____

Some os números após cada resposta. Uma pontuação de oito ou mais indica uma forte probabilidade de consumo arriscado ou perigoso de álcool.
Thomas F. Babor, Alcohol Research Center, University of Connecticut, Farmington CT 06030-1410

Tabela A-3 MAST

1. Você gosta de tomar um drinque de vez em quando?
   S – 0
   N – 0
2. Você acha que é uma pessoa que bebe normalmente? (Por normal, queremos dizer que você bebe menos ou tanto quanto a maioria das outras pessoas.)
   S – 0
   N – 2
3. Você já acordou de manhã depois de ter tomado alguns drinques na noite anterior e descobriu que não conseguia se lembrar de parte da noite?
   S – 2
   N – 0
4. Sua esposa, marido, pai, mãe ou outro parente próximo já se preocupou ou se queixou da sua bebida?
   S – 1
   N – 0
5. Você consegue parar de beber sem esforço depois de 1 ou 2 drinques?
   S – 0
   N – 2
6. Você já se sentiu culpado por ter bebido?
   S – 1
   N – 0
7. Seus amigos ou parentes acham que você é um bebedor normal?
   S – 0
   N – 2
8. Você consegue parar de beber quando quer?
   S – 0
   N – 2
9. Você já assistiu a uma reunião dos Alcoólicos Anônimos?
   S – 5
   N – 0
10. Você já se envolveu em agressões físicas quando bebeu?
    S – 1
    N – 0

(*Continua*)

Tabela A-3 MAST (*Continuação*)

11. Sua bebida tem criado problemas entre você e sua esposa, marido, pai, mãe ou outro parente?
    S – 2
    N – 0
12. Sua esposa, marido (ou outros membros da família) já procuraram alguém para ajudá-lo em relação à bebida?
    S – 2
    N – 0
13. Você já perdeu amigos devido à bebida?
    S – 2
    N – 0
14. Você já teve problemas no trabalho ou na escola devido à bebida?
    S – 2
    N – 0
15. Você já perdeu um emprego devido à bebida?
    S – 2
    N – 0
16. Você já negligenciou suas obrigações, sua família ou seu trabalho por dois ou mais dias seguidos porque estava bebendo?
    S – 2
    N – 0
17. Você bebe com freqüência antes do meio-dia?
    S – 1
    N – 0
18. Já lhe disseram que você tem problemas de fígado? Cirrose?
    S – 2
    N – 0
19. Depois de beber muito, você já teve *delirium tremens* (DT) ou tremores graves ou ouviu vozes ou viu coisas que realmente não estavam presentes?
    S – 2
    N – 0
    Marque 5 pontos para cada episódio de DT.
20. Você já procurou alguém para ajudá-lo com seu problema com a bebida?
    S – 5
    N – 0
21. Você já foi hospitalizado devido à bebida?
    S – 5
    N – 0
22. Você já foi internado em um hospital psiquiátrico ou em uma ala de um hospital geral onde a bebida era parte do problema que resultou na hospitalização?
    S – 2
    N – 0

(*Continua*)

Tabela A-3 MAST (Continuação)

23. Você já foi visto em uma clínica psiquiátrica ou de saúde mental ou já procurou algum médico, assistente social ou sacerdote para ajudá-lo com algum problema emocional em que a bebida era parte do problema?
   S – 2
   N – 0
24. Você já foi detido por dirigir bêbado, dirigir intoxicado ou dirigir sob a influência de bebidas alcoólicas?
   S – 2 pontos para cada detenção
   N – 0
25. Você já foi preso ou detido em custódia, ainda que por algumas horas, devido a outro comportamento decorrente da bebida? Se foi, quantas vezes?
   S – 2
   N – 0

A marca de quatro pontos ou mais é sugestiva de alcoolismo. Observe, em particular, que o Item 9 pode ser um pouco enganoso, pois os pacientes podem ter simplesmente assistido a uma sessão do AA acompanhando um amigo ou familiar, e não por suas dificuldades pessoais.

Tabela A-4 CIWA-Ar

Neste teste, a pontuação máxima possível é 67. As instituições geralmente têm limites para os quais dão certas quantidades de medicamento para deter o uso do álcool. O ponto de corte usual abaixo do qual o medicamento é considerado desnecessário é uma pontuação de 10. Observe que uma avaliação separada, a CIWA-B, está disponível para a abstinência de benzodiazepínicos. Essas avaliações podem ser obtidas gratuitamente da Addiction Research Foundation, pelo telefone 416-595-6000.

1. Você sente um mal-estar no estômago (enjôo)? Você tem vomitado?
   0 Não
   1 Náusea leve e sem vômito
   4 Náusea recorrente com ânsia de vômito
   7 Náusea constante, ânsia de vômito e vômito
2. Tremor com os braços estendidos e os dedos separados:
   0 Não
   1 Não visível, mas sente
   4 Moderado, com os braços estendidos
   7 Severo, mesmo com os braços estendidos
3. Sudorese:
   0 Não
   4 Facial
   7 Profusa
4. Tem sentido coceiras, sensação de insetos andando no corpo, formigamentos, pinicações?

(Continua)

Tabela A-4 CIWA-Ar *(Continuação)*

5. Você tem ouvido sons a sua volta? Algo perturbador, sem detectar nada por perto?
6. As luzes têm parecido muito brilhantes? De cores diferentes? Incomodam os olhos? Você tem visto algo que tem lhe perturbado? Você tem visto coisas que não estão presentes?
   - 0 Não
   - 1 Muito leve
   - 2 Leve
   - 3 Moderado
   - 4 Alucinações moderadas
   - 5 Alucinações graves
   - 6 Extremamente graves
   - 7 Contínua
7. Você se sente nervoso (a)? (observação)
   - 0 Não
   - 1 Muito leve
   - 4 Leve
   - 7 Ansiedade grave, um estado de pânico, semelhante a um episódio psicótico agudo?
8. Você sente algo na cabeça? Tontura, dor, apagamento?
   - 0 Não
   - 1 Muito leve
   - 2 Leve
   - 3 Moderado
   - 4 Moderado/grave
   - 5 Grave
   - 6 Muito grave
   - 7 Extremamente grave
9. Agitação: (observação)
   - 0 Normal
   - 1 Um pouco mais que a atividade normal
   - 4 Moderadamente
   - 7 Constante
10. Que dia é hoje? Onde você está? Quem sou eu? (observação)
    - 0 Orientado
    - 1 Incerto sobre a data, não responde seguramente
    - 2 Desorientado com a data, mas não mais do que 2 dias
    - 3 Desorientado com a data, com mais de 2 dias
    - 4 Desorientado com o lugar e pessoa

Procedimento: Estime e avalie cada um dos 10 critérios da escala do CIWA. Cada critério é avaliado em uma escala de 0 a 7, exceto o décimo critério, que é avaliado em uma escala de 0 a 4. Some os pontos de todos os 10 critérios. Essa é a pontuação total do CIWA-Ar para o paciente nesse momento.

Tabela A-5 CIWA-B

GUIA PARA O USO DA ESCALA DE AVALIAÇÃO DE ABSTINÊNCIA CLÍNICA PARA OS BENZODIAZEPÍNICOS (CIWA-B)

Relato da pessoa:
Para cada um dos itens que se seguem, faça um círculo em torno do número que melhor descreve como você se sente.

1. Você se sente irritado? 0 1 2 3 4
                                         Não   Muito

(Continua)

Tabela A-5 CIWA-B (*Continuação*)

2. Você se sente cansado?	0 Não	1	2	3	4 Incapaz de funcionar
3. Você se sente tenso?	0 Não	1	2	3	4 Muito
4. Você sente dificuldade para se concentrar?	0 Não	1	2	3	4 Incapaz de se concentrar
5. Você tem alguma perda de apetite?	0 Não	1	2	3	4 Sem apetite, não consegue comer
6. Você sente algum torpor ou queimação em seu rosto, intensos	0 Não	1	2	3	4 Torpor/queimação nas mãos ou nos pés?
7. Você sente seu coração acelerar (palpitações)?	0 Não	1	2	3	4 Está constantemente acelerado
8. Você sente a cabeça distendida ou doendo?	0 Não	1	2	3	4 Cefaléia grave
9. Você sente dores ou rigidez muscular?	0 Não	1	2	3	4 Rigidez ou dor aguda
10. Você se sente ansioso, nervoso ou inquieto?	0 Não	1	2	3	4 Muito
11. Você se sente perturbado?	0 Não	1	2	3	4 Muito
12. Seu sono foi tranqüilo na noite anterior?	0 Muito	1	2	3	4 De modo algum
13. Você se sente fraco?	0 Muito	1	2	3	4 Não
14. Você acha que não dormiu o suficiente na noite passada?	0 Sim	1	2	3	4 Não
15. Você tem perturbações visuais (sensibilidade à luz, vista embaçada)?	0 Não	1	2	3	4 Muita sensibilidade à luz, vista embaçada
16. Você é medroso?	0 Não	1	2	3	4 Muito
17. Você tem ultimamente se preocupado sobre possíveis infortúnios?	0 Não	1	2	3	4 Muito

Observações do clínico:

18. Observe o comportamento com relação a sudorese, inquietação e agitação	19. Observe tremor	20. Observe como estão as palmas das mãos
0 Nada, atividade normal	0 Ausência de tremor	0 Sem sudorese visível
1	1 Não visível, pode ser sentido nos dedos	1 Sudorese praticamente imperceptível, palmas úmidas
2 Inquietação	2 Visível, mas leve	2 Palmas e testa úmidas, relata suor nas axilas
3	3 Moderado, com os braços estendidos	3 Gotas de suor na testa
4 Anda de um lado para o outro, não consegue ficar sentado	4 Grave, com os braços não estendidos	4 Suor abundante

(*Continua*)

Tabela A-5 CIWA-B (*Continuação*)

Pontuação total dos itens 1-20

1-20 = abstinência leve
21-40 = abstinência moderada
41-60 = abstinência grave
61-80 = abstinência muito grave

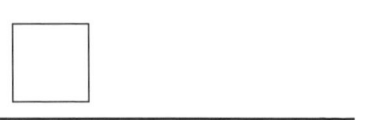

Adaptada de Busto, U.E., Sykora, K. & Sellers, E.M. (1989). A clinical scale to assess benzodiazepine withdrawal. *J. of Clinical Psychopharmacology*, 9 (6), 412-416.

Tabela A-6 CINA

Náusea e Vômito

Pergunte ao paciente: "Você se sente mal do estômago? Você vomitou?"
Observe:
  0 – Ausência de náusea e vômito
  1
  2 – Náusea leve sem vômito
  3
  4 – Náusea intermitente com tosse seca
  5
  6 – Náusea constante, tosse seca freqüente e/ou vômito

Tremor

Peça ao paciente para ficar de pé com os braços estendidos e os dedos separados.
Observe:
  0 – Ausência de tremor
  1 – Sem tremor visível, mas pode ser percebido quando se unem as pontas dos dedos
  2 – Tremor moderado, com o paciente com os braços estendidos
  3 – Tremor grave, mesmo sem os braços estendidos.

Sudorese

Observe:
  0 – Sem sudorese visível
  1 – Sudorese praticamente imperceptível, com as palmas das mãos úmidas
  2 – Gotas de suar óbvias na testa
  3 – Suor abundante no rosto e no peito

Inquietação

Observe:
  0 – Atividade normal
  1 – Atividade um pouco além do normal (pode mover as pernas para cima e para baixo e, ocasionalmente, mudar de posição)
  2 – Moderadamente inquieto e desassossegado, mudando de posição com freqüência
  3 – Movimentos exagerados a maior parte do tempo ou agitação constante

(*Continua*)

Tabela A-6 CINA (*Continuação*)

Pele anserina

Observe:
0 – Pele anserina não-visível
1 – Pele anserina ocasional, mas não provocada por toque não-proeminente
2 – Pele anserina proeminente, em ondas e provocada por toque
3 – Pele anserina constante no peito nos braços

Aclimação

Observe:
0 – Nenhuma
1 – Olhos lacrimejantes, lágrimas nos cantos dos olhos
2 – Lacrimejação profusa dos olhos sobre a face

Congestão Nasal

Observe:
0 – Ausência de congestão nasal e fungadelas
1 – Fungadelas freqüentes
2 – Fungadelas constantes, com descarga aquosa

Bocejos

Observe:
0 – Nenhum
1 – Freqüentes
2 – Constantes, bocejos incontroláveis

Alterações abdominais

Pergunte: "Você tem alguma dor no baixo abdome"?
0 – Sem queixas, ruídos abdominais normais
1 – Relata ondas de dor abdominal espasmódica, ruídos abdominais ativos
2 – Relata dor abdominal espasmódica, movimentos diarréicos, ruídos abdominais ativos

Alterações na temperatura

Pergunte: "Você sente calor ou frio?"
0 – Não relata alteração na temperatura
1 – Relata sentir frio, mãos frias e pegajosas ao toque
2 – Calafrios incontroláveis

Dores musculares

Pergunte: "Você sente dores musculares?"
0 – Sem relato de dor muscular – por exemplo, músculos do braço e do pescoço macios em repouso
1 – Dores musculares leves
2 – Relata dores musculares graves, com os músculos das pernas, dos braços e do pescoço constantemente contraídos

(*Continua*)

Tabela A-6 CINA (*Continuação*)

Freqüência cardíaca
(X-80)/10 =

Pressão sangüínea sistólica
(X-130)/10 =

A pontuação total do CINA é produzida somando-se o resultado de cada item.

Tabela A-7 CRAFFT

Este questionário foi especificamente desenvolvido para ser usado com a população adolescente. Dois ou mais itens positivos indicam a necessidade de avaliação adicional.

> Você já se viu em um carro (*car*) dirigido por alguém (incluindo você mesmo) intoxicado ou utilizando álcool ou drogas?
> Você usa álcool/drogas para relaxar (*relax*), para se sentir melhor consigo mesmo ou para se inserir em um grupo?
> Você usa álcool/drogas quando está sozinho (*alone*)?
> Você se esquece (*forget*)das coisas que fez quando estava usando álcool/drogas?
> Sua família (*family*) ou amigos sempre lhe falam que você deve parar de beber ou usar drogas?
> Você já se envolveu em problemas (*troubles*) quando estava sob o efeito de álcool/drogas?

Knight JR et al. A new brief screen for adolescent substance abuse. *Arch Pediatr Adolesc Med*. 1999; 153(6):591-596.

Tabela A-8 Teste de Dependência de Nicotina de Fagerstrom

O fumo é "apenas um hábito" ou você é viciado? Faça este teste e descubra seu nível de dependência da nicotina.

1. Quanto tempo depois de levantar da cama você fuma o seu primeiro cigarro?
   - ( ) menos de 5 minutos (3 pontos)
   - ( ) 6 a 30 minutos (2 pontos)
   - ( ) 31 a 60 minutos (1 ponto)
   - ( ) mais de 60 minutos (nenhum ponto)
2. Você considera difícil evitar fumar em locais onde isto é proibido (p. ex., na igreja, na biblioteca, no cinema?)
   - ( ) Sim (1 ponto)
   - ( ) Não (nenhum ponto)
3. Qual cigarro é mais difícil resistir?
   - ( ) Primeiro do dia (1 ponto)
   - ( ) Qualquer outro (nenhum ponto)

(*Continua*)

Tabela A-8 Teste de Dependência de Nicotina de Fagerstrom (*Continuação*)

4. Quantos cigarros você fuma por dia?
   ( ) 10 ou menos (nenhum ponto)
   ( ) 11 a 20 (1 ponto)
   ( ) 21 a 30 (2 pontos)
   ( ) 31 ou mais (3 pontos)
5. Você fuma mais freqüentemente durante as primeiras horas depois de acordar do que durante o resto do dia?
   ( ) Sim (1 ponto)
   ( ) Não (nenhum ponto)
6. Você fuma se estiver doente a ponto de ficar de cama a maior parte do dia?
   ( ) Sim (1 ponto)
   ( ) Não (nenhum ponto)

Pontuação total > 4 indica provável dependência de nicotina.
Heatherton TF, Kozlowski LT, Frecker RC, Fagerstrom KO. The Fagerstrom Test for Nicotine Dependence: a revision of the Fagerstrom Tolerance Questionnaire. *Brit J Addict* 1991; 86:1119-1127.

Tabela A-9 CAST

Por favor, marque a(s) resposta(s) a seguir que melhor descreve(m) seus sentimentos, comportamento e experiências relacionados ao uso de álcool de seu pai (mãe). Procure ser o mais preciso possível.

  Você já achou que seu pai (mãe) tem um problema com a bebida?
  Você já perdeu o sono devido ao uso de álcool de seu pai (mãe)?
  Você já encorajou seu pai (mãe) a deixar de beber?
  Você já se sentiu sozinho, atemorizado, nervoso, zangado ou frustrado porque seu pai (mãe) não consegue parar de beber?
  Você alguma vez discutiu ou lutou com seu pai (mãe) quando ele (ela) estava alcoolizado(a)?
  Você já ameaçou sair de casa por causa do hábito de beber de seu pai (mãe)?
  Seu pai (mãe) já gritou com você ou bateu em você ou em outros membros da família quando estava alcoolizado?
  Você já ouviu seus pais brigarem quando um deles estava alcoolizado?
  Você já protegeu outro membro da família de um pai (mãe) alcoolizado?
  Você já se viu escondendo ou esvaziando a garrafa de bebida de seu pai (mãe)?
  Muitos de seus pensamentos giram em torno de um problema do seu pai (mãe) alcoolista ou de dificuldades que venham a surgir em virtude do alcoolismo dele (dela)?
  Você já quis que seu pai (mãe) deixasse de beber?
  Você já se sentiu responsável ou culpado pelo fato de seu pai (mãe) beber?
  Você já teve medo de que seus pais se divorciassem devido ao abuso do álcool?
  Você já se afastou e evitou atividades e amigos por constrangimento e vergonha do problema de bebida de seu pai (mãe)?
  Você já se viu no meio de uma discussão ou briga entre seus pais devido à bebida?

(*Continua*)

Tabela A-9 CAST (*Continuação*)

Você já achou que fez seu pai (mãe) beber?
Você já achou que seu pai (mãe) que bebe realmente não gosta de você?
Você já se ressentiu do fato de seu pai (mãe) beber?
Você já se preocupou com a saúde de seu pai (mãe) devido ao seu uso de álcool?
Você já se sentiu responsabilizado pelo problema de bebida de seu pai (mãe)?
Você já achou que seu pai (mãe) é alcoolista?
Você já quis que a sua casa fosse mais parecida com as casas de seus amigos que não têm um pai (mãe) com um problema de bebida?
Seu pai (mãe) já lhe fez promessas que não cumpriu por causa da bebida?
Você já pensou que sua mãe é uma alcoolista?
Você já quis poder conversar com alguém que pudesse entendê-lo(a) e ajudá-lo(a) com os problemas relacionados ao álcool em sua família?
Você já brigou com seus irmãos ou irmãs sobre o uso de álcool de seu pai (mãe)?
Você já ficou fora de casa para evitar a reação de seu pai (mãe) que bebe ou a reação daquele que não bebe ao uso de álcool do outro?
Você já se sentiu doente, chorou ou "sentiu um nó na garganta" depois de se preocupar com o uso de álcool de seu pai (mãe)?
Você já realizou alguma tarefa ou função em casa que era usualmente feita por seu pai (mãe) antes de ele (ela) desenvolver um problema com a bebida?

Pontuação: Número total de respostas sim

0-1 Muito provavelmente o pai (mãe) não é alcoolista. Uma pontuação de 1 pode sugerir um problema com a bebida.

2-5 Tem tido problemas devido ao comportamento de bebida de pelo menos um de seus pais.

6 + É muito provavelmente o(a) filho(a) de um alcoolista. O estágio do alcoolismo precisa ser determinado.

(CAST Modificado) CAST-6

Estas perguntas são um subexemplo de perguntas que aparecem no CAST e também foram rigorosamente testadas.

Você já achou que um de seus pais tem um problema com bebida?
Você já encorajou um de seus pais a deixar de beber?
Você já discutiu ou brigou com seu pai (mãe) quando ele(ela) estava alcoolizado(a)?
Você já ouviu seus pais brigarem quando um deles estava bêbado?
Você já se viu escondendo ou esvaziando a garrafa de bebida de seu pai (mãe)?
Você já quis que seu pai (mãe) parasse de beber?

Pontuação: 3 ou mais respostas sim – provavelmente um(a) filho(a) de alcoolista
Referência: Charland H, Cote G. The Children of Alcoholics Screening Test (CAST): test-retest reliability and concordance validity. *J Clin Psychol*. 1998 Nov;54(7): 995-1003.

B   Recursos publicados*

O National Clearinghouse for Alcohol and Drug Information (NCADI) do SAMHSA talvez seja sua primeira e mais importante referência. Seu serviço de informação, o Prevline, disponível em www.health.org, tem inúmeras informações *on line*. Você vai achar seu catálogo valioso pelo enorme número de publicações gratuitas que são referências excelentes. Há também, nesse *site,* material de educação do paciente, cartazes para o seu consultório e informações de subvenções e financiamentos.

O *NIDA Notes* está disponível gratuitamente no National Institute on Drug Abuse. Você pode conseguir uma assinatura em seu *Web site* www.nida.nih.gov/NNOrder/NNSubscribe.html. A publicação cobre a pesquisa de abuso de substâncias nas áreas de tratamento e prevenção, epidemiologia, neurociência, ciência comportamental, serviços de saúde e AIDS. Estão disponíveis excelentes informações adicionais do NIDA em www.drugabuse.gov.

O *Alcohol Alert* é publicado regularmente pelo National Institute on Alcohol Abuse and Alcoholism (NIAAA). O texto completo da publicação está disponível em www.niaaa.nih.gov. O NIAAA também publica *Alcohol Research & Health*. Esta é uma publicação trimestral, revisada por pares e disponível por 25 dólares (35 dólares internacionalmente) por ano no U.S. Government Printing Office. Mais informações podem ser obtidas telefonando-se gratuitamente para 800-553-6847.

O Center for Substance Abuse Treatment, uma divisão da Substance Abuse and Mental Health Services Administration, publica guias excelentes em sua Treatment Improvement Protocol (TIP) Series, disponível gratuitamente. Os TIPs podem ser acessados em www.samhsa.gov. Publicações igualmente importantes são sua Technical Assistance Publication (TAP) Series, também disponíveis sem ônus.

As diretrizes para o tratamento proporcionam um ponto de partida a partir do qual você pode começar a determinar a melhor maneira para interagir com seus pacientes. A National Guideline Clearinghouse, em www.guideline.gov, tem uma extensa série de diretrizes relacionadas ao tratamento do uso de substâncias.

---

*N. de T.: *Sites* em inglês.

A *ASAM News* é uma publicação da American Society of Addiction Medicine. Informações a seu respeito estão disponíveis em www.asam.org.

The American Journal on Addictions é publicado cinco vezes por ano pela American Academy of Addiction Psychiatry. Você encontrará mais informações a respeito no *site* www.aaap.org/home.htm.

Não hesite em visitar os *sites* de apoio da *Web* para as várias intervenções farmacológicas. Muitos dos *sites* disponíveis contêm material para educação do paciente que você e seus pacientes acharão úteis. Tenha em mente, é claro, que esses *sites* são essencialmente páginas virtuais de *marketing* de companhias públicas. Por isso, contêm informações com um viés específico e conhecido. Seu papel naturalmente é determinar se o material continua sendo útil, apesar do viés.

Finalmente, há três manuais sobre a questão da medicina da adição que considero vitais:

- Graham AW. Schultz TK, Mayo-Smith MF, Ries RK, and Wilford BB, *ASAM Principles of Addiction Medicine*, 3rd ed., publicado em 2003 pela American Society of Addiction Medicine.
- Lowinson JH, Ruiz P, Millman RB, and Langrod JG, Substance *Abuse. A Comprehensive Textbook*, 4th ed., publicado em 2005 por Lippincott, Williams & Wilkins.
- Schuckit MA, *Drug and Alcohol Abuse, A Clinical Guide to Diagnosis and Treatment*, 5th ed., publicada em 2000 por Kluwer Academic/Plenum Publishers.

Conselhos estaduais norte-americanos de certificação e licença para conselheiro de alcoolismo e abuso de substâncias

AL
Alabama Alcohol and Drug Abuse Association
P.O. Box 660851
Birmingham, AL 35266-0851
205-823-1037

Alabama Alcoholism and Drug Counselor Certification Board
P.O. Box 12472
Birmingham, AL 35202-0472
205-933-2333 ext. 12

AK
Alaska Commission for Chemical Dependency Professionals Certification
3705 Arctic Blvd., Rm. 695
Anchorage, AK 99503
907-563-8505 – Telefone
907-562-7948 – Fax

AZ
State of Arizona Board of Behavioral Health Examiners
1400 West Washington St., Ste. 350
Phoenix, AZ 85007
602-542-1882 – Telefone
602-542-1830 – Fax

Arizona Board for Certification of Addiction Counselors
P.O. Box 11467
Phoenix, AZ 85061-5065
602-251-8548

AR
Arkansas Substance Abuse Certification Board
P.O. Box 1477
Conway, AR 72032-1477
501-569-3073

CA
California Certification Board of Alcohol and Drug Counselors
3400 Bradshaw Rd., Ste. A-5
Sacramento, CA 95827
916-368-9412 – Telefone
916-368-9424 – Fax

CO
State of Colorado Mental Health Licensing Board
1560 Broadway, Ste. 1340
Denver, CO 80202
303-894-7745 – Telefone
303-894-7747 – Fax

CT
Connecticut Alcoholism and Drug Abuse Counselor Certification Board, Inc.
124 Hebron Ave., West Building
Glastonbury, CT 06033
860-633-6572 – Telefone
860-659-4294 – Fax

DE
Delaware Alcohol and Drug Counselors Certification Board
P.O. Box 4037
Wilmington, DE 19807
302-999-0881

D.C.
District of Columbia Board for Professional Alcohol and Other Drug Counselors, Inc.
P.O. Box 18857
Washington, DC 20036-8857
202-637-0124

Professional Alcoholism and Drug Abuse Counselor Association Certification Commission
P.O. Box 90975
Washington, DC 20090-0975
202-518-0445

FL
Florida Board for Addiction Professionals
1715 South Gadsden St.
Tallahassee, FL 32301
850-222-6314 – Telefone
850-222-6247 – Fax

GA
Georgia Addiction Counselors Association
231 Collier Rd. N.W., Ste. J
Atlanta, GA 30318
770-986-9510 – Telefone
770-986-9857 – Fax

Alcohol and Drug Abuse Certification Board of Georgia, Inc.
4481 Pineridge Circle
Dunwoody, GA 30338
770-457-8904

HI
Hawaii Department of Health Alcohol and Drug Division
P.O. Box 3378
Honolulu, HI 96801-3378
808-586-4007

ID
Idaho Board of Alcoholism and Drug Counselors Certification, Inc.
2419 West State St., Ste. 5
Boise, ID 83702
208-345-1078 – Telefone
208-343-8046 – Fax

IL
Illinois Alcohol and Other Drug Abuse Professional Certification Association, Inc.
West Grand Plaza
1305 Wabash Ave., Ste. L
Springfield, IL 62704
217-698-8110 – Telefone
217-698-8234 – Fax

IN
Indiana Counselors Association on Alcoholism and Drug Abuse
1800 North Meridian St., Ste. 507
Indianapolis, IN 46202
317-923-8800 – Telefone
317-926-2479 – Fax

IA
Iowa Board of Substance Abuse Certification
303 Merle Hay Tower
Des Moines, IA 50310
515-334-9024 – Telefone
515-334-9024 – Fax

KS

Kansas Alcoholism and Drug Addiction Counselors Association
P.O. Box 1732
Topeka, KS 66601-1732
913-235-2400 – Telefone
800-880-2352 – Telefone
913-357-1028 – Fax

State of Kansas Behavioral Sciences Regulatory Board
712 South Kansas Ave.
Topeka, KS 66603-3817
785-296-3240 – Telefone
785-296-3112 – Fax

KY

Kentucky Board of Certification of Alcohol and Drug Counselors
P.O. Box 456
Frankfort, KY 40602-0456
502-564-3296

LA

Louisiana State Board of Certification for Substance Abuse Counselors
4637 Jamestown Ave., Ste. 2-A
Baton Rouge, LA 70808
504-927-7600

Louisiana Association of Substance Abuse Counselors and Trainers Certification Board
P.O. Box 80235
Baton Rouge, LA 70898-0235
504-766-2992

ME

State Board of Substance Abuse Counselors
State House, Station 35
Augusta, ME 04333
207-582-8723

MD

Maryland Addiction Counselor Certification Board
P.O. Box 1929
Ocean City, MD 21842-1919
302-537-5340

MA
Massachusetts Committee for Voluntary Certification of Alcoholism Counselors, Inc.
P.O. Box 7070
Worcester, MA 01605-7070
508-752-8070

MI
Michigan Certification Board for Addiction Professionals
2500 East Mount Hope Rd.
Lansing, MI 48910
517-371-2001

MN
Minnesota Department of Health
121 East 7th Pl.
Saint Paul, MN 55101
651-282-6300 – Telefone
888-345-4531 – Telefone (Ligação gratuita)
651-282-5628 – Fax

MO
Missouri Substance Abuse Counselors Certification Board, Inc.
P.O. Box 1250
Jefferson City, MO 65102-1250
573-751-9211 – Telefone
573-751-7814 – Fax

MS
Mississippi Association of Alcohol and Drug Abuse Counselors
1900 Dumbarton Drive, Ste. G
Jackson, MS 39216
601-982-4009 – Telefone
601-982-9988 – Fax

MT
Montana Department of Commerce Chemical Dependency Certification Program
P.O. Box 200513
Helena, MT 59620-0513
406-444-4923

NE
Nebraska Department of Public Institutions
Division of Alcoholism, Drug Abuse, and Addiction Services
P.O. Box 94728
Lincoln, NE 68509-4728
402-471-2851

NV
Nevada Bureau of Alcohol and Drug Abuse
505 East King St., Room 500
State Capitol Complex
Carson City, NV 89701-3703
775-684-4190

Las Vegas Office
1830 East Sahara, Ste. 314
Las Vegas, NV 89104
702-486-8250

NH
New Hampshire Office of Alcohol and Drug Abuse Prevention
State Office Park, South
105 Pleasant St.
Concord, NH 03301
603-271-6112

NJ
New Jersey Alcohol and Other Drugs of Abuse Counselor Certification Board
1325 Campus Parkway, 2nd Fl.
Wall Township, NJ 07753
908-919-7979

NM
New Mexico Alcoholism and Drug Abuse Counselors Certification Board
7711 Zuni Rd. S.E.
Albuquerque, NM 87108
505-265-6811

NY
New York Office of Alcoholism and Drug Abuse Services Professional Development Bureau
1450 Western Ave.
Albany, NY 12203-3526
518-485-2027/2056

NC
North Carolina Substance Abuse Professsional Certification Board
P.O. Box 10126
Raleigh, NC 27605-0126
919-832-0975

ND
North Dakota Board of Addiction Counselling Examiners
1120 College Dr., Ste. 205
Bismarck, ND 58501
701-255-1439

OH
Ohio Credentialing Board for Chemical Dependency Professionals, Inc.
427 East Towm St.
Columbus, OH 43215
614-469-1110

OK
Oklahoma Drug and Alcohol Professional Counselors Certification Board
9301 South 1-35
Moore, OK 73160
405-793-1545

OR
Oregon Addiction Counselors Certification Board
4506 S.E. Belmont, Ste. 210
Portland, OR 97215-1658
503-231-8164

PA
Pennsylvania Chemical Abuse Certification Board
298 South Progress Ave
Harrisburg, PA 17109
717-540-4455

RI
Rhode Island Board for the Certification of Chemical Dependency Professionals
345 Waterman Ave.
Smithfield, RI 02917
401-233-2215 – Telefone
401-233-0690 – Fax

SC
South Carolina Commission on Alcohol and Drug Abuse
P.O. Box 691
Georgetown, SC 29442-0691
843-545-1732 – Telefone
843-545-5943 – Fax

SD
South Dakota Chemical Dependency Counselor Certification Board
P.O. Box 1797
Sioux Falls, SD 57101-1797
605-332-2645 – Telefone
605-332-6778 – Fax

TN
Health Related Boards Committee on Addiction Counselors
426 5th Ave. North
Nashville, TN 37247-1010
615-532-5145 – Telefone
615-532-5164 – Fax

TX
Texas Association of Addiction Professionals
P.O. Box 140046
Austin, TX 78714-0046
512-452-4571 – Telefone
512-454-3036 – Fax

Texas Commission on Alcohol and Drug Abuse
9001 North I-35, Ste. 105
Austin, TX 78753-5233
512-349-6600 – Telefone
800-832-9623 – Telefone (Ligação gratuita)
512-837-5938 – Fax

UT
Utah Association of Alcoholism and Drug Abuse Counselors
2880 South Main St., Ste, 214
Salt Lake City, UT 84115
801-582-1565 ext 2709

VT
Vermont Alcohol and Drug Abuse Certification Board
P.O. Box 562
Newport, VT 05855-0562
802-334-2066 – Telefone
800-773-8041 – Telefone (Ligação gratuita)

State of Vermont Office of Alcohol and Drug Abuse Programs
P.O. Box 70
Burlington, VT 05402-0070
802-651-1550

VA
Substance Abuse Certification Alliance of Virginia
4807 Hermitage Road, Ste. 204
Richmond, VA 23227-3335
804-355-8482

Virginia Department of Health Board of Professional Counselors
6606 West Broad St.
Richmond, VA 23230-1717
804-662-7328

WA
State of Washington Department of Health Division of Counselor Programs
P.O. Box 47865
Olympia, WA 98504-7865
360-236-4700 – Telefone
360-236-4818 – Fax

Ato de substâncias controladas

O Ato Federal de Substâncias Controladas (Estado Unidos) divide as substâncias em cinco graus baseados em parte no potencial de abuso de cada uma delas. Os efeitos farmacológicos, o estado do conhecimento atual, a história do uso e do abuso na população, o risco à saúde pública e a probabilidade de dependência são todas considerações quando se decide em que grau determinada substância deve ser agrupada. Também são consideradas as pressões políticas e a agenda do dia nos círculos políticos controladores. Essa abordagem tem levado a alguns programas não-científicos. Por exemplo, o meprobamato, um medicamento ansiolítico da década de 1950, pertence ao Grau IV, juntamente com outros sedativos hipnóticos similares. Mas, apesar dos próprios materiais da Drug Enforcement Administration (DEA) declararem que o carisoprodol é metabolizado em meprobamato, ele não está no programa. Vários estados têm seus próprios atos de substâncias controladas com uma relevância adicional aos médicos.

Grau I

- A droga ou outra substância têm alto potencial de abuso.
- A droga ou outra substância não apresentam atualmente uso clínico aceito nos tratamentos realizados nos Estados Unidos.
- Há falta de segurança aceita para o uso da droga ou outra substância sob supervisão médica.
- Exemplos de substâncias do Grau I incluem heroína, dietilamida do ácido lisérgico (LSD), maconha, metaqualona, MDMA, GHB e psilocibin (componente de alguns cogumelos).
- Essas drogas podem não ser prescritas.

Grau II

- A droga ou outra substância possuem um alto potencial de abuso.
- A droga ou outra substância são, atualmente, de uso clínico no tratamento aceito nos Estados Unidos ou de uso médico aceito com sérias restrições.

- O abuso da droga ou de outra substância pode resultar em grave dependência psicológica ou física.
- Exemplos de substâncias do Grau II incluem morfina, fenciclidina (PCP), cocaína, metadona e metanfetamina. O pentobarbital e o secobarbital também estão incluídos neste grau.
- Essas drogas podem ser prescritas, mas as prescrições devem ser feitas por escrito. Nenhum pedido por telefone é aceitável, a menos que seja um em caso de emergência. A prescrição pode não incluir nenhuma reposição.

Grau III

- A droga ou outra substância têm menos potencial para o abuso do que as drogas ou outras substâncias incluídas nos Graus I e II.
- A droga ou outra substância são de uso clínico no tratamento atualmente aceito nos Estados Unidos.
- O abuso da droga ou outra substância pode causar dependência física moderada a leve ou alta dependência psicológica.
- Esteróides anabólicos, codeína e hidrocodona com aspirina ou paracetamol e alguns barbitúricos são exemplos de substâncias do Grau III.
- As prescrições são limitadas a cinco reposições, as quais devem ocorrer no período de seis meses após a data original da prescrição.

Grau IV

- A droga ou outra substância têm um baixo potencial de abuso se comparadas às drogas ou substâncias do Grau III.
- A droga ou outra substância são de uso clínico no tratamento atualmente aceito nos Estados Unidos.
- O abuso da droga ou outra substância pode causar dependência física ou psicológica limitada em comparação com as drogas do Grau III.
- Exemplos de drogas incluídas no Grau IV são a grande maioria dos hipnóticos sedativos, como hidrato de cloral, alprazolam, lorazepam e zaleplon.
- As prescrições são limitadas a cinco reposições, as quais devem ocorrer no período de seis meses após a data original da prescrição.

Grau V

- A droga ou outra substância possuem baixo potencial de abuso se comparadas às drogas ou outras substâncias do Grau IV.
- A droga ou outra substância são de uso clínico no tratamento atualmente aceito nos Estados Unidos.
- O abuso da droga ou outra substância pode causar dependência física ou psicológica limitada em comparação com as drogas ou outras substâncias do Grau IV.
- Os medicamentos para tosse com codeína são exemplos de substâncias do Grau V.

Web sites úteis

Alcoholics Anonymous: www.aa.org.

Narcotics Anonymous: www.na.org

Cocaine Anonymous: www.ca.org

Nicotine Anonymous: http://nicotine-anonymous.org/index.html#intro

Cristal Meth Anonymous: http://crystalmeth.org

Adult Children of Alcoholics World Service Organization: http://adultchildren.org

Children of Alcoholics Foundation: www.coaf.org

AlAnon/Alateen: www.al-anon-alateen.org

Alcohol CME Curriculum: www.alcoholcme.com

Sugestões de leitura e referências

Abraham HD, Duffy FH. Stable quantitative EEG difference in post-LSD visual disorder by split-half analysis: evidence for disinhibition. *Psych Res*. 1996;67:173-187.

Abraham HD, Aldridge AM. Adverse consequences of LSD. *Addiction*. 1993;88:1327-1334.

Abraham HD. Visual Phenomenology of the LSD Flashback. *Arch Gen Psychiatry*. 1983;40:884-889.

Aharonovich E, Liu X, Samet S, et al. Postdischarge cannabis use and its relationship to cocaine, alcohol, and heroin use: a prospective study. *Am J Psychiatry*. 2005 Aug;162(8): 1507-1514.

Anton RF, Moak DH, et al. Naltrexone and Cognitive Behavioral Therapy for the Treatment of Outpatient Alcoholics: Results of a Placebo-Controlled Trial. *Am J Psychiatry*. 1999;156:1758-1764.

Anton RF, Myrick DL. *Pharmacologic management of alcohol withdrawal*. Somerset, NJ: Alpha Omega Worldwide; January 2000. 1999 CME Monograph Series.

ASAM. *ASAM patient placement criteria*, 2nd ed. revised. Chevy Chase, MD: American Society of Addiction Medicine; 2001.

Ashton CH. Benzodiazepine withdrawal: outcome in 50 patients. *Brit J Addict*. 1987;82:655-671.

Benson K, Hartz AJ. A comparison of observational and randomized, controlled trials. *N Engl J Med*. 2000;342:1878-1886.

Biederman J, Wilens T, Mick E, et al. Pharmacotherapy of ADHD reduces risk for substance use disorder. *Pediatrics*. 1999;104(2):e20.

Bouza C, Angeles M, Munoz A, et al. Efficacy and safety of naltrexone and acamprosate in the treatment of alcohol dependence: a systematic review. *Addiction*. 2004 Jul;99(7):811-28.

Brunton L, Lazo J, Parker K. Goodman and Gilmen's. The Pharmacological Basic of Therapeutics, 11th Edition. McGraw-Hill 2005.

Burney R. *Codependence: the dance of wounded souls*. Cambria, CA: Joy To You and Me, Inc.; 1995.

Carroll KM et al. Efficacy of disulfiram and cognitive behavior therapy in cocaine-dependent outpatients: A randomized placebo-controlled trial. *Arch Gen Psychiatry*. 2004; 61(3):264-272.

Collins ED, Kleber HD, Whittington RA, et al. Anesthesia-assisted vs. buprenorphine- or clonidine-assisted heroin detoxification and naltrexone induction. *JAMA* 2005;294:903-913.

Comer SD et al. Injectable, sustained-release naltrexone for the treatment of opiod dependence. *Arch Gen Psychiatry*, 2006;63:210-218.

Dackis CA et al. A double-blind placebo-controlled trial of modafinil for cocaine dependence. *Neuropsychopharmacology* 2005;30(1):205-211.

Daley DC. Relapse prevention with substance abusers: clinical issues and myths. *Social Work*. 1987;March-April:138-142.

Department of Transportation. *Summary of important statutory provisions and court decisions concerned with drunk driving*. Washington, DC: National Highway Traffic Safety Administration; 1997.

Desai MM, Rosenheck RA, Craig TJ. Screening for alcohol use disorders among medical outpatients: the influence of individual and facility characteristics. *Am J Psychiatry*. 2005 Aug;162(8):1521-1526.

Dixit AR, Crum RM. Prospective study of depression and the risk of heavy alcohol use in women. *Am J Psych*. 2000;157:751-758.

Federation of State Medical Boards of the U.S., Inc. *Model guidelines for the use of controlled substances for the treatment of pain*. Euless, TX: FSMB; May 1998.

Feinstein AR. Statistical reductionism and clinicians' delinquencies in humanistic research. *Clin Pharmacol Ther*. 1999;66:211-217.

Garbutt JC, West SL, Carey TS, et al. Pharmacological treatment of alcohol dependence: a review of the evidence. *JAMA*. 1999 Apr 14; 281(14):1318-25.

Garbutt JC, Kranzler HR, O'Malley SS, et al. for the Vivitrex Study Group. Efficacy and tolerability of long-acting injectable naltrexone for alcohol dependence: a randomized controlled trial. *JAMA*. 2005 Apr 6;293 (13):1617-1625.

Gitlow SE, Peyser HS. *Alcoholism, a practical treatment guide*. 2nd ed. Philadelphia, PA: Grune & Stratton, 1988.

Gorski TT. Relapse prevention planning, a new recovery tool. *Alcohol Health & Research World*. 1986;Fall:6.

Graham AW, Schullz TK. Principles of Addiction Medicine. *ASAM* 2003.

Hajak G, Muller WE, Whittchen HU, et al. Abuse and dependence potential for the non-benzodiazepine hypnotics zolpidem and zopiclone: a review of case reports and epidemiological data. *Addiction*. 2003 Oct;98(10):1371-1378.

Hallfors DD, Waller MW, Bauder D, et al. Which come first in adolescence – sex and drugs or depression? *Am J Prev Med*. 2005 Oct; 29(3):163-170.

Harrison L, Hughes A. *The validity of self-reported drug use: improving the accuracy of survey estimates.* Rockville, MD: National Institute of Health: 1996. NIDA Research Monograph Series.

Hart CL, Smith GD, Hole DJ, et al. Alcohol consumption and mortality from all causes, coronary heart disease, and stroke: Results from a prospective cohort study of Scottish men with 21 years of follow up. *BMJ.* 1999;318:1725-1729.

Henney JE. New drug for sleeplessness. *JAMA.* 1999;282(13):1218.

Hodge JG, Gostin LO, Jacobson PD. Legal issues concerning electronic health information: privacy, quality, and liability. *JAMA.* 1999;282(15): 1466-1471.

Jones IR, Sullivan G. Physical dependence on zopiclone: case reports. *BMJ.* 1998 Jan 10;316(7125):117.

Kawasaki A, Purvin V. Persistent palinopsia following ingestion of LSD. *Arch Ophtalmol.* 1996 Jan;114:1:47-50.

Kirby JM, Maull KI, Fain W. Comparability of alcohol and drug use in injured drivers. *South Med J*, 1992 Aug;85:8:800-802.

Kleber HD. *Pharmacologic management of opioid withdrawal.* Somerset, NJ: Alpha-Omega Worldwide; September 1999. 1999 CME Monograph Series.

Lader M. Achieving treatment gols: limitations of therapies. *Internal Medicine for the Specialist.* 1985;(special issue).

Levin FR, Evans SM, McDowell DM, et al. Methylphenidate treatment for cocaine abusers with adult attention-deficit/hyperactivity disorder: a pilot study. *J Clin Psychiatry.* 1998;59(6):300-305.

Lieber CS. Alcoholic fally liver, its pathogenesis and mechanism of progression to inflammation and fibrosis. *Alcohol* 2004 Aug;34(1): 9-19.

Lin GC, Glennon RA. *Hallucinogens: an update.* Rockville, MD: National Institute on Drug Abuse: 1994. NIDA Research Monograph Series.

Littrell RA, Hayes LR, Stillner V. Carisoprodol (Soma): a new and cautious perspective on an old agent. *South Med J.* 1993;86:753-756.

Lopez F. and the Center for Substance Abuse Treatment. *Confidentiality of patient records for alcohol and other drug treatment.* Rockville, MD: U.S. Department of Health and Human Services: 1994. Technical Assistance Publication Series 13.

Lowinson JH, Ruiz P, Millman RB, et al. Substance Abuse: A comprehensive text book. *Lippincott* 2004.

Management of cancer pain. *Cancer.* 1989;63(11):(suppl):entire issue.

Management of hepatitis C. *NIH Consensus Statement Online*. March 24-26, 1997;15(3):1-41.

Mann K, Lehert P, Morgan MY. The efficacy of acamprosate in the maintenance of abstinence in alcohol-dependent individuals: results of a meta-analysis. *Alcohol Clin Exp Res*. 2004 Jan;28(1): 51-63.

McKay JR, et al. The effectiveness of telephone-based continuing care for alcohol and cocaine dependence. *Arch Gen Psychiatry*. 2005:62(2): 199-207.

McLellan AT, McKay JR, Forman R, et al. Reconsidering the evaluation of addiction treatment: from retrospective follow-up to concurrent recovery monitoring. *Addiction*. 2005 Abr;100(4):(review): 447-458.

Mendelson JH, Mello NK. Management of cocaine abuse and dependence. *NEJM*. 1996; 334(15): 965-972.

Morse RM, Flavin DK. The definition of alcoholism. *JAMA*. 1992;268: 1012-1014.

Mumford GK, Evans SM, Fleishaker JC, et al. Alprazolam absorption kinetics affects abuse liability. *Clin Pharmacol Ther*. 1995 Mar;57(3): 356-365.

O'Malley S. *Naltrexone and alcoholism treatment, TIP 28*, Rockville, MD: U.S. Department of Health and Human Services: 1998.

Paille FM, Guelfi JD, Perkins AC, et al. Double-blind randomized multicentre trial of acamprosate in maintaining abstinence from alcohol. *Alcohol Alcohol*. 1995 Mar;30(2):239-247.

Prentiss D, Power R, Balmas G, et al. Patterns of marijuana use among patients with HIV/AIDS followed in a public health care setting. *J Acquir Immune Defic Syndr*. 2004 Jan 1;35(1):38-45.

Reeves RR, Carter OS, Pinkofsky HB, et al. Carisoprodol (Soma): abuse potential and physician unawareness. *J Addict Dis*. 1999;18(2):51-56.

Salloum IM, Cornelius JR, Daley DC, et al. Efficacy of valproate maintenance in patients with bipolar disorder and alcoholism: a double-blind placebo-controlled study. *Arch Gen Psychiatry*. 2005 Jan;62(1):37-45.

Sass H, Soyka M, Mann K, et al. Relapse prevention by acamprosate. Results from a placebo-controlled study on alcohol dependence. *Arch Gen Psychiatry*. 1996 Aug;53(8):673-680.

Schneider LS, Syapin PJ, Pawluczyk S. Seizures following triazolam withdrawal despite benzodiazepine treatment. *J Clin Psych* 1987;48: 418-419.

Schwartz RH. Adolescent abuse of dextromethorphan. *Clin Pediatr* (Phila). 2005 Sep;44(7):565-568.

Schwartz RP, Highfield DA, et al. A randomized controlled trial of inlerim methodine maintenance. *Arch Gen Psych* 2006;63(1):102-109.

Sekine Y, Ouchi Y, Takei N, et al. Brain serotonin transporter density and aggression in abstinent metamphetamine abusers. *Arch Gen Psychiatry*. 2006 Jan;63(1):90-100.

Senay EC. Addictive behaviors and benzodiazepines: 2. Are there differences between benzodiazepines in potential for physical dependence and abuse liability? *Adv in Alcohol & Substance Abuse*. 1999:9(3/4):53-64.

Shea SC. *Psychiatric interviewing: the art of understanding.* Philadelphia, PA; WB Saunders; 1988.

Shedler J, Block J. Adolescent drug use and psychological health. A longitudinal inquiry. *Am Psychol*. 1990 May;45(5):612-630.

Shedler and Black. An Psychologist. 1990;612.

Sloan RP, Bagiella E, VanderCreek L, et al. Should physicians prescribe religious activities? *N Engl J Med*. 2000;342:1913-1916.

Snyder LB, Milici FF, Slater M, et al. Effects of alcohol advertising exposure on drinking among youth. *Arch Pediatr Adolesc Med*. 2006; 160:18-24.

Sullivan JT, Sykora K, Schneiderman J, et al. Assessment of alcohol withdrawal: the revised clinical institute withdrawal assessment for alcohol scale (CIWA-Ar). *Br J Addict*. 1989:84:1353-1357.

US Department of Health and Human Services, *Eight special report to the U.S. congress on alcohol and health*. September 1993.

Vaillant GE. *The natural history of alcoholism – causes, patterns, and paths to recovery.* Cambridge, MA: Harvard University Press; 1993.

Vardy MM, Kay SR, LSD psychosis or LSD-induced schizophrenia. *Arch Gen Psych*. 1983;40:877-883.

Voth EA. A peek into Pandora's box: the medical excuse marijuana controversy. *J Addict Dis*. 2003;22(4):27-46.

Whitfield CL, Thompson G, Lamb A, et al. Detoxification of 1024 alcoholic patients without psychoactive drugs. *JAMA*. 1978;239:1409-1410.

Wong CP, Chiu PK, Chu LW. Zopiclone withdrawal: an unusual cause of delirium in the elderly. *Age Ageing*. 2005 Sep;34(5):526-527.

Woods JH, Katz JL, Winger G. Benzodiazepines: use, abuse, and consequences. *Pharmacological Reviews*. 1992;44(2):151-347.

Índice

Os números de páginas seguidos por *f* ou *t* referem-se às figuras ou às tabelas, respectivamente.

A

Abstinência
  como critérios para o abuso, 49-51
  considerações de longo prazo, 46-47
  critérios do DSM-IV, 43
  de álcool, 144-150, 327-328, 327t-328t
  de benzodiazepínicos, 131-132, 137-139, 328t-330t
  diagnósticos inadequados, 45-46
  exemplos clínicos, 44-46
  opiáceos; opióides, 199-201, 330-331, 331t-332t
  risco de, nos critérios de alocação do paciente, 299-300
Abuso
  critérios do DSM-IV, 46-49
  vs. dependência, 47-49
Acamprosato, 161-162
Adição
  definição de, 39-40
  vs. dependência, 39-40
Adolescentes, uso de substância por
  depressão e, 245-247
  estudo longitudinal, 29-31
  propaganda de álcool e, 34-35
  questionário CRAFFT, 293t
Al-Anon, 267-268
Alateen, 267-268
Alcohol Use Disorders Identification Test (AUDIT), 323-324t-325t
Álcool
  dependência. *Ver* Dependência de álcool
  desintoxicação. *Ver* Desintoxicação de álcool
  educação do paciente, 116-118
  efeitos de agitação, 113-117, 115f
  efeitos de sedação, 113-117, 115f
  fatos e números, 117-119
  metabolismo, 101-102
  propaganda, comportamento de bebida em jovens e, 34-35
Alcoólicos Anônimos (AA). *Ver* Programas dos Doze Passos
Alprazolam, 139-140
ALT (alanina aminotransferase), 108-110
American Society of Addiction Medicine, 281-283
American Society of Addiction Psychiatry, 282-283
Amitriptilina, 135-136
Ansiedade
  induzida por substância, critérios do DSM-IV, 121-123
  uso de álcool e, 121-122
Antabuse. *Ver* Dissulfiram
Antidepressivos
  durante recuperação da dependência de álcool, 165-171
  na desintoxicação de benzodiazepínico, 152
Apagamentos, 81-82, 86-87
AST (aspartato aminotransferase), 108-110

Ato das Substâncias Controladas, 346-348
AUDIT (Alcohol Use Disorders Identification Test), 323, 324t-325t

B

BAC (*blood alcohol concentration* – concentração de álcool no sangue), 100-104, 103t
Bafômetro, 101-102
Barbitúricos. *Ver também* Sedativos
 características dos, 129
 na desintoxicação de álcool, 143-145
Benzodiazepínicos
 abstinência, 131-132, 137-139, 328t-330t
 dependência
  concepções equivocadas, 137-139
  exemplos clínicos, 130, 138-139
  pesquisa, 139-140
  uso de álcool e, 131-133
 desintoxicação
  ambulatorial, 150-152
  complicações, 141-143
  dilema, 287-289
  objetivos, 141
  redução, 287-289
  teste de desafio do pentobarbital, 148-150
 efeitos adversos, 129
 equivalências, 139t
 interações de substâncias, 133-134
 na desintoxicação de álcool, 132-133, 143-147
 potencial de dependência, 137-138
 redução, 287-289
 uso prolongado, problemas com, 130-133
 usos clínicos, 128, 130, 140
 usos terapêuticos nos transtornos relacionados ao uso de substância, 132-133

Blood alcohol concentration (BAC), 100-104, 103t
Buprenorfina
 em desintoxicação de opióide, 207-209
 nos programas de manutenção de opióide, 214-217
Bupropiona, 178-180
Buspirona
 como ansiolítico nos transtornos relacionados ao uso de substâncias, 135-136
 na desintoxicação de benzodiazepínico, 152

C

Cabelo, testes de drogas, 104-106
Cafeína, 187-189
Carbamatos, 129
Carisoprodol, 135-136
CAST (Children of Alcoholics Screening Test), 333, 334t
CDT (*carbohydrate-deficient transferrin*), 109-110
CGT (*gamaglutamil transpeptidase*), 108-110
Chipping, 173
Clinical Institute Narcotic Assessment (CINA), 206-207, 330, 331t-332t
Clinical Institute Withdrawal Assessment for Alcohol (CIWA-Ar), 144-146, 327-328, 327t-328t
Clinical Institute Withdrawal Assessment for Benzodiazepines (CIWA-B), 328t-330t
Clonidina
 na desintoxicação de álcool, 145-147
 na desintoxicação de opióide, 206-208

Cocaína. *Ver também* Estimulantes
atividade sexual e, 184-185
complicações clínicas, 190-192
exemplo clínico, 183-184
formas, 183
tratamento 188-191
vacina, 189-190
Cocainômanos Anônimos, 266-267. *Ver também* Programas dos Doze Passos
Co-dependentes Anônimos, 267-268
Controle
como critérios para o diagnóstico de abuso de substância, 50-53, 311-313
perguntas na entrevista inicial, 85-86
Convulsões na retirada de álcool/sedativo, 141, 148-150
Crack. *Ver* Cocaína
Crianças
Children of Alcoholics Screening Test (CAST), 333, 334t
transtornos relacionados ao uso de substâncias em
depressão e, 245-247
estudo longitudinal, 29-31
propaganda de álcool e, 34-35
questionário CRAFFT, 332t-333t

D

Delirium tremens (DT), 141-143
Dependência
álcool. *Ver* Dependência de álcool
benzodiazepínicos. *Ver* Dependência de benzodiazepínicos
critérios do DSM-IV
abstinência, 49-51
conflito com outras atividades, 53-55
controle, 50-52
esforços malsucedidos para a suspensão, 52-53
especificadores, 55-57
persistência diante de complicações físicas e psicológicas, 54-55
supervisão, 48-50, 54-57
tempo usado para obter, usar ou se recuperar da, 52-54
tolerância, 49-50
critérios do NCADD/ASAM, 56-59
definição, 39-40
nicotina. *Ver* Dependência de nicotina
opiáceos/opióides. *Ver* Dependência de opiáceos/opióides
polissubstância, 56-57
vs. abuso, 48-49
vs. adição, 39-40
Dependência de álcool
abstinência. *Ver também* Desintoxicação de álcool
avaliação, 144-146, 327, 327t-328t
sintomas, 147-150
critérios do NCADD/ASAM, 56-59
critérios, 26-28, 311-313
desenvolvimento pré-mórbido, 313-315
desintoxicação. *Ver* Desintoxicação de álcool
em mulheres vs. em homens, 118-119
entrevista clínica, 28-29
exames de avaliação padronizados
AUDIT (Alcoholism Use Disorders Identification Test), 323, 324t-325t
CAGE. *Ver* Questionário CAGE
CAST (Children of Alcoholics Screening Test), 333-334t
MAST (Michigan Alcohol Screening Test), 324-326t-327t
exemplos clínicos, 25-28, 36-38, 118-119

exercício de imaginação, 23-25
farmacoterapia durante a
  recuperação
  acamprosato, 161-162
  antidepressivos, 165-171
  dissulfiram, 162-165
  entendimento do público,
    170-171
  materiais promocionais, 170-171
  naltroxona
    descontinuação, 159-160
    dosagem, 156-157
    efeitos colaterais, 156-157
    eficácia, 155-156
    em história de uso de
      opióide, 157-159
    exemplo clínico, 156-158
    injetável de ação
      prolongada, 159-162
  problemas da, 153-156
fatores de risco, 118-119
freqüência e quantidade de
  consumo na, 25-29
questões clínicas concomitantes
  doença cardíaca, 124-126
  doença hepática, 125-127
questões psiquiátricas
  concomitantes
  ansiedade, 121-123
  efeitos cognitivos, 122-124
  humor deprimido, 119-121
Dependência de nicotina
  com outros transtornos de uso de
    substância, 172-173
  complicações clínicas, 180-181
  diagnóstico, 173, 332-333, 333t
  prevalência, 172
  tratamento
    bupropiona, 178-180
    comportamental, 175-177
    eficácia em longo prazo,
      177-181
    resistência ao, 174-176
    terapia de reposição de
      nicotina, 177-179
Dependência de polissubstâncias,
  56-57
Dependência do tabaco. *Ver*
  Dependência de
  nicotina

Depressão
  em adolescentes, uso de
    substância e, 245-247
  na recuperação do álcool,
    165-168
  uso de álcool e, 119-121,
    244-245
Desintoxicação
  de álcool. *Ver* Desintoxicação de
    álcool
  de benzodiazepínicos. *Ver*
    Desintoxicação de
    benzodiazepínicos
  de opiáceos/opióides. *Ver*
    Desintoxicação de
    opiáceos/opióides
  de sedativos. *Ver* Desintoxicação
    de sedativos
Desintoxicação de agente
  antagonista de
  opióide sob sedação
  ou anestesia,
  208-209
Desintoxicação de agente
  antagonista de
  opióide sob sedação
  ou anestesia, 208-209
Desintoxicação de álcool
  benzodiazepínicos na, 143-147
  complicações, 141-143
  fenobarbital na, 143-145
  objetivos, 141
  protocolos
    ambulatoriais, 146-148
    CIWA, 144-146
  em internação, 142-145
Dextroanfetamina, 191-192
Dextrometorfano, 235-236
Difenidramina, 135-136
Dirigir automóvel, por abusador de
  substância, 284-288
Disfunção sexual induzida por
  substância, 185,
  242-243
Dissulfiram
  na dependência de álcool,
    162-165
  no uso de cocaína, 188-189
Doença cardíaca, uso de álcool e,
  124-126

Doença hepática, uso do álcool e, 125-127
Doença relacionada a alucinógenos, 229-231
DT (*delirium tremens*), 141-143

E

Ecstasy (MDMA), 232-235, 238
Ecstasy herbal, 233
Efedra, 233
E-mail, paciente
  questões legais, 294-296
  uso na prática ambulatorial, 92-94
Encefalopatia de Wernicke, 122-123
Entrevista inicial
  abordagem da, 73-78
  coleta da história e, 72-73
  perguntas
    apagamentos, convulsões e alucinações, 81-82, 86-87
    automedicação, 84-86
    essenciais, 72, 78-80
    experiência de sobriedade, 80-81
    irrelevantes, 81-83
    preocupação, 84-85
    primeira experiência com a droga, 78-80
    psicossociais, 86-87
    quantidade usada na semana passada, 78-79
    questões clínicas, 86-87
    questões relacionadas ao controle, 84-85
    relações sexuais durante o uso, 79-81
    tolerância, 84-85
    última experiência com a droga, 78-80
    último uso, 78-79
  técnicas, 74-77
Espiritualidade, tratamento do uso de substância e, 313-317. *Ver também* Programa dos Doze Passos
Esteróides, 237-238
Estimulantes
  cafeína, 187-189
  cocaína. *Ver* Cocaína
  complicações clínicas, 190-192
  efeitos, 182-183
  exemplo clínico, 192-194
  metanfetamina, 186-188
  tratamento de dependência, 188-191
  usos clínicos, 191-194
Estudos laboratoriais, 108-110
Eszopiclona, 136-137
Exagero dos sintomas, 76-77
Exame toxicológico, 99-100. *Ver também* Testes de droga
Exames de avaliação
  AUDIT (Alcohol Use Disorders Identification Test), 323, 324t-325t
  CAST (Children of Alcoholics Screening Test), 333, 334t
  Clinical Institute Narcotic Assessment (CINA), 206-207, 330-331, 331t-332t
  Clinical Institute Withdrawal Assessment for Alcohol (CIWA-Ar), 144-146, 327-328, 327t-328t
  Clinical Institute Withdrawal Assessment for Benzodiazepines (CIWA-B), 328t-330t
  CRAFFT, 324t
  MAST (Michigan Alcohol Screening Test), 324-325, 326t-327t
  questionário CAGE
    perguntas introdutórias, 66-70
    principais perguntas, 65-66, 323t
    respostas e discussão, 69-71
  Teste de dependência de nicotina de Fagerstrom, 332-333, 333t
Expectativa dos sintomas, 76-77

F

Fenciclidina (PCP), 231

Fenobarbital na desintoxicação de álcool, 143-145
Filhos adultos de alcoolistas, 267-268
Flashbacks relacionados a alucinógeno, 228-229
Flumazenil, 137-138
Flunitrazepam, 136-137
Freqüência de consultas, pacientes com alta recente, 88-91, 255-256
Fumo. *Ver* Dependência de nicotina

G

Gama-hidroxibutirato (GHB), 136-137
Gama-hidroxibutirato, 136-137
Ganho de peso
 ao parar de fumar, 174
 na sobriedade, 109-110
Ganja, 218
Grupo de auto-ajuda. *Ver* Programas dos Doze Passos
Grupos de apoio para co-dependência, 267-268. *Ver também* Programas dos Doze Passos

H

Haxixe, 218
Hepatite
 teste de, 109-110
 uso de álcool e, 125-127
Heroína, 196-200. *Ver também* Opiáceos/opióides
HPPD (transtorno persistente da percepção induzido por alucinógenos), 228-230

I

Inalantes, 236-238
Intoxicação, critérios do DSM-IV, 42-43

L

LAAM (levometadil), 214
Lesão cerebral induzida por álcool, 122-124
Levometadil (LAAM), 214
LSD (dietilamida de ácido d-lisérgico)
 abuso e dependência, 229-231
 efeitos clínicos, 227-229
 efeitos de longo prazo, 228-230
 psicose associada a, 231
 tratamento de toxicidade aguda, 231

M

Ma huang, 233
Maconha
 efeitos clínicos, 218
 usos clínicos, 222-224
Magnésio, na desintoxicação de álcool, 146-147
MAST (Michigan Alcoholism Screening Test), 324-325, 326t-327t
MDMA (*Ecstasy*), 232-235, 238
Metadona
 em programa de manutenção de opióide, 212-213
 na desintoxicação de opióide, 205-207
Metanfetamina, 186-188. *Ver também* Estimulantes
Metilfenidato
 para transtorno de déficit de atenção/hiperatividade, 191-192
 uso de cocaína e, 192-194
Michigan Alcoholism Screening Test (MAST), 324-325, 326t-327t
Mirtazepina, na desintoxicação de benzodiazepínico, 152
Modafinil
 na dependência de cocaína, 188-189
 para narcolepsia, 191-192

N

Naltrexona na recuperação do álcool
  descontinuação, 159-160
  dosagem, 156-157
  efeitos colaterais, 156-157
  eficácia, 155-156
  exemplo clínico, 156-158
  injetável de ação prolongada, 159-162
  na história de uso de opióide, 157-159
Narcóticos Anônimos (NA), 266-267. Ver também Programas dos Doze Passos
National Council on Alcoholism and Drug Dependence/ American Society of Addiction Medicine (NCADD/ASAM), definição de alcoolismo, 56-58
Necessidade médica, 304-305
Nicotina Anônimos, 267-268. Ver também Programas dos Doze Passos
NIDA 5 substâncias, 102-104
Nitrato de amila, 236-237
Nitrato de butila, 236-237

O

Opiáceos/opióides
  abstinência, 199-201, 330-331, 331t-332t
  definição, 195
  dependência
    complicações clínicas, 200-202
    diagnóstico, 196-198
    exemplos clínicos, 196-199
    formação de tolerância, 198-200
  desintoxicação
    buprenorfina, 207-209
    clonidina, 206-208
    metadona, 205-207
    objetivos, 205-206
    rápida sob sedação ou anestesia, 208-209
  equivalência, 195
  no manejo da dor crônica, 201-203
  programas de manutenção
    buprenorfina, 214-217
    exemplo clínico, 210-211
    metadona, 212-213
Oxicodona, liberação controlada, 203-204. Ver também Opiáceos/opióides

P

Paroxetina na desintoxicação de benzodiazepínico, 152
Pemolina, 191-192
Pós-imagens relacionadas à droga, 228-229
Prevenção, formas de, 269-270
Prevenção primária, 269
Prevenção secundária, 269-270
Prevenção terciária, 269-270
Programas ambulatoriais intensivos, 253-254
Programas de credenciamento de conselheiro, 281-283, 337-345
Programas de hospitalização parcial, 253-254
Programas de tratamento ambulatoriais
  abordagem da equipe, 255-256
  características, 252-253
  desintoxicação de álcool ambulatorial, 146-148
  intensivos, 253-254
  logística
    contato com o paciente, 94-95
    exemplo clínico, 94-96
    freqüência simultânea a grupo de auto-ajuda, 94-95
    indicação de freqüência e duração, 88-91, 255-256

lidando com *e-mail*, 92-95
lidando com recaídas, 90-92
lidando com telefonemas, 91-96
Programas de tratamento hospitalar
 critérios de alocação do paciente
 avaliações concomitantes, 306-307
 avaliações retrospectivas, 307-308
 decisões de pré-certificação, 302-305
 dimensões, 299-302
 exemplos clínicos, 297-298, 301-302
 obrigação de tratamento e, 304-305
 cuidado pós-alta, 256-257
 equipe clínica, 281
 níveis, 254-255
 para desintoxicação de álcool, 142-147
 parcial, 253-254
Programas dos Doze Passos
 desculpas por não freqüentar, 260-264
 ditos espirituosos, 265-267
 doze passos originais, 264-265
 freqüência durante tratamento ambulatorial, 94-95
 papel diretivo do clínico, 262-264
 para a família e amigos de indivíduos dependentes de substância, 267-268
 razões do sucesso, 312-317
 resultados com, 259-261
 tradições, 264-266
 uso prolongado, 273-274, 314-315
Programas residenciais, 253-255
Propaganda
 álcool, comportamento de bebida em jovens e, 34-35
 farmacêutica, 170-171
 programas de tratamento, 64-64
Psicose de Korsakoff, 122-123
Publicações, 335-336

Q

Queixas de incapacidade, exames em consulta para, 291-292
Questionário CAGE
 perguntas introdutórias, 66-70
 principais perguntas, 65-66, 323t
 respostas e discussão, 69-71
Questionário CRAFFT, 332t-333t
Questões legais
 confidencialidade, 291-294
 e-mail do paciente, 294-296
 responsabilidade secundária ao médico, 294-295
 testemunho, 288-290
Questões psicossociais na entrevista inicial, 86-87
Quetamina, 234-236

R

Ramelteon, 135-136
Recaídas
 classificação da probabilidade, 269-270
 controle no tratamento ambulatorial, 90-92, 99-100
 exemplos clínicos, 271
 fatores de risco, 274-276
 mitos, 275-277
 testes de drogas e, 99-100
Recuperação. *Ver também* Tratamento baseado na abstinência vs. abordagem de redução do dano, 276-279
 classificação da probabilidade de recaída, 269-270
 espiritualidade e, 317
 fases da, 272-275
Rimonabant, 180-181
Ritalina. *Ver* Metilfenidato

S

Saliva, testes de droga, 104-105

Sedativos. *Ver também*
 Benzodiazepínicos:
 substâncias específicas
 desintoxicação
  ambulatorial, 150-152
  complicações, 141-143
  dilema, 287-289
  objetivos, 141
  redução, 287-289
  teste de desafio do
   pentobarbital,
   148-150
 gama-hidroxibutirato, 136-137
 não-benzodiazepínico, 133-136
 overdose, 137-138
 uso de álcool e, 131-133
 usos clínicos, 140
Sinsemilla, 218
Sobriedade
 definição, 80-81
 ganho de peso na, 109-110
 última, na entrevista inicial,
  80-81
Solventes orgânicos, 236-237
Suboxona. *Ver* Buprenorfina
Suor, testes de drogas, 105-106

T

TDAH. *Ver* Transtorno de déficit
 de atenção/
 hiperatividade
Telefonemas do paciente, 91-99
Tendência ao suicídio, 300-301
Teste de desafio da naloxona,
 158-159, 206-207
Teste de desafio do pentobarbital,
 148-150
Teste de dependência de nicotina
 Fagerstrom,
 332-333, 333t
Teste para o vírus da
 imunodeficiência
 humana (HIV),
 109-110
Testes de drogas
 base lógica do uso, 97-99
 cabelo, 104-106
 concentração de álcool no
  sangue, 100-104,
  103t
 estratégia, 99-101
 exames de urina, 102-105
 fuga dos, 104-105, 108
 na urina, 102-105
 passos do tratamento após
  positivos, 106-108
 reação do paciente a positivos,
  105-107
 saliva, 104-105
 suor, 105-106
Testes de função hepática, 108-110
Tolerância
 características, 49-50
 como critério para o abuso,
  49-50
 perguntas na entrevista inicial,
  84-85
Tolueno, 236-237
Tramadol, 203-204
Transtorno amnéstico induzido por
 álcool, 122-124
Transtorno de déficit de atenção/
 hiperatividade
 (TDAH)
 estimulantes para, 191-192
 uso de cocaína e, 192-194
Transtorno persistente da percepção
 induzido por
 alucinógenos (HPPD),
 228-230
Transtorno psicótico induzido por
 substância, 231
Transtornos do humor
 induzido por substância, critérios
  do DSM-IV, 120-121
 uso de álcool e, 119-121
Transtornos induzidos
 por substância
 diagnóstico, 243-246
 disfunção sexual, 185, 242-243
 nos critérios de alocação do
  paciente, 299-301
 pesquisa, 245-247
 tipos, 243t
 transtorno de ansiedade, 121-123

transtorno psicótico, 231
transtornos do humor, 119-121, 242-243
Transtornos relacionados à maconha
  complicações clínicas, 226
  diagnóstico, 220-221
  exemplos clínicos, 218-223
  pesquisa, 224-226
  psicose, 225-226
  tratamento, 222-223, 225-226
Transtornos relacionados ao uso de substância. *Ver também* Substâncias específicas
  abuso, 46-49
  adição, 39-40
  características, 57-59
  cenários diagnósticos, 35-40
  dependência. *Ver* Dependência
  desenvolvimento pré-mórbido, 313-315
  em crianças e adolescentes
    depressão e, 245-247
    estudo longitudinal, 29-31
    questionário CRAFFT, 293g
  estudos laboratoriais nos, 108-110
  exames em consultas,
    para queixas de incapacidade, 291-292
  intoxicação. *Ver* Intoxicação
  isolamento e, 312-315
  pesquisa
    estudo longitudinal de crianças, 29-31
    interpretação, 60-64
    objetivos, 60-61
    terminologia e definições usadas, 59-61
  política, 60-63
  questões legais
    confidencialidade, 291-294
    e-mail do paciente, 294-296
    responsabilidade derivada para o médico, 294-295
    testemunho em processo, 288-290
  recaídas. *Ver* Recaídas
  recuperação. *Ver* Recuperação

recursos
  conselhos estaduais de certificação e licença para conselheiro de alcoolismo e abuso de substância, 337-345
  publicações, 335-336
  Web sites, 349
transtornos concomitantes, 239-243. *Ver também* Transtornos induzidos por substância
tratamento. *Ver* Tratamento
Tratamento. *Ver também* Recuperação baseada na abstinência vs. abordagem de redução do dano, 276-279
  abordagem da equipe, 280-283
  abordagem do, 309-313
  alterações de peso durante, 109-110
  dilemas
    redução de sedativo, 287-289
    restrições para dirigir e exigências relatadas, 284-288
  espiritualidade nos, 313-317
  exemplos clínicos, 251-256
  papéis do médico, 280-283
  pesquisa, 257-258
  programas
    ambulatoriais intensivos e hospitalização parcial, 253-254
    ambulatoriais. *Ver* Programas de tratamento ambulatoriais
    auto-ajuda. *Ver* Programas dos Doze Passos
    de internação. *Ver* Programas de tratamento hospitalar
    propaganda dos, 64-64
    residenciais, 253-255
    seleção de, 256-258
  programas de credenciamento do conselheiro, 281-283, 337-345

testes de droga durante. *Ver*
Testes de droga
Trazodona, 80-81, 135-136
Triazolam, interações de
substâncias, 133-134

U

Uso de substância
"pesado", 34-35
"uso inadequado", 35-36
abstinência. *Ver* Abstinência
não-patológico, 32-35, 38-40
por parte dos médicos, 289-291

V

Vacina, cocaína, 189-190

Valproato na recuperação de álcool, 169-171
Vareniclina, 180-181
Vestígios relacionados à substância, 228-229
Volume corporal médio (MCV), 108

W

Web sites, 349

Z

Zaleplon, 134-135
Zolpidem, 80-81, 134-135
Zopiclona, 134-136

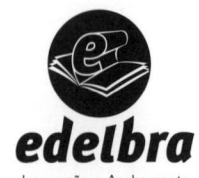

edelbra
Impressão e Acabamento
E-mail: edelbra@edelbra.com.br
Fone/Fax: (54) 3520-5000

Impresso em Sistema CTP